U0900612

艾滋病中医治疗学

名誉主编◎王　健　主编◎刘　颖

中医古籍出版社
Publishing House of Ancient Chinese Medical Books

图书在版编目（CIP）数据

艾滋病中医治疗学 / 刘颖主编 .—北京：中医古籍出版社，2024.4

ISBN 978-7-5152-2822-8

Ⅰ.①艾… Ⅱ.①刘… Ⅲ.①获得性免疫缺陷综合征—中医治疗法 Ⅳ.① R259.129.1

中国国家版本馆 CIP 数据核字（2024）第 061374 号

艾滋病中医治疗学

刘　颖　主编

策划编辑　李　淳

责任编辑　李美玲

封面设计　艺点锦秀

出版发行　中医古籍出版社

社　　址　北京市东城区东直门内南小街 16 号（100700）

电　　话　010-64089446（总编室）010-64002949（发行部）

网　　址　www.zhongyiguji.com.cn

印　　刷　北京广达印刷有限公司

开　　本　710mm×1000mm　1/16

印　　张　17.5

字　　数　267 千字

版　　次　2024 年 4 月第 1 版　2024 年 4 月第 1 次印刷

书　　号　ISBN 978-7-5152-2822-8

定　　价　88.00 元

《艾滋病中医治疗学》

编委会

名誉主编　王　健

主　　编　刘　颖

副 主 编　张洪岐　王　莉　王丹妮　姜秀新

　　　　　董晓佳

编　　委（按姓氏笔画排序）

　　　　　王　莉　王　健　王　燕　王丹妮

　　　　　王宪东　孙　俊　刘　颖　李　韦

　　　　　李婷婷　杨玉琪　何金洋　邹　雯

　　　　　张洪岐　张圆圆　陆中云　周　俊

　　　　　柯佳宁　姜秀新　夏海梅　高文波

　　　　　高文俊　高国建　梁碧颜　董晓佳

　　　　　董继鹏　游丽静　蒲亚萍　瞿广城

序

联合国艾滋病规划署发布的《2023全球艾滋病防治进展报告——终结艾滋病之路》显示，全球目前有3900万艾滋病（acquired immunodeficiency syndrome，AIDS）病毒感染者，其中2980万正在接受抗逆转录病毒治疗。中医药治疗艾滋病开始于1987年，经历了“模糊混沌—逐渐清晰—全面了解”的过程，研究历程可以简单概括为“试治—试点—重大专项”，发展脉络可分为感性认识阶段、初步探索阶段、逐步规范阶段和相对完善阶段。

中医古籍中并无“艾滋病”病名的记载，现代医家们根据艾滋病具有传染性和流行性的特点，多将其归属于“疫病”范畴，将人类免疫缺陷病毒（human immunodeficiency virus，HIV）归属于“疫毒”范畴。其具有潜伏期长、易变异、毒性强、致病广等特点，与温病“伏气”相近。大样本、多中心研究显示，HIV感染者病位在脾，以脾气虚为主，常见证型还有气血两亏、肝郁气滞、气阴两虚；AIDS患者病位在肾，以脾肾阳虚为主，气阴两虚、脾肾亏虚、气虚血瘀证型较为常见。高效抗逆转录病毒治疗（highly active antiroviral therapy，ART）虽能有效抑制HIV，但受耐药性、毒副作用等方面的限制，仍需在治疗上寻求新的思路与方法。

传统中药有其独特的性味归经，具有成分多、毒性低、来源广、靶点多和不易耐药等特点。近年来关于中药抗HIV的研究日益增加，逐渐成为国内外研究的热点。研究发现：人参、白术、茯苓、黄芪、当归可提高T细胞数量，天花粉、丹参、灵芝、黄芩、紫草、金银花能够拮抗或抑制HIV活性，抑制病毒复制，提高外周血$CD4^{+}$T细胞数量；黄芩、甘草、黄芪可在HIV感染的全过程发挥抗病毒作用，同时抗HIV组分丰富且活性强，临床辨证可优先选择；淫羊藿能在不引起广泛的T细胞活化的前提下，有效激活潜伏的HIV，可作为潜伏激活剂。

长期临床实践表明，中医药可以改善患者的免疫功能，减轻症状，提高生存质量。在全球范围内，越来越多的国家和地区认识到中西医结合治疗艾滋病的优势，并将其纳入临床实践。近年来，临床研究发现唐草片、扶正抗毒丸、太芪培元颗粒、参灵固本方、温肾健脾方、小柴胡汤、益艾康胶囊、补气培元方、扶正排毒方、扶正抑艾汤、复方芪术汤等联合抗病毒治疗方案可提升患者的$CD4^+$T细胞计数，增强患者免疫功能。

此书分为理论篇、临床篇、进展篇和调护篇四部分。理论篇介绍了“HIV损伤元气”说、“脾为枢机”说、“肾为本原”说、“元气虚损”说等学说。临床篇为近年来拟定的艾滋病及相关疾病的专家共识，对中医治疗艾滋病的诊断、治疗方法、用药等方面提供了较权威的意见和建议，有助于临床医生在治疗艾滋病时遵循科学的路径，提高治疗效果。进展篇涉及内容广泛，包括中医药治疗艾滋病中药新药、动物模型、病因病机、治则治法、辨证体系以及疗效评价等方面的研究，展示了中医药在治疗艾滋病领域的最新成果，这些成果推动了中医药在艾滋病防治领域的进一步发展，为艾滋病患者提供更多有效的治疗手段。调护篇分为饮食调护、环境调护、心理调护、睡眠调护和替代疗法调护等方面，为艾滋病患者提供了全方位的照顾方法，有助于提高患者的生活质量。艾滋病患者往往面临身体和心理的双重压力，关注患者的身心健康，以帮助他们更好地应对疾病带来的挑战。

我国在艾滋病抗病毒治疗方面已取得了显著的成果，但仍需进一步加强防治工作，提高治疗效果和患者的生活质量。此书适合医务人员、艾滋病防治工作者、中医药爱好者阅读。希望通过对此书的学习，广大读者能够掌握艾滋病中医综合干预的方法，为我国艾滋病防治事业贡献力量。

周超凡

2024年1月16日

前　言

获得性免疫缺陷综合征也称艾滋病，是由人类免疫缺陷病毒攻击人体免疫系统引起免疫功能损害的慢性传染病。艾滋病病死率高，难以治愈，严重威胁着全球公共卫生安全。目前，我国总体艾滋病疫情处于低流行水平，以性传播途径为主，输血传播基本阻断，母婴传播降至极低水平，但在特定人群中防控形势依然严峻。

中医学是中国古代科学的瑰宝，其在防治艾滋病方面具有独特的优势。《艾滋病中医治疗学》旨在总结和推广我国中医学在艾滋病防治方面的研究成果和经验，为中医药防治艾滋病提供有力的理论支持和技术指导。本书分为理论篇、临床篇、进展篇、调护篇四个部分，系统阐述了中医药防治艾滋病的基本理论认识、诊断与治疗方法、最新研究进展以及艾滋病患者的日常调护。

本书内容丰富，实用性强，既可作为中医药专业人员的培训教材，也可为艾滋病患者及家属提供指导和参考。我们希望，本书的出版发行能进一步推动我国中医艾滋病防治事业的发展，为抗击艾滋贡献力量。

《艾滋病中医治疗学》编委会

目　录

第一部分　理论篇 ……………………………………………………1

第一章　“HIV损伤元气”学说 ……………………………………3

一、HIV是艾滋病的致病因素……………………………………4

二、损伤元气是艾滋病的基本病机 ……………………………5

第二章　“脾为枢机”学说 ………………………………………9

一、“脾为枢机”的生理基础 ……………………………………9

二、“脾为枢机”的内涵 ……………………………………… 11

三、艾滋病的发生发展过程中脾是核心脏腑之一 …………… 12

四、枢机不利是疾病进展的重要环节 ………………………… 12

五、治以调理脾胃、转动枢机为要 …………………………… 14

第三章　“肾为本原”学说 ……………………………………… 17

一、“肾为本原”的生理基础 ………………………………… 17

二、“肾为本原”的内涵 ……………………………………… 19

三、肾虚是艾滋病进展的内在基础 …………………………… 23

四、久病及肾为主因 …………………………………………… 28

五、补肾固元为要务 …………………………………………… 31

第四章　“元气虚损”学说 ……………………………………… 35

一、元气的理论渊源 …………………………………………… 35

二、元气运行的通路——三焦 ………………………………… 36

三、元气虚损在疾病发生发展中的作用 ……………………… 37

四、培元通滞是基本治法 ……………………………………… 39

第二部分　临床篇 …… 47
第一章　艾滋病免疫功能重建不良中西医协同治疗专家共识 …… 49
一、临床表现 …… 51
二、诊断要点 …… 51
三、治疗原则与方案 …… 52
第二章　HIV感染者中西医协同治疗专家共识 …… 57
一、临床表现 …… 58
二、诊断要点 …… 58
三、治疗原则与方案 …… 60
第三章　艾滋病皮肤瘙痒协同治疗专家共识 …… 65
一、临床表现 …… 66
二、诊断要点 …… 66
三、治疗原则与方案 …… 68
第四章　艾滋病合并带状疱疹中西医协同治疗专家共识 …… 75
一、临床表现 …… 75
二、诊断要点 …… 76
三、治疗原则与方案 …… 78
第五章　艾滋病并发周围神经病变中西医协同治疗专家共识 …… 82
一、临床表现 …… 83
二、诊断要点 …… 83
三、治疗原则与方案 …… 84
第六章　艾滋病药物性肝损伤中西医协同治疗专家共识 …… 87
一、临床表现 …… 88
二、诊断要点 …… 89
三、治疗原则与方案 …… 92
第七章　艾滋病合并高脂血症中西医协同治疗专家共识 …… 95
一、临床表现 …… 95
二、诊断要点 …… 96

三、治疗原则与方案 …… 97
第八章 艾滋病相关焦虑中西医协同治疗专家共识 …… 100
一、临床表现 …… 101
二、诊断要点 …… 102
三、治疗原则与方案 …… 103
第九章 艾滋病相关慢性腹泻中西医协同治疗专家共识 …… 109
一、临床表现 …… 110
二、诊断要点 …… 110
三、治疗原则与方案 …… 111

第三部分 进展篇 …… 115
第一章 中药新药 …… 117
一、艾滋病中药新药发展概况 …… 117
二、中药复方在艾滋病中应用 …… 118
三、中药新药需求分析 …… 120
四、中药新药临床定位 …… 121
五、中药新药研发的难点 …… 121
六、中药新药研发的方向 …… 123
第二章 抗HIV中药 …… 127
一、抗HIV中药的筛选 …… 127
二、抗HIV单味中药 …… 135
三、复方中药的研究 …… 137
第三章 动物模型 …… 146
一、非人灵长类艾滋病模型——猴艾滋病模型 …… 146
二、鼠艾滋病模型 …… 161
三、猫模型 …… 167
第四章 病因病机 …… 169
一、病因病机的概念 …… 169

二、中医对传染病病因病机的认识 ……169
三、艾滋病的病因病机 ……171
第五章　治则治法 ……173
一、扶正 ……173
二、祛邪 ……174
三、扶正祛邪兼顾 ……174
第六章　辨证体系 ……175
一、八纲辨证 ……175
二、六经辨证 ……176
三、卫气营血辨证 ……177
四、脏腑辨证 ……177
第七章　疗效评价 ……179
一、评价内容 ……180
二、评价方法 ……184
三、中医药治疗依从性管理 ……189
四、疗效评价研究展望 ……190

第四部分　调护篇 ……203
第一章　饮食调护 ……205
一、健康饮食模式研究 ……206
二、常见饮食模式 ……207
三、艾滋病相关饮食干预调护研究 ……209
第二章　环境调护 ……225
一、自然环境调护 ……226
二、社会环境调护 ……231
三、家庭环境调护 ……232
第三章　心理调护 ……237
一、中医心理学简述 ……237

二、治疗方法 ……239
三、小结 ……245
第四章　睡眠调护 ……247
一、睡眠影响因素研究 ……248
二、睡眠干预研究 ……249
三、失眠症的调护 ……250
第五章　替代疗法调护 ……251
一、吸烟的危害以及吸烟对HIV/AIDS患者的影响 ……251
二、过度饮酒的危害以及过度饮酒对HIV/AIDS患者的影响 ……254
三、现代营养学知识 ……256
四、中医相关调养方法 ……258

主要参考文献 ……264

第一部分 理论篇

艾滋病，又称获得性免疫缺陷综合征（acquired immunodeficiency syndrome，AIDS）是由人类免疫缺陷病毒（human immunodeficiency virus，HIV）引起的一种严重威胁人类健康的传染性疾病。人类一旦感染HIV将终生携带病毒，且发病后病情重、死亡率高，目前尚无根治办法，故艾滋病又被称为“世纪瘟疫”。艾滋病1981年被首次发现后迅速在全球传播蔓延，目前全球感染HIV总人数已达3900多万。在许多非洲国家，艾滋病成为人类的“第一杀手”，对整个国家的经济和社会造成灾难性打击。

中医学是中华民族优秀传统文化的重要组成部分，中医药日益受到世界各国的关注和重视，各国纷纷投入大量人力、财力开展中医药研究，以积极发挥中医药优势，为人类战胜艾滋病做出应有贡献。

艾滋病是20世纪80年代出现的新发疾病，中医学古代文献没有记载。中医学理论的生命力在于在保持原有学科特点的基础上与时俱进，根据自身的理论体系认识新发疾病，使中医学继承不泥古，创新不离宗，不断取得新的进展。辨证论治是中医学的特点之一，病因病机是中医学认识和治疗疾病的基础。中医药同仁对艾滋病的病因病机及辨证施治进行了积极探索，初步探索了“HIV损伤元气说”“脾为枢机说”“肾为本原说”“元气虚损说”。

第一章　“HIV损伤元气”学说

艾滋病在病证范畴方面，主要观点有以下几方面：一是“疫毒”说（包括瘟疫、疫病），认为艾滋病发病过程中常出现的发热、痰核、瘰疬、咽痛、皮疹、腹泻、口干、舌红、苔厚腻等症状体征，表现为一派温毒或湿热秽浊之邪致病特性，且符合《素问·刺法论》所称“五疫之至，皆相染易，无问大小，病状相似”的特点。二是“伏气温病”说，认为艾滋病潜伏期长，可达数月至十余年，发病缓慢，呈现由里及表、邪毒由内发外的特点，一旦发病，病情急剧发展，导致死亡，与清代温病学家王士雄《温热经纬》中所述的“伏气温病，自里出表，乃从血分而达气分……不比外感温邪，由卫及气，自营而血”基本符合，有明显的“伏气温病”的特征。三是“虚劳”说，认为其病理过程是人体感受“疫毒”之邪后，致使人体脏腑功能紊乱，即气血、阴阳虚衰，随着病情的进一步发展，会出现进行性消瘦、自汗、盗汗、易感冒、舌淡嫩、脉虚软、全身疲乏等，最终出现一派虚损的临床表现，故认为其属于慢性虚损性改变，应归“虚劳”范畴。四是“早期瘟疫，晚期虚劳”说，认为人体感染疫毒之邪，致卫、气、营、血功能失常，进而使三焦脏腑产生病理变化，从而引起一系列温热病的症状，因临床表现类似瘟疫，故在早中期可按温病卫气营血辨证论治；到本病晚期，正气日渐虚弱，脏腑受累，气血津液失常，伴有一派元气亏损、精气不足的表现，如进行性消瘦、全身无力、盗汗、纳差、腹泻、长期低热等，应属“虚劳”之范畴。此外，还有“阴阳易”说、“虚毒疫”说、“伏疫”说等，尚未形成统一认识。

关于该病病邪的属性，有人认为是“温邪”，有人认为属湿热之邪，有人认为其湿邪与季节有关，还有人认为临床多见湿邪或湿热兼夹津伤、瘀血等。对邪伏部位的意见也不统一，有“邪伏营血”说、“邪伏三焦”说、“邪伏膜原”说等观点。对于其病机的认识，有人认为以元气（肾阴肾阳）虚损为主，有人认为以肾虚为主，有人则认为 HIV 先伤脾脏，有人认为正虚始终居于主导地位，有人则认为气虚血瘀贯穿艾滋病整个病程。

综上，目前中医界对艾滋病的病因病机尚未达成一致意见，现有的中医外感病因和内伤病因学说，均难以圆满地解释艾滋病的病因特性和致病特点。在长期临床实践和研究分析前期大样本调查的基础上，中医药防治艾滋病团队创新性提出“HIV 损伤元气”的艾滋病中医病因病机学说，并得到了业界专家的认可。“HIV 损伤元气”学说认为艾滋病是一种新发疫病，HIV 是艾滋病的独有病因，其具有强烈的传染性，传播途径是从血络而入，而后深伏体内；HIV 的性质具有湿和热的双重属性，其攻击靶位是元气；HIV 易兼夹风、寒等六淫之邪，可形成痰浊、血瘀、积聚等病理产物。HIV 损伤元气是艾滋病的基本病机，HIV 直接损伤元气，并渐进加重，且难以逆转，最终导致机体元气耗尽，多脏腑衰竭而死亡。

一、HIV是艾滋病的致病因素

（一）感受 HIV 是直接原因

艾滋病是新发传染病。从现代医学看，其病因明确，即通过不同途径感染了 HIV，造成机体免疫缺陷。中医历代文献中没有“艾滋病”之病名记载。多年来，中医药专家对该病的病名和病证范畴提出了不同的看法，如“瘟疫”说、“伏气温病”说、“虚劳”说、“瘟疫加虚劳”说、“阴阳易”说等，但有一点是大家取得共识的，即该病的病因为感受疫毒之邪，疫毒之内涵在于具有强烈传染性，并能引起传播流行，从这一意义来讲，HIV 属于疫毒。

根据疫毒所具有的强烈传染性和能引起流行的特点，结合艾滋病的临床表现，可认为 HIV 是疫毒（异气、杂气）中的一种，它是艾滋病的独有病因。这种病因有其本身的特性和致病特点，无论是在病邪性质、传播途径、致病特点，还是传变规律等方面，均有其本身所固有的特性。

（二）HIV 的致病特点

1. 善深伏，多缓发

HIV 自血络进入人体后，少部分患者染毒即发，外出营卫，表现为发热、恶寒或寒战、瘰疬结节、疱疹等一派外感症状，即艾滋病急性期；而大多数感染者染毒不即发，而是潜伏进入血脉等机体较深部位，通常时间较长，即无症状 HIV 感染期。

2. 伤元气，损脏腑

HIV 进入机体后，其攻击目标直指元气，渐进性地消耗人体的元气，而元气敷布于各脏腑即为脏腑之气，故亦即损伤各脏腑之气，最终导致元气耗尽，脏腑之气衰竭而亡。

3. 虚损重，易感邪

HIV 进入人体后耗伤元气，早期机体即可出现明显的损伤，表现为虚证或者虚实夹杂；随着元气与各脏腑之气的亏损加剧，机体抗御外邪功能减退，对风、寒、湿、热等外淫的抵抗力不足而容易伴发多脏器、多病原体的复合感染。

4. 转化杂，变证多

随着元气及各脏腑之气的损伤，各脏腑气、血、阴、阳虚损，机体功能紊乱，加之与风、寒、湿、热等邪气的杂合兼夹，形成了痰饮、气滞、血瘀等病理产物，虚实交错，形成复杂的病理状态，呈现全身性寒热虚实错综复杂之证。

综上所述，HIV 为疫毒之邪，具有强烈的传染性，自血络进入人体，而后深伏体内，其攻击的靶位是元气，易兼夹其他邪气，在体内形成痰浊、瘀血、积聚等病理产物，呈现多种兼夹证、复合证。

二、损伤元气是艾滋病的基本病机

（一）元气源流

元气之论，古已有之，最早属中国古代哲学概念，指产生和构成宇宙万物的原始物质。“元气说”始见于《冠子 · 泰金录》：“天地成于元气，万物成于天地，神圣乘于道德，以究其理。”两汉时期，“元气本原论”占据重要位置，认为元气是宇宙万物和人类生成的本原物质，天地阴阳二气是元气的存在形式，阴阳二气和合方能生成宇宙万物和人类。董仲舒把“元”看作宇宙的本原，指出“元者，始也”“元者，为万物之本”。王充进一步说：“元气，天地之精微也”“万物之生，全禀元气”。他认为元气是物质世界的本原，宇宙万物皆由元气所化生。王充的“气本论”学说对后世元气学说的发展起了重要的奠基作用。

（二）元气学说

《黄帝内经》把先秦哲学的气论思想应用到中医学，开启了以“气”为核心的人体生命科学的理论构建，同时建立了一个具有生命物质基础的理想的人体气模型。它可划分为三个层次：最高层次是真气，第二层次是宗气、营气、卫气，第三层次是脏气、腑气、经气、骨气、筋气等。在《素问·上古天真论》中，真气亦被称为“肾气”，同时包含“天癸”这种促成生殖机能的先天物质。可见，真气是具有实体的、极具活力的生命物质。

《难经》首先将元气引入医学领域，创立了中医元气学说。《难经》中的元气，又被称为原气、生气和动气。如“脐下肾间动气者，人之生命也，十二经之根本也，故名曰原”（《难经·六十六难》）。其后，金元四大家之一的李东垣及明代孙一奎、赵献可、张景岳等医家，进一步发展和完善了元气学说。归纳起来，狭义的元气，指藏于肾脏命门、由先天父母精气所化的先天本原之气；广义的元气，指形成人体本身并维持机体生命活动的根本之气，它源于先天，系于命门，充养于后天，通过三焦输布全身，以激发、维持各脏腑经络组织的生理活动和机体防御外邪的功能，是人体整个气系统的核心，为一身之本。概括起来，中医元气学说认为，元气又名真气、原气，属先天之气，它来源于父母，为先天之精所化生，根于肾、藏于肾，依靠后天之水谷精气的滋养和培育。故《灵枢·刺节真邪论》说：“真气者，所受于天，与谷气并而充身者也。”可见，元气的盛衰，既取决于先天禀赋，又依赖于脾胃运化水谷精气的功能，其生成与充养与肾、脾二脏关系最为密切。元气通过三焦而流行输布于全身，其主要功能是推动人体的生长和发育，温煦与激发各个脏腑、经络等组织器官的生理活动，所以说元气是人体生命活动的原动力。有学者认为，元气是机体防御和抵抗病邪能力的根本，人体元气损伤为根本性的病理损伤，其病变范围可涉及三焦多脏腑系统，病变层次深达肾系之命门，临床表现往往具有广泛而深重的特点。

从元气学说可得出以下初步结论：第一，元气是功能又是物质，既有元阳又有元阴，元气损伤为根本性损伤，可累及气血、阴阳、精津等；第二，元气为脏腑之气的本原，元气受损则脏腑之气无源而匮乏，脏腑之气受损则元气无流而不充；第三，元气的盛衰与肾、脾二脏关系最为密切，肾、脾气虚是元气不足的主要原因之一；第四，机体的根本性损伤是元气损伤的表现形式与结果。

（三）HIV 的攻击目标当为元气

1. HIV 对机体的损伤是多系统的

在艾滋病 HIV 感染期，HIV 损伤的不只是某脏某腑，而是五脏系统均有涉及，表现为全身性损伤。从症状体征看，五脏系统均有涉及，在艾滋病慢性进展期，五脏俱已出现不同程度的受损。说明 HIV 的攻击目标绝不是一脏一腑，而应当是诸脏腑之气的本原——元气。

2. HIV 对机体的损伤是全方位的

元气为脏腑气血阴阳之源。《难经·八难》指出：“所谓生气之原者……此五脏六腑之本”。张景岳进一步强调，“五脏之阴，非此不能滋；五脏之阳，非此不能发”（《景岳全书·传忠录·命门余义》），说明人体各脏腑必赖元气激发才能发挥正常功能和抵御外邪。元气充盛，则脏腑之气血阴阳亦实；元气消耗，则脏腑之气血阴阳亦亏。研究结果显示，HIV 对机体的损害是全方位的，涉及五脏的气血阴阳精等诸方面，其本质应是元气损伤。元气损伤导致各系统气、血、阴、阳的损伤，使机体正常功能紊乱，加之其与湿、热等的杂合兼夹，形成了痰饮、气滞、瘀血等病理产物，虚实交错，形成复杂的病理状态，呈现全身性寒热虚实错综复杂之证。

3. HIV 对机体的损伤是根本性的

元气与免疫功能关系密切。元气又称“守邪之神”（《难经·八难》），是人体防御功能的集合和根本。各脏腑经络营卫气血的卫外防御功能，莫不是元气“守邪之神”功能的表达，这与现代医学的免疫学理论不谋而合。众所周知，$CD4^+T$ 细胞在 HIV 感染者的机体免疫应答中起着核心的作用，也是 HIV 攻击的靶细胞。临床中也观察到，随着艾滋病患者病程的推进和病情的发展，患者的虚损程度不断加深，标志着机体特异性细胞免疫水平的 $CD4^+T$ 细胞数也逐渐降低，呈现出较高的相关性，这与文献报道的“气阴损伤与 $CD4^+T$ 细胞下降水平呈现较高相关性”一致。此外，调查中也发现，小儿脏腑娇嫩、元气未充，老年人元气已衰，这两类人感染 HIV 后发病快，发病后也较青壮年患者更快死亡，也提示 HIV 的攻击目标是人体元气。临床观察到，艾滋病到了后期，百药难医，病死率高，也是因元气耗竭之故。

综上认为，HIV 进入机体后，其攻击目标直指元气，渐进性消耗机体元气，导致多脏腑气血阴阳进行性损伤。随着元气的受损，机体水液代谢及三焦气化功能失常，导致痰饮、瘀血等各种病理性产物，这些实邪与各种虚损互为因果、相互作用，出现多脏腑气血阴阳虚衰与各种机会性感染及肿瘤并见，其病变广泛而深重，致死性强，死亡率高。

第二章　“脾为枢机”学说

艾滋病以免疫系统损害和机会性感染为主要特征，通过对艾滋病中医病因病机探索，形成了“脾为枢机”学说，其认为在AIDS的发生发展过程中脾是核心脏腑。五脏六腑的生理功能系于脾胃，脾胃具有重要的中轴转枢作用，HIV侵犯机体，正邪相争过程中致脾虚，脾为后天之本，具有主中央、灌四旁的作用，脾虚为AIDS的重要发病环节，脾虚则枢机作用不利，影响其他多脏腑功能而表现为发病期一系列的临床症状，影响AIDS的病情演变及治疗恢复。“脾为枢机”是艾滋病的核心病机，治以调整脾胃、转动枢机为要。

一、“脾为枢机”的生理基础

脾位于腹腔上部，横膈下方，与胃相邻。《素问·太阴阳明论》说：“脾与胃以膜相连。”关于脾的形态，《医贯·内经十二官论》认为“其色如马肝赤紫，其形如刀镰”，《医学入门·脏腑》认为其“形扁似马蹄，又如刀镰”。脾主运化是脾重要的生理功能之一，也是“脾为枢机”的基础。

脾主运化，指脾具有将水谷化为精微，将精微物质吸收并转输全身的生理功能。脾主运化是整个饮食物代谢过程的中心环节，也是后天维持生命活动的主要生理功能。为了便于理解，将其分为运化谷食（以固态食物为主）与运化水饮（以液态水饮为主）两个方面。

1. 运化谷食

运化谷食指脾能够将食物化为精微物质，并将其吸收、转输到全身的生理功能。食物入胃，经胃初步消化（即腐熟）后，变为食糜，下传于小肠以做进一步消化。小肠中的食糜，在脾气作用下经进一步消化后，分为清浊两部分。其精微部分之清者，在脾的作用下，经小肠吸收后，再经脾气的转输作用输送到全身，化为精、气、血、津液，内养五脏六腑，外养四肢百骸、筋肉皮毛。食物的消化吸收虽离不开胃和小肠的功能，但必须依赖脾的运化功能才能完成。脾气转输精微的途径有二：一是上输心肺，化生气血，布散全身；二是向四周布散到其他脏腑、四肢百骸，即《素问·玉机真脏论》所谓“脾为孤脏中央土以灌四旁”,《素问·厥论》所谓“脾主为胃行其津液者也”。脾气健运则能为化生精、气、血等提供充足的原料，脏腑、经络、四肢百骸以及筋肉皮毛等组织就能得到充足的营养而发挥正常的生理功能。脾的运化功能减退，称为“脾失健运”，则可影响食物消化和精微物质吸收以及转输布散，而出现食欲不振、腹胀、便溏，以及倦怠、消瘦等精气血生化不足的病变。

2. 运化水饮

运化水饮指脾能够将水饮化为津液，并将其吸收、转输到全身脏腑、四肢百骸的生理功能。水饮的吸收亦与胃、小肠和大肠的功能相关，但必须依赖脾的运化功能才能完成。脾转输津液的途径有四：一是“脾气散精，上输于肺”，通过肺气宣降输布全身；二是“以灌四旁”，向四周布散，发挥滋养濡润脏腑、四肢百骸的作用；三是脏腑气化后多余的水液，在脾的运化作用下，经过三焦，下输膀胱，成为尿液生成之源；四是通过脾胃气机升降之枢纽作用，使全身津液随气之升降而上腾下达。脾在中焦，为水液运化调节的枢纽，脾气健运，津液化生充足，输布正常，脏腑形体官窍得养。脾失健运，或为津液生成不足而见津亏之证，或为津液输布障碍而见水湿痰饮等病理产物，甚至导致水肿。《素问·至真要大论》说：“诸湿肿满，皆属于脾。”临床治疗此类病证，一般采用健脾化痰、健脾燥湿和健脾利水之法。

运化谷食和运化水饮，是脾主运化的两个方面，二者是同时进行的。饮食物是人出生后所需营养的主要来源，是生成精、气、血、津液的主要物质基础，而饮食物的消化及其精微的吸收、转输都由脾所主，脾气将饮食物化为水谷精微，为化生精、气、血、津液提供充足的原料，故称脾为“气血生化之源”；五脏六腑的生理功能系于脾胃，脾能将水谷精微吸收并转输至全身，以营养五脏六腑、四肢百骸，为维持人体的生命活动提供物质基础，并能充养先天之精，促进人体的生长发育，故又称脾为“后天之本”。

二、“脾为枢机”的内涵

从“脾主运化”可以看出脾具有重要的转枢作用是，直接影响五脏六腑的功能正常与否，其具体含义表现在以下4个方面：

1. 脾为诸脏之枢

脾运化水谷，化生气血，滋养四肢百骸，五脏六腑，如同自然界土能生长、滋养万物一样。《景岳全书》云：“然脾为土脏，灌溉四旁，是以五脏中皆有脾气，而脾胃中亦皆有五脏之气，此其互为相使。”《慎斋遗书》云：“诸病不愈，必寻到脾胃之中，万无一失。何以言之？脾胃一伤，四脏皆无生气，故疾病日多矣。万物从土而生，亦从土而归。”故百病皆由脾胃衰而生。

2. 脾为气机升降出入之枢

叶天士云：“脾宜升则健，胃宜降则和。”脾主升，胃主降，脾胃为气机升降之枢纽，脾气的主升主动，促进气机的运动，通过气化功能将精微物质转化为气、血、精、液以供养全身。《素问·六微旨要大论》云：“非出入，则无以生长壮老已；非升降，则无以生长化收藏，是以升降出入，无器不有。”若脾虚使气的升降出入失常，气机不利，则影响人体正常的生命活动。

3. 脾为气血生化之枢

《素问·经脉别论》记：“饮入于胃，游溢精气，上输于脾，脾气散精，上归于肺，通调水道，下输膀胱，水精四布，五经并行。”这一物质代谢过程，正是以脾胃为中心、枢纽，多个脏腑相互协调配合的结果。故脾胃互相配合，升降协调，则使气血水津布散通利，气机升降得宜，生发之机旺盛。若脾虚气弱，枢机不利，则气血生化失常，五脏失养。

4. 脾为人体水液输布之枢

《素问·刺禁论》曰：“脾为之使，胃为之市。”脾乃后天之本，居中焦，运化水液，为水液输布之枢纽。脾与肺、肾共同维持水液代谢平衡，通过化生津液和转运水液以输布至全身脏腑。若脾失健运，运化无力，水湿蕴结，湿邪内生，则引起腹泻、水肿等痰湿导致的一系列疾病。

三、艾滋病的发生发展过程中脾是核心脏腑之一

通过艾滋病文献证候学的研究来看，脾为核心脏腑，临床症状多与脾相关，多与其他脏腑联合发病并影响其他脏腑功能及艾滋病的病情恢复。倪量等采用多中心、前瞻性研究收集 311 例确诊为艾滋病相关慢性腹泻的患者，采用描述性统计和探索性因子分析的方法研究其中医证候的规律和特点。结果显示：本病常见的病位要素为脾、胃、肝、胆及大肠，病性要素有气虚、阳虚、气滞、湿浊和热邪，可能的证候有脾虚湿浊、脾胃阳虚、肝郁脾虚、肝胆湿热、胃肠气滞、肠道湿热。谢世平等对 1986 年以来的 129 篇相关性文献进行了回顾性分析，统计结果表明：艾滋病的基本证型为脾气虚、脾肾两虚、脾肺气虚、气血两虚、气阴两虚、湿热内蕴等。王勇等检索 1981 年至 2009 年期间公开发表在国内各种医学期刊上的中医药探讨艾滋病病因病机的相关理论文献、中医药临床治疗艾滋病相关文献（临床随机对照研究、临床报道、病例报告）、流行病学调查及综述类文献，从 261 个提取表中涉及的 44 个辨证分型来看，艾滋病临床证候复杂多样，以虚证为多，虚实错杂，病位广泛，易伤五脏，主要在脾（胃）、肺、肾等脏腑，易伤人正气（阴、阳等），易有湿邪、毒邪、痰和血瘀的病理特点，反映了艾滋病本虚标实、阴阳失调、虚实夹杂的基本病机。从上可知对艾滋病中医证候学的研究中看，脾为发病关键脏腑，脾多以虚为主，与其他脏腑共同发病影响艾滋病的病情演变及治疗恢复。

四、枢机不利是疾病进展的重要环节

中医所说之脾与现代医学免疫功能密不可分，HIV 侵入人体是否发病不仅取决于病毒的强弱，更取决于机体的抵抗能力。人体免疫功能与卫气的作用紧密相关，卫气有温分肉、充皮肤、肥腠理、司开阖的卫外御邪功能，《素问·痹论》曰：“卫气，水谷之悍气也。”说明卫气来源于脾胃运化的水谷精微。只有脾气充足，运化功能正常，卫气才有化生之源，所以“脾为之卫”，脾功能正常才能使循行于皮肤、黏膜的卫气发挥抗御外邪的重要屏障作用。若脾气健

运，卫气、元气充足，奋起抗邪则不易感染HIV或感染后无症状表现；若脾气虚损，中土不健，气血精微化生乏源，则卫气无所化生，一方面脾虚卫外功能不固，易受艾滋病毒侵袭，且若脾气虚弱，卫外不固，机体受风、寒、暑、湿、燥、火等邪侵袭则易外感疾病，另一方面，脾主运化，具有吸收、输布水液，防止水液在体内停滞的作用，若脾失健运，则水液不能正常敷布，停而为湿，聚而为饮，凝而为痰；脾气亏虚，血失统摄，血溢脉外而出血，留而成瘀。若艾滋病患者病久，脾虚、湿浊、痰饮、瘀血互结可发为多种机会性感染及肿瘤。若脾虚痰浊内蕴，上行胸中，痹阻于肺，肺失宣肃而发咳喘、咳痰；脾失健运，胃失受纳，运化失司，又加上外邪侵袭、饮食不节则使清浊不分而成泄泻；湿胜困脾，泄泻经久不愈，而见倦怠乏力、食欲不振、脘腹胀满、食后胀甚、肢肿形瘦等；痰浊蕴久生热，灼热上熏于口舌，故见口舌生疮、口腔黏膜糜烂；湿热随经外淫，蕴蒸皮肤而生疱疹、皮疹等皮肤之疾；热灼阴液，炼津为痰，痰凝气滞血瘀，痰核停滞于经脉、组织而为痰核、瘰疬、肿瘤等证。根据艾滋病的发病原因及临床表现可知，本病错综复杂、变化多端，但脾虚与该病发病密不可分，脾脏虚损进而导致五脏功能异常贯穿疾病的始终。

《杂病源流犀烛》云：“盖脾统四脏，脾有病，必波及之，四脏有病，亦必待养于脾，故脾气充，四脏皆赖煦育，脾气绝，四脏不能安生。”《四圣心源》述：“中气衰则升降窒，肾水下寒而精病，心火上炎而神病，肝木左郁而血病，肺金右滞而气病。神病则惊怯而不宁，精病则遗泄而不秘，血病则凝瘀而不流，气病则痞塞而不宣。”可见，脾的枢机作用对五脏、气、血、精、神皆有影响。“十一五”国家科技重大专项课题对我国艾滋病流行的10个地区的2237例患者进行了累计10747例次的流行病学研究，结果也提示无论是何种途径感染的HIV，HIV损伤元气的方式可能是首先犯脾，继而向肺、肝、心、肾演变。所以艾滋病患者脾的功能不健，精微物质生成不足，气血营卫生化乏源，则易影响其他脏腑功能而产生一系列临床症状，使发病期症状繁多，加快艾滋病病情进展。

1. 脾虚及心，致心脾两虚

脾与心经络相贯、气血相济、相依相助，二者共同参加气血的生成与运行。

若脾虚则气血化生乏源，无以荣养心脉，出现心悸怔忡、胸闷气短、失眠等；无力推动、固摄血脉则呈现血瘀及出血的表现等。同时心藏神，脾藏意，心脾与人体的精神意识活动相关，脾虚则无以养神明，引发一系列心脑疾病，如痴呆、脑炎、健忘等。

2. 脾虚及肝，致肝脾两虚

肝主疏泄，主藏血，脾气虚，影响血的生成，可导致肝血不足，出现头晕目眩、视物不清等；肝喜条达而恶抑郁，脾虚易致肝气郁结，横逆犯脾，出现腹胀、腹痛、腹泻、胸胁满痛、纳呆、呕吐、嗳气、呃逆等症状。

3. 脾虚及肺，致脾肺两虚

肺主气，司呼吸，具有宣发肃降的作用，脾主运化水湿，二者均为调节水液代谢的重要脏器。脾气虚弱，常可导致肺气不足而见咳喘无力，气少不足以息，动则益甚，痰液清稀，声音低怯，常伴自汗，畏风，易感冒；“脾为生痰之源，肺为贮痰之器”，脾失健运，水湿不行，聚而为痰，影响肺气宣降，出现喘咳痰多等症。

4. 脾虚及肾，致脾肾两虚

肾藏精，主人体的生长发育与生殖，为先天之本；脾主运化，为气血生化之源，为后天之本。若脾气虚，后天之本不足以养先天，致肾气虚，出现腰膝酸软、面色皖白或黧黑、小便频多，或五更泄泻，或咳嗽声低、气不得续，或男子遗精、滑泄或阳痿，女子不孕等；脾主运化水液，为水液代谢的枢纽，肾主水液，气化作用贯穿水液代谢始终，若脾气虚则会影响脾肾的水液生成与代谢，出现水肿、泄泻、小便不利等症，故曰“其本在肾，其治在脾”。

因此，在艾滋病的发生发展过程中，脾虚使五脏均会受累，脾脏对艾滋病病情走向起着至关重要的枢纽作用，“脾为枢机”是艾滋病的核心病机。

五、治以调理脾胃、转动枢机为要

通过现代研究发现中医的脾胃指的是大范围的人体功能集群，不仅有人体消化系统，还包含了人体的免疫系统、神经系统等，调理脾胃不能单纯理解为调节人体的营养吸收，还包括对免疫系统、呼吸系统、中枢神经等多器官、多系统正常功能的维护，如治脾胃的中药可以借助“微生物—肠—脑轴”的调节，治疗全身各种疾病。唐代孙思邈也强调调治脾胃可使“气得上下，五脏安定，血脉和利，精神乃治”。用药上当谨守病机，以调整脾胃、转动枢机为要，标本同治。

1. 治损当先顾脾土，四季脾旺不受邪

艾滋病乃慢性虚损性疾病，《类经》指出：“凡属虚劳内损者，多从温补脾肾而愈，俱得复元。”历代医家都强调脾胃为五脏六腑之海的重要性，脾虚多损及他脏，则气血生化乏源。用药当谨守病机，标本同治，始终注重顾护脾胃。从脾论治艾滋病乃治病求本之法，可使脾胃调，后天固，气血渐生，脏腑虚损才能向愈。不论何脏之虚，凡涉及脾胃者，必从脾胃论治，以甘性温药为主，重在属合其宜，使气充则血旺，气盛则血流，奋起御邪，阻止病邪传变。

2. 脾坚则脏安难伤，治脾以安五脏

当 AIDS 疫毒损伤人体正气而致使机体气虚时，可通过调理脾胃以促使人体气血津液的生成，从而营养周围皮毛、筋骨、脏腑、经络等，使气虚症状得以改善，正气得以增加，机体免疫力增强，五脏得安。唐飞舟等研究发现 AIDS 与五脏系统相关联，AIDS 因五脏系统内部虚损而感染，因五脏系统内外关联而传变，最后传遍五脏系统，脏腑衰竭，免疫缺失，并发感染而死，治疗上应以补五脏之虚为主，综合论治。在艾滋病的临床治疗中以“治脾以安五脏”为治则也显示了较好的临床疗效，有研究运用益艾康胶囊（健脾益气）对 379 例无症状期 HIV 感染者进行临床治疗观察，结果显示，患者的临床症状、体征有不同程度的改善，生活质量得到提高，$CD4^{+}T$ 细胞下降幅度减缓，并进一步延缓进入 AIDS 期的时间，表明治脾在 AIDS 无症状期治疗中起着至关重要的作用。史传奎运用中药益气健脾汤有效改善了 AIDS 患者的临床症状体征，提高了患者的生活质量并有效提升患者的 $CD4^{+}T$ 细胞计数，增强了患者的免疫功能。白静峰等运用中西医结合疗法有效地改善了 AIDS 发病期脾虚湿盛证患者临床症状体征，体现了在 AIDS 期的治疗中重视脾的作用，从而能够更好地改善各种症状体征及减慢且减少并发症的发生。从上可知，对于 AIDS 的治疗中医多以改善脾脏功能、提高患者的生活质量和增强免疫功能为主，多从治疗脾脏入手，脾旺则五脏安，五脏安则正气充，正气充则机体健。

3. 顾护脾胃当结合疾病分期论治

针对 HIV 感染的不同阶段，辨证论治的重点和顾护脾胃的要点也有所不同。急性感染期以 HIV 袭表，郁于肌表，卫气失和为病机，治宜以清热凉血、透热解毒为主配伍健脾之药；潜伏期（无症状 HIV 感染期）以正邪相争，耗伤正气，阴阳失调，气血俱损，脏腑功能失调为病机，治宜以益气健脾、养血滋阴为主配伍祛风渗湿、清热解毒之品，要以保护患者的免疫功能作为治疗的重点，延缓疾病进展，减轻病毒破坏程度；艾滋病期，正气损伤严重，正虚邪胜，病邪乘虚而入，阴阳气血俱损，终致阴阳离决，精神乃绝而死，治宜以健脾为主配伍清热解毒、活血化瘀、益肾固本之类，目的在于使患者症状减轻，生命延长。若患病日久，病势胶着，缠绵难愈，气血亏虚，脏腑受损，理应以益气养血、固本扶正为主要治疗方法。

综上，在艾滋病的发生发展过程中，脾是核心脏腑，脾虚为 AIDS 的重要发病环节，脾虚则其他四脏均会受累，脾脏对艾滋病病情走向起着至关重要的枢纽作用，“脾为枢机”是艾滋病的核心病机。对艾滋病患者辨证论治过程中要“治损当先顾脾土，四季脾旺不受邪”“脾坚则脏安难伤、治脾以安五脏”“顾护脾胃当结合疾病分期论治”，从而调理后天之本，则正气得补，五脏得安，以延缓病情进展。以上研究丰富完善了“脾为枢机”的艾滋病中医病因病机学说，对指导艾滋病的中医临床、科研，丰富对新发重大疾病病因病机的认识方面都具有重要学术价值和现实意义。

第三章　“肾为本原”学说

一、“肾为本原”的生理基础

（一）肾藏精

《素问·六节藏象论》云：“肾者主蛰，封藏之本，精之处。”明代李梴云：“肾……纳气、收血、化精，为封藏之本。”肾在五行中属水，属阴中之阴，应气于冬，呈现潜藏、封藏、闭藏的生理特点。肾不仅能藏精，而且可以纳气。肾之所藏即肾精，肾气又可分为肾阴与肾阳。精气二者相互依存，互相转化，共同维持肾系统的正常运行。

《灵枢·经脉》云：“人始生，先成精。”《医碥》云：“精者，一身之至宝，源于先天而成于后天者也，五脏俱有而属于肾。”精作为人体生命的本源、脏腑形体官窍功能活动的物质基础，分为先天之精与后天之精。先天之精藏蓄于肾，为生命的原始物质，禀受于父母而形成胚胎；后天之精又名水谷之精，来源于水谷，经脏腑气化而充盛，促进人体不断生长发育。肾藏一身之精，肾中精气为一身精气之总根，肾精是胚胎发育的原始物质，亦对人体发育、生殖起积极的推动作用。

《素问·生气通天论》认为：“阴者藏精而起亟也……阳者卫外而为固。”明代张介宾认为：“阴者主内而藏精，所以起亟也，亟即气也。”《素问·阴阳应象大论》曰：“‘精化为气’……此即‘藏精起气’之谓。”上述条文均指出由阴转阳，由精化气的过程。在生理状态下肾精呈现闭藏的状态，肾脏功能运行有序；

在病理状态下肾精不化为气，气不生精导致精少，气不摄精致其精失，肾之精气亏损，肾脏功能失调，精关失约。

肾乃先天之本，气之根，先天不足，肾精亏虚，或后天失养，脾气虚损，无法充养先天之根，均可导致肾气亏虚。肾气亏虚在艾滋病病程演变中占据重要的地位。《素问·金匮真言论》有言："夫精者，身之本也。"此之谓"精"是构成人体的基本物质，先天之精禀受于父母，后天之精来源于脾胃所化生的水谷精微，但无论先天之精或是后天之精，都蕴藏于肾中，无故不泄于外。元气最早见于《难经·三十六难》："命门者，诸神精之所含，原气之所系也。"元气乃肾中所含先天之精所化生，并依赖于后天水谷之精的充养。"正气存内，邪不可干""邪之所凑，其气必虚"，此处的正气即元气，它有抵御外邪的积极作用。肾精封藏于内，则机体各脏腑功能正常运转，肾精盛则元气足，元气足则正气旺，正气旺则达邪外出，使机体免受邪侵。艾滋病病毒侵袭人体，损伤机体正气，日久肾精亏虚，元气虚损，致使机体阴阳失衡，免疫系统遭到破坏而无力抗邪，继发他病。

（二）精化气

肾精化气，气分阴阳。它为人体"气之根"，对人体脏腑、经络、形体、官窍起推动及调控作用，激发人体生命活动，抵抗外邪、护卫机体，是维持人体免疫功能的基础。《素问·上古天真论》曰："虚邪贼风，避之有时，恬惔虚无，真气从之，精神内守，病安从来。"此"真气"可以理解为人体正气，即肾气。肾气旺盛，则正气足，机体免疫功能强，抗病毒能力就强，病邪难以入侵；反之，肾气亏虚，正气弱则机体抗邪能力下降，HIV疫毒乘虚入体，潜伏于人体内，伺机发病。机体感染HIV疫毒后，元气受损，随着病程进展，元气逐渐耗竭，无以抗邪，最终元气耗散而亡。

肾阴是肾气中重要的组成部分，是人体一身精气之源，滋养五脏之阴。"伏气温病，邪已化热，则邪热燎原，最易灼伤阴液，阴液一伤，变证蜂起。""留得一分津液，便有一分生机"，肾阴充盛，则全身之阴皆旺；肾阴虚衰，则全身之阴皆衰。肾阴虚衰，三焦津液亏虚，代谢失常，对人体免疫功能也有一定的影响。HIV 入侵人体，疫毒之邪，最易灼伤阴液，使人出现恶心、呕吐、腹泻等伤津的症状，严重者体重下降，大肉尽脱。另外，在艾滋病疾病进程中，人体免疫功能下降，肾阴虚衰，全身代谢失常，免疫力低下，易受疫毒侵袭，HIV 疫毒乘虚而入而发病。

肾阳为人体一身阳气之根本，五脏之阳气，非此不能发。肾阳具有激发、推动作用，能够维持人体正常生命活动；肾阳能温煦机体，护卫肌表，抵御外邪。肾阳损伤是 AIDS 发生发展的内在机制之一。肾阳充足，机体抵御外邪能力强，免疫能力强；反之，肾阳不足，温煦护卫能力下降，机体抵抗力也降低，易受 HIV 疫毒侵袭，正如《灵枢·邪气脏腑病形》言：“中人也，方乘虚时”；同时，在 AIDS 的发病进程中，会造成机体的温煦、推动能力下降，进一步加剧肾阳的衰败，患者会出现畏寒肢冷、面色苍白、体倦懒言、气短乏力、面浮肢肿、便溏等肾阳虚征象。因此，肾阳的盛衰与 AIDS 的发生发展息息相关。

二、“肾为本原”的内涵

（一）肾为五脏气机升降之根

1. 肾与肺

《类证治裁》有言：“肺为气之主，肾为气之根。肺主出气，肾主纳气。”其明确指出肾是人体一身之气的根本，强调肾在呼吸运动中的作用。肾可摄纳呼吸之气，保持呼吸深度，防止呼吸表浅。呼吸运动虽为肺脏所主，但亦与其他脏腑有关。人体呼吸运动的正常进行，不仅依赖于肺气的宣降，亦与肾气的摄纳息息相关，由于肾藏精，为“封藏之本”。王肯堂《灵兰要览》认为，肾为“十二经脉之根，呼吸之门，三焦之源”。《内经》亦有相关描述，如足少阴肾经“其直者，从肾上贯肝膈，入肺中”“肾上连肺”等，故肾封藏摄纳由肺吸入的自然界之清气，以使呼吸调匀，深长有力。正如《医碥》所说：“气根于肾，亦归于肾。故曰肾纳气，其息深深。”肺居上焦而司呼吸，肾位下焦而主纳气，肺肾相合，吸纳相因，则呼吸深长，节律调匀。肾主纳气是以肾藏精为基础的，是肾的封藏作用在呼吸运动的体现。肾精充足，则纳气正常，呼吸深长有力；

若肾精不足，肾气亏虚，摄纳无力，则既不能摄纳由肺吸入的自然界之清气，又不能调节呼吸之深度，从而导致呼吸表浅、呼多吸少、动则气喘、气息不续等症。

2. 肾与心

从五行学说角度看，心居上焦属阳，在五行中属火，且为君火；肾居下焦属阴，在五行中属水，肾阳主命门之火，为相火。二者谐和以保证机体阴阳平衡。心火助阳，有推动心脏搏动、温通全身血脉、兴奋精神等作用，而心阳以肾阳为根，肾阳充足才能保证心阳不亡。生理状态下，火性炎上，水性趋下，水克火，心火温升，肾水滋阴下降，若没有肾水的滋阴沉降及肾气的封藏摄纳，则心火过亢，心气心阳容易耗散，病理状态下，肾气亏虚，则肾的封藏摄纳作用失职而致心火亢于上的“心肾不交”的各种病理变化。肾阳不足则心阳不旺，心阳不振则致心脏搏动无力、水气凌心、瘀阻心脉、心神萎靡等病理变化。

3. 肾与肝

中医学素有“精血同源”一说。肾藏精，精生血，肝藏血，血能化精，血亦能养气载气。肝主疏泄，调畅全身气机，肝主升发，喜条达而恶抑郁，肝气对人体气机升降出入运动的影响主要表现在升举、疏通的作用。肝气疏泄可促使肾气开合有度，肾气封藏可防止肝气疏泄太过。生理状态下若肝气不得肾气之封藏，疏泄太过，耗散肝血，则见肝血不足，气机失调，见“阳气烦劳则张”。肝气疏泄与肾气封藏相反相成，二者协调，全身气机调畅，人体生机旺盛，生命才得以继续。病理状态下，若出现肾精不足，封藏失职的情况，即水不涵木，肝疏泄太过，耗散肝气、肝阴、肝血，导致肝阳偏亢，肝阳上扰而出现头晕目眩、耳鸣、失眠多梦等临床表现。

4. 肾与脾

脾属中焦，为气机升降之枢；肾位于下焦，为气机升降之根。脾的生理特性有升清和升举内脏，在脾气及脾阴、脾阳的协同作用下实现运化水谷和水湿的功能。肾为气之根，肾阴为一身阴气之源，肾阳为一身阳气之本，脾的运化功能不可避免地需要肾气及肾阴、肾阳的资助和促进。只有在肾气充足，肾阴、肾阳协同作用下，脾才能充分发挥其运化功能。脾升举内脏依赖脾气向上升的生理特性，肾为气机升降之根本，肾气充盛，摄纳有权，则可防止脾气上升太过，亦可为脾气上升提供动力。肾气充足，摄纳功能正常，脾气有根，才能更好地发挥脾气运化水谷之精的功能。正如《素问·阴阳应象大论》说：“清气在下，则生飧泄，浊气在上，则生䐜胀。”脾所散之精与肾所藏之精，两精融为一体，脾胃运化水谷之精，必须下注于肾；肾精充盛则又必须化气上行，激发脏腑的功能活动，因此“降必归肾”是脾胃为枢降的生理机制，也是脾胃作为人体气机的枢纽应当达到的生理要求。若肾气不足，脾气亏虚，脾失健运，则出现泄泻便溏、纳呆乏力等临床表现。

（二）肾为元气之根

《九家易》说：“元者，气之始也。”《公羊传》也说：“元者，气也。”元气的概念最早见于道家著作《鹖冠子》。《鹖冠子·泰录》中有言：“天地成于元气，万物成于天地，神圣乘于道德，以究其理。”其指出元气是天地间最精微的物质，是化生天地万物的本原。从中医学角度看，元气是人体最根本、最重要的气，是构成人体和维持人体生命活动的原始物质和原动力。元气在古籍中说法较多，《难经》中称其为“原气”，《内经》则称之为“真气”。元气、原气、真气，都主要指人的先天之气。元气的生成来源是肾中所藏的先天精气，在人的生命发展过程中，元气又赖于后天水谷精气的涵养，随着生、长、壮、老、已的生命历程而壮盛、衰亡。元气是人体脏腑机能的综合体现，是生命的根本。其藏于肾脏命门，由先天精气化生而来，又充养于后天脏腑、经络、形体、官窍，通过三焦布散全身，以激发、维持各脏腑、经络、形体、官窍组织的生理活动，以及机体防御外邪的功能。人体的元气充沛，则表现为各脏腑、经络、形体、官窍的功能正常，正气旺盛而不易为外邪侵犯；若先天禀赋不足，或久病损耗，或后天失调，导致元气的化生不足、耗损太过或运行失常，各种病变随之而生。若人体元气耗损，则易侵及三焦、五脏六腑，病位深达肾与命门，所生疾病往往具有深重、系统、难治等特点。

清代医家陈士铎《石室秘录》曰：“心得命门而神明有主，始可以应物，脾得命门而能转输，肺得命门而能治节，肝得命门而能谋虑，肾得命门而能作强，胆得命门而能决断，胃得命门而能受纳，大肠得命门而能传导，小肠得命门而能布化，三焦得命门而能决渎，膀胱得命门而能收藏。”命门是元气的发生之处，而《难经·三十六难》认为“肾生命门火”，即“命门之火”源自肾中。五脏六腑的生理功能活动都需要“得命门”，即在元气的温煦和激发作用下才能够旺盛进行。元气充沛，则各脏腑组织的功能活动在其激发与推动之下而旺盛；元气不足，其温煦和激发功能表达不足，各脏腑功能就难以正常发挥。元气推动了人体的生长发育，维持正常的生殖功能，推动和激发了脏腑、经络、形体、官窍的生理功能活动。因此，可以说元气为人体功能之源，元气的盛衰，对生命存亡有至关重要的作用。

此外元气在机体抗邪过程中发挥重要作用。《内经》指出“邪之所凑，其气必虚”“正气存内，邪不可干”“所谓乘虚而入，无虚则病邪何从而入乎？是故元气充足，内腠闭拒，虽大风苛毒，弗之能害”。由此可见，正气强盛，元气充盈，则人体内脏功能正常，外邪无从侵入，疾病也就无从发生。另外《难经》也谈到“所谓生气之原……此五脏六腑之本、十二经脉之根，一名守邪之神”，明确指出元气是“守邪之神”，具有护卫人体肌表、防御和抵抗病邪的重要作用。明代医家萧京继承和发展了《内经》《难经》的发病学理论，指出“每见虚而受补者十居八九，实而耐攻者十仅二三”，认为时人先天禀赋不足，真元易于受损、脱失，先天元气易于亏虚者占大多数。由肾中精气、脾胃运化而来的水谷精气所组成的元气，通过三焦，流行于全身，内至五脏六腑，外达肌肤腠理。正如“人一身阴阳表里经络脏腑总由一气贯通，故气实则五脏亦实，皮毛便固，六气难侵，气虚则皮毛并虚，六气虽不入，而五脏自生招感”所言，元气是维持人体生命活动的物质基础，元气充实则人体脏腑经络的机能旺盛，抗病能力强盛，邪气难以入侵。若元气亏虚，则致人体防御功能减退，邪气易于侵犯人体而发病。因此，张景岳强调“然求复之道，其道何居？盖在天在人，总在元气，但使元气无伤，何虑衰败”“元气既损，贵在复之而已”（《中兴论》）。

从《难经》对元气的论述来看，可知元气源于先天父母之精，产生于肾中命门。肾是元气生成、贮藏的根本。肾中精气是元气最基本、最重要的组成部分。清代程文囿所著《医述·遗精》中论述：“肾乃元气之本，生成之根，以始终化之养之道也。”元气根于肾，依赖肾中精气所化生，肾中精气充盛与否直接影响元气的盛衰，故说“肾乃元气之根”。人体禀受父母先天之精以成胚胎，后天又有赖于肾精源源不断地滋养，无论是脏腑经络还是形体官窍都需要肾中精气的促进和激发。所以可以说肾亦为“生成之根”。肾所藏的元气在人体生命活动中具有重要作用，在人的生长、发育、衰老过程中起着主导作用，为人体阴阳之根本，故后世医家在预防、治疗疾病，尤其是在治疗老年患者时，尤其注重固护肾之元气，不可攻伐太过，以免过犹不及。肾为人身元阴元阳秘藏之所，阴平阳秘，功能正常。其病则主要表现为水火阴阳失调，但水火阴阳失调又有虚实之分。邪实发病，如外感寒湿，病多为实，实证日久则由实转虚。因正虚而发病者属虚，若肾虚日久，则可由阴及阳或由阳及阴，而发展为阴阳两虚之证。肾为人身阴阳之根，肾脏病变与其他脏腑的关系甚为密切。肾虚日久，必伤他脏，五脏之伤，久必及肾。

三、肾虚是艾滋病进展的内在基础

（一）元气根于肾

元气最早见于《难经·三十六难》：“命门者，诸神精之所含，原气之所系也。”元气根于肾，由肾中精气所化生，受脾胃化生的水谷精微滋养。“正气存内，邪不可干”“邪之所凑，其气必虚”，这里所说的正气，即元气（原气）。元气是人体生命活动的基本物质，是维持人体正常生理功能的基础。元气充足，则身体健康，抵抗力强；元气不足，则身体虚弱，容易生病。肾脏是元气的根本，具有收藏、封藏、蓄养元气的功能。中医学认为肾是人体的“先天之本”，是人体生命活动的基本物质——元气的根源，具有重要的生理和病理作用，它不仅负责储存精气，而且对于调节水液代谢、排泄代谢废物，以及维护人体阴阳平衡等方面起着至关重要的作用。在艾滋病的进展中，病毒持续侵害人体正气，往往导致患者呈现出虚弱状态，尤其是肺、脾、肾三个脏器受到影响最为显著。这种虚弱状态的表现多种多样，常见的症状包括咳嗽、气促、食欲不振、消化不良、腰膝酸软、头晕耳鸣等。在治疗艾滋病时，中医注重调整肺、脾、肾三脏的功能，以增强人体正气，提高免疫力。

从西医学角度来看，HIV 感染会导致免疫系统功能下降，使得人体抵抗力减弱，容易受到各种病原体的侵袭。肾脏作为人体的重要器官，也容易受到病原体的攻击。此外，HIV 感染还可能直接影响肾脏细胞，导致肾脏细胞损伤和功能异常。研究发现，HIV 感染可能导致肾脏炎症、肾小球肾炎、肾小管损伤等肾脏疾病，这些疾病的发生与元气的损伤密切相关。

（二）肾主一身之精

《素问·金匮真言论》言："夫精者，身之本也。"《素问·六节藏象论》曰："肾者，主蛰，封藏之本，精之处也。"肾精是生命活动的原始动力，它源自父母的遗传，并依赖于后天的滋养和调理。肾精的主要功能是储存和转化能量，为身体提供必要的生命动力。

肾藏精、主骨、生髓，肾精是化髓生血的主要物质，对于维持人体的免疫功能有重要的作用。骨髓是可衍化成 T 细胞、B 细胞的血细胞的发源地，是固有免疫与适应免疫的重要基础。现代学者对"肾藏精、生髓、主骨"理论含义有新理解，认为肾精生髓，资生正气，骨髓为骨骼始祖干细胞及免疫细胞的生发中心，骨骼与免疫系统的生长发育及功能皆受中医学中"肾"的调控。骨骼细胞与免疫细胞二者同源相系，共享许多调节分子、信号分子及转录因子，相互支持并影响。

肾精是人体五脏六腑精气的根本，宜藏宜固，肾精充足则正气强盛，抗邪有力，机体安康。肾精不足，正气虚衰则免疫功能低下，机体易受邪或感邪后易发。肾精匮乏、神经－内分泌－免疫系统调节失调而整体失衡，机体免疫系统遭到破坏，无力抗邪故而继发他病。

（三）肾之阴阳失衡

肾为先天之本，为人体阴阳之本，它是人体阴阳平衡的根基，肾气旺，则封藏精，元气不散，则正气内存，机体免疫功能强大，邪气不干。当肾气旺盛时，肾脏能够有效地封藏精气，保持元气的充沛，从而使得正气内存，机体的免疫功能得以保持在一个强大的状态，抵御外来的邪气，防止疾病的发生。

肾为元阴元阳之根本，疾病到了少阴阶段，机体具有全身正气虚衰的特点，为阴证、里证，处于阴证的危重期。肾阴、肾阳是调节阴阳平衡的重要力量，肾阴不足，不能滋养肝木，木失水涵，则肝阳上亢，表现为头晕目眩、烦躁易怒；肾阳不足，不能温煦脾土，土失火煊，则脾阳不振，表现为面色苍白、畏寒肢冷。肾阴、肾阳的失衡，还可能导致肺失宣降、心火亢盛等病理变化。

邪气内侵，机体阳气受损，出现阴阳失衡，正不胜邪，则疾病深入。病及少阴，则疾病处于阴阳转化的关键节点，邪正交争，病势多变。足少阴肾主水，主藏精，参与机体津液的输布和排泄，肾气及其蒸腾肾精所化生的肾阴、肾阳可以推动脏腑气化，进而调控机体精、气、血、津、液的新陈代谢。患者精神萎靡不振，$CD4^{+}T$ 细胞数量低下，易出现各种继发性感染及肿瘤等，多见的有肺孢子肺炎、新隐球菌脑膜炎、结核杆菌感染、真菌性皮炎、带状疱疹、尖锐湿疣和卡波西肉瘤等，最终致使人体正气严重耗损，抗邪能力极度低下，免疫功能丧失，脏腑功能衰竭，阴阳离决而亡。

（四）病毒侵袭致肾虚

从西医学角度来看，HIV 感染会对肾脏造成直接或间接的损害。HIV 可以侵犯肾脏细胞，导致肾脏炎症和损伤。HIV 感染影响肾脏的免疫功能，肾脏中的免疫细胞和免疫因子在抵抗病原体侵袭方面起着重要作用。HIV 感染可能导致肾脏中的免疫细胞数量减少、功能异常，从而影响肾脏的免疫功能。HIV 感染导致免疫系统功能下降，使得患者容易感染其他病原体，如细菌、病毒、真菌等，这些病原体也可能侵犯肾脏，导致肾虚。研究发现，HIV 感染者抗病毒治疗前肾损害与 HIV 病毒载量相关，这可能与 HIV 在肾上皮细胞内复制，直接作用于肾脏，引起塌陷性局灶性节段性肾小球硬化，HIV 免疫复合物肾病和血栓性微血管病等疾病有关。

HIV 感染还可能导致人体内环境的失衡，从而影响肾脏的正常功能。例如，HIV 感染可能导致电解质紊乱、酸碱平衡失调等，这些都会对肾脏造成负担，进一步损伤肾脏功能。同时，HIV 感染还可能影响肾脏的血流动力学，导致肾脏血流减少、肾小球滤过率下降，从而影响肾脏的排泄功能。

（五）药物损伤致肾虚

随着高效抗逆转录病毒治疗的普及，艾滋病患者的生活质量得到了显著改善。尽管这些药物不能完全根除病毒，但它们能够有效地减少病毒载量，维持免疫功能，从而延长患者的生命并提高其生活质量。此外，ART 疗法还有助于减少机会性感染的风险，从而降低了病毒在社会中的传播。但长期使用抗病毒药物治疗，可能会对肾脏造成损害，使得 AIDS 患者的慢性肾脏病发生率呈上升的趋势。据世界各国流行病学研究调查显示，HIV 感染者中，慢性肾脏病的患病率在 10%～25%。

艾滋病相关性肾损害是 HIV 感染人体后，由于各种因素引起肾脏功能的损伤，早期多以蛋白尿等尿常规检测结果异常为主要表现，病情进展会导致水电解质及酸碱平衡失调和急、慢性肾功能衰竭，较其他病因引起的肾功能衰竭进展更快，是 AIDS 病程终末期的重要致死原因之一。肾脏是药物代谢和排泄的主要器官，艾滋病患者需要长期乃至终身用药，随着用药时间延长，由药物所致的肾损伤随之凸显，肾损伤不仅会削弱患者的整体健康状况，还可能导致临床疗效下降，但此种情况并未引起医学界及临床的重视，使得患者进展至终末期肾脏病的危险随之增加，这可能会对患者的生存率产生负面影响。

有研究认为黄芪参苓白术散治疗艾滋病肾损伤能显著改善患者中医症状积分、肾功能指标（血肌酐、尿素氮、β_2 微球蛋白）、外周血 T 淋巴细胞亚群（$CD3^+$、$CD4^+$、$CD8^+$、$CD4^+/CD8^+$），能够进一步提高临床疗效。该研究所用的黄芪参苓白术散为黄芪与参苓白术散的结合，方药组成为：黄芪、党参、薏苡仁各 30 g，山药、茯苓各 20 g，白术、白扁豆、莲子肉各 18 g，缩砂仁、桔梗各 9 g，炙甘草 6 g。水肿明显者加玉米须、泽泻各 15 g，血尿明显者加白茅根 30 g。

为了减少肾损伤的风险，医生需要密切监测患者的肾功能，并可能需要调整药物剂量或更换药物。此外，患者应该遵循医嘱，确保药物的适当使用，并采取健康的生活方式，如保持良好的水化状态、避免使用可能损害肾脏的药物和物质，以及控制高血压和糖尿病等慢性疾病。通过这些措施，可以在享受ART带来的益处的同时，最大限度地减少对肾脏的潜在损害。

（六）肾虚致机体免疫功能低下

《素问·金匮真言论》云："夫精者，身之本也。故藏于精者，春不病温。"后世有“冬不藏精，春必病温”之说。有学者提出AIDS肾虚伏气病机特点为“初即见里热证，邪伏于内，逾时而发，自我积聚，渐进加重，缠绵难愈，反复发作”，认为该病的产生是由于肾虚为本，疫毒内伏，逾时而发，肾虚是艾滋病发生发展的根本原因。AIDS在经历了短暂的急性感染期后，即进入无症状期。由于病原体致病力和机体的抵抗力差异及各方面因素的影响，无症状期的持续时间长短不一，有的患者持续时间比较短暂，可短至数月，有的患者持续时间较长，长达15年。本病无症状期的长短和是否最终发展成真正的艾滋病均取决于患者肾虚的程度严重与否，而具体分析其虚有肾精、肾气（元气）、肾阴、肾阳之别。

中医学认为，肾脏不仅仅是解剖学中的一个器官，而是一个涵盖多个系统的综合体系，包括泌尿系统、生殖系统、血液系统、神经系统、内分泌系统和免疫系统等。肾脏在中医学中主要的功能是调节水液代谢、排泄代谢废物、维持水电解质平衡、促进红细胞生成、调节血压、促进维生素D的合成和钙的吸收等。当肾脏功能低下，会导致气血精津液亏虚，从而出现肾虚，其主要临床特征是肾脏功能不足而导致身体出现的一系列症状，如腰膝酸软、畏寒肢冷、头晕耳鸣、性功能减退、尿频尿急等。肾虚伴随免疫调节失衡，容易导致多种与肾虚相关的免疫性疾病，如肾病综合征、慢性肾小球肾炎、糖尿病肾病、高血压肾病等。这些疾病不仅会影响肾脏功能，还会对身体的其他系统造成影响，从而影响身体的整体健康。

肾脏与免疫系统之间有着密切的联系。首先，从细胞层面来看，肾脏中存在多种免疫细胞，包括淋巴细胞、单核细胞、巨噬细胞等。这些细胞在肾脏的免疫功能中起着重要的作用。淋巴细胞是免疫系统的主要成分之一，可以分为

B 细胞和 T 细胞。B 细胞主要负责产生抗体，参与体液免疫反应；T 细胞则分为 $CD4^+$ 和 $CD8^+$ 亚群，分别参与细胞免疫反应和细胞毒性反应。单核细胞和巨噬细胞则负责吞噬和清除病原体、细胞碎片等，参与免疫防御和免疫调节过程。此外，从免疫因子层面来看，肾脏中产生和调节多种免疫因子，如细胞因子、趋化因子、生长因子等。这些免疫因子在肾脏的免疫功能中起着关键的作用。肾脏还参与调节免疫耐受和免疫赦免。免疫耐受是指机体对自身抗原的免疫应答受到抑制，避免自身免疫反应的损伤。肾脏中的免疫细胞和免疫因子可以通过调节自身抗体的产生和免疫细胞的活性，维持机体的免疫耐受。免疫赦免则是指肾脏对某些外来抗原的免疫应答受到抑制，避免对外来抗原的过度反应。这种免疫赦免机制可以通过调节免疫细胞的活性、免疫因子的产生和免疫受体的表达来实现。

肾脏通过调节体液平衡、电解质平衡和酸碱平衡，为身体提供一个适宜的内环境，这对于免疫系统的正常运作至关重要。此外，肾脏还分泌多种生物活性物质，如肾素、前列腺素、红细胞生成素等，这些物质对于调节血压、促进造血功能、抑制炎症反应等方面都有重要作用。其中，红细胞生成素对于维持正常的免疫功能至关重要，它能够促进骨髓产生红细胞，从而提高血液的携氧能力，为免疫细胞的活动提供充足的能量。

当肾脏功能受损时，上述平衡和调节功能都会受到影响，导致人体阴阳失衡，元气流失，正气不足，从而使机体免疫功能下降，易于受到外邪的侵袭。

四、久病及肾为主因

肾为先天之本，元气之根，主人一身之阴阳。肾之阴阳平衡，封藏之职正常，则元气不散，正气旺盛，机体免疫功能强大。AIDS 具有多系统、多脏器、多病原体复合感染的基本特点，总体病程时间长，病变涉及脏腑多，可引起肺、脾、心、肝等多脏腑功能失常。《素问・上古天真论》云："肾者主水，受五脏六腑之精而藏之，故五脏盛，乃能泻。"五脏六腑之精气皆归于肾，并由肾加以储藏，可见肾中精气是否旺盛，不仅取决于先天之禀赋，还与五脏之功能密切相关，五脏功能旺盛，肾方能外溢精气，反之五脏受损日久会引起肾脏功能失常，故有“五脏之伤，穷必及肾”之说。张景岳在《景岳全书·虚损》中指出：“盖肾为精血之海，而人之生气，即同天地之阳气，无非自下而上，所以肾为五脏之本……余故曰虚邪之至，害必归阴；五脏之伤，穷必及肾，穷而至此，吾未如之何也矣。”现代研究表明，肾虚的本质涉及人体相关免疫细胞及因子功能活性改变，包含自然杀伤细胞、T 淋巴细胞等。肾为五脏之本，HIV 损伤多脏器，且迁延难愈，可以说肾虚是 AIDS 病情进展的必然结果。

（一）久病耗损，肾精不足

《素问·金匮真言论》云：“夫精者，身之本也。”《素问·六节藏象论》载：“肾者，主蛰，封藏之本，精之处也。”肾精是维持人体生命活动的最基本物质，是生命之源，肾精来源于先天，充养于后天，先、后天之精共藏于肾中，相互依存，相互为用。肾精亏损之形成，责之于先天禀赋不足、年老体弱、房劳产育过度、久病耗伤等。结合 AIDS 的传播及发病特点，其一，AIDS 的高危人群主要是由于长期的恣情纵欲、吸毒等不良生活方式致使疫毒之邪乘虚而入，潜伏机体，最终耗伤肾精者；其二，AIDS 病程长，迁延难愈，久病耗伤气血，伤及五脏六腑之精气，终致肾精亏虚。肾藏精，主骨生髓，肾精是化髓生血的主要物质，西医学认为骨髓是人体免疫系统的重要组成部分，对于维持人体的免疫功能有重要的作用。肾精充盛则正气强盛，抗邪有力，机体抗病能力强；肾精不足，则正气虚衰，机体免疫功能低下，易感受邪气，或致病情反复，或继发他病。此外，肾精亏虚会出现耳鸣耳聋、健忘恍惚、神情呆钝、舌淡、脉细弱等。

（二）邪伤元气，肾气亏虚

肾气又名元气，元气根于肾，由肾中精气所化生，受脾胃化生水谷精微的滋养，其以三焦为通道周行全身，乃正气之根，具有推动和调控各脏腑、经络、形体、官窍的生理机能，激发人体生命活动及抵抗外邪、护卫机体等作用，是维持人体免疫功能的重要基础。《内经》云：“恬惔虚无，真气从之，精神内守，病安从来”“正气存内，邪不可干”。“真气”“正气”即指肾中之元气。HIV 进入人体后主要损伤肾中之元气，使元气逐渐耗伤，出现神疲倦怠，头晕目眩，腰膝酸软，劳则加重，舌质淡，苔白，脉细弱等症；若肾中元气进一步消耗，随着病程进展，元气逐渐耗竭，患者最终因元气溃散而亡。而若肾气充盛，人体正气充足，机体免疫功能强，抑制 HIV 的产生，可使 HIV/AIDS 患者诸症减轻或症状消除，提高患者生存质量。

（三）热邪伤阴，肾阴虚损

肾阴为人体一身阴气之源，五脏之阴气，非此不能滋。肾阴虚损多由久病耗伤肾阴，或邪热久留化火，不仅可伤及各脏之阴，且日久必耗肾阴而致肾阴亏虚。肾阴亏虚，则滋润、濡养功能减退，甚则阴不制阳，致阳气偏亢，功能虚性亢奋，虚热内生。“伏气温病，邪已化热，则邪热燎原，最易灼伤阴液，阴液一伤，变证蜂起。”HIV 属疫邪热毒，热灼津液，病久阴液亏损，加之 HIV/AIDS 患者多伴有腹泻、呕恶等症状，加重肾阴之耗伤，甚则出现肌肉尽削等症状。因此，肾阴虚损在艾滋病发生发展变化过程中不可避免，而对人体免疫功能也有一定的影响。HIV 疫毒入侵人体，主要以免疫功能低下、$CD4^{+}T$ 细胞水平降低为特征，现代研究证实肾阴虚损的患者 T 细胞亚群中的 $CD4^{+}$、$CD4^{+}/CD8^{+}$ 显著降低，可见肾阴虚损可造成免疫功能下降，加快 AIDS 进程并增加机会性感染的风险。由此看来，肾阴虚衰既是 AIDS 的病理因素，又是加剧 AIDS 进程的原因。

（四）脾虚及肾，肾阳虚衰

张景岳所著《类经附翼·大宝论》云：“天之大宝，只此一丸红日；人之大宝，只此一息真阳。”肾阳为人体一身阳气之根本，五脏之阳气，非此不能发。肾阳具有激发、推动、温煦的作用，是维持人体正常生命活动之根本，肾阳虚衰是 AIDS 发生发展的内在机制之一。肾阳是维持人体阴阳平衡的基本条件，阴阳平衡，机体的免疫监视及免疫防御等功能才能正常发挥，机体的免疫稳态才能得以保持。HIV 侵入人体，病邪逐渐伤及患者的阳气，造成肾阳温煦、推动功能下降，进一步加剧肾阳的衰败，出现虚寒之象，临床可见畏寒肢冷、面色苍白、体倦懒言、腰膝酸冷、气短乏力、小便清长等症状；肾阳不足，不能温煦脾土，脾阳不振，运化失常，可出现腹冷痛、大便溏、五更泄泻、下利清谷等症状；肾阳衰微，水气上凌心肺，心阳被遏，肺气被壅，可导致全身水肿、咳嗽、气喘、心中悸动不安、唇舌紫暗、四肢不温等表现。

总之，肾虚是AIDS发生发展变化的内在病理基础，一方面HIV侵入人体，持续耗伤机体元气，耗伤肾精；另一方面，持续发热、形体消瘦、皮疹斑疹、腹泻等一系列机会性感染及心血管疾病、骨质疏松与骨病、肝病等并发症消耗机体气血阴阳，导致五脏功能失调，终致肾的阴阳两虚，而肾阴对机体起着濡润滋养作用，肾阴亏虚无法滋养脏腑形体，肾阳虚衰无法温煦形体脏腑、振奋精神及促进精血津液的化生，气血阴阳的耗伤又加重了临床各种症状，故而肾虚既是AIDS病情进展的结果，也是AIDS迁延不愈的重要因素。

五、补肾固元为要务

肾为先天之本，五脏之根。肾中元精是构成机体的物质基础，肾中元气是机体生命活动的原动力。HIV侵袭机体，可损伤元气，随着无症状期艾滋病的发展，机体精血元气不断耗伤，终致多脏腑功能失调，久必及肾。可以说，AIDS的发展是一个元气渐损的过程，达到一定的程度时，即出现一系列的临床症状，进入艾滋病期。此时，患者病变的中心逐渐从脾胃转移到肾，肾精不充，又致五脏失养，免疫功能失调，无力祛邪，变生他疾。明末著名医家汪绮石在《理虚元鉴》一书中提出“治虚三本”的理论，即可从治肺、治脾、治肾三方面治疗虚证：“治虚有三本，肺、脾、肾是也。肺为五脏之天，脾为百骸之母，肾为性命之根。治肺、治脾、治肾，治虚之道毕矣。”所谓“肾为性命之根”，即肾为先天之本，为五脏六腑之根，若肾水不足，相火偏亢，则阴亏血少等阴虚诸证由此而成；若肾阳衰微，真阳不足，则中气虚弱等阳虚诸证由此而作。因此，在治疗上，应从培补先天之本入手，着重对肾中精血元气的调补，尽量延缓疾病的进展速度，延长患者的生命。

（一）调肾中阴阳为补肾之基本原则

肾寓水火，为元阴元阳之宅，五脏之阳，非肾阳而不能发；五脏之阴，非肾阴而不能滋。阴阳失调，是肾虚的基本矛盾，而阴虚或阳虚日久可发展为阴阳两虚，故而调肾中阴阳为补肾之基本原则。温补肾阳应遵循“益火之源，以消阴翳”“阳虚者补而兼暖”的原则，温中寓补，补中寓温，以补为主，然温补而忌温燥大热，宜温补而兼填精补血。现代临床研究表明，温补肾阳可提高艾滋病中晚期患者的免疫功能，能从一定程度上缓解患者的临床症状。而滋补肾阴的总原则是“壮水之主，以制阳光”，肾阴不足，津液亏耗，见咽干口渴、舌燥唇裂、便秘者，可用天冬、麦冬之类，在补阴的同时兼以润燥；肾阴亏损，虚火上炎，见五心烦热、潮热盗汗、心悸失眠者，可予生地黄、玄参之属，在补阴的同时兼以清热。

《景岳全书》:“善补阳者，必于阴中求阳，则阳得阴助而生化无穷；善补阴者，必于阳中求阴，则阴得阳升而泉源不竭。”阴阳互根，二者互相依存、互相转化。阳气的功能活动需要以阴精为物质基础，阳气得到阴精的资助而生生不息；阴精的不断化生需要阳气的推动、温煦，阴精得到阳气的鼓动、气化而源源不绝。故而，在调补肾中阴阳之时，多阴阳同调，行补肾阳之法，常需配合补阴之药，临床上多用地黄、枸杞子之属；而行滋阴之法，不可单纯一律使用滋阴药，应在大量补阴之品中，佐以温阳之品，一则可以使之补而不滞，补而不腻，二则意在鼓舞肾中生发之气，以助生化之力。

（二）精气互生，填精培元以固护正气

肾中元气是人体生命活动的原动力，对各种基本生命活动具有推动和激发作用，元气损伤是艾滋病期的一个重要方面，同时也是贯穿艾滋病发生发展全过程的一个重要方面。《青华秘文》曰:“精依气生……元气生则元精产。”肾气乃由肾精所化生，肾精之生理功能赖于肾气之推动和激发，若肾精不足，化气乏源，即“阴虚阳无以化”，便可形成肾气不足之证；“精化为气，元气由精而化也”，精藏于肾，肾精充盛乃能泄，不断濡养五脏六腑，以促进脏腑的生理活动，五脏六腑的功能正常，则元气方能化生不已，故精盈则气盛，精少则气衰。

明代著名医学家张景岳言:“形以阴言，实惟精血二字足以尽之。所以欲去

外邪，非从精血不能利而达；欲固中气，非从精血不能蓄而强……肾为五脏之化源，不从精血，何以使之灌溉？”肾精与肾气关系密切，治疗上当以填精培元为主。填补肾精当遵从“精不足者，补之以味”的古训，应用熟地黄、何首乌等厚味填精之品，同时还要注意与固涩等法相结合，如只补不固，入不敷出，亦是空补。有研究运用精元康胶囊（补精益髓，补气养血）对116例艾滋病患者进行临床治疗观察，结果显示精元康胶囊能显著提高艾滋病及ART疗法致外周血象低下患者的外周血白细胞、粒细胞、淋巴细胞水平，长期服用对艾滋病患者外周血象的改善作用更加显著，同时精元康胶囊能显著改善艾滋病患者的症状、体征，增加体重，改善生活质量，且改善神疲乏力、畏寒肢冷的疗效尤为明显。

（三）肾为五脏六腑之根，补肾当兼顾他脏

AIDS具有多系统、多脏器、多病原体复合感染的基本特点，总体病程时间长，病变涉及脏腑多，可引起肺、脾、心、肝等多脏腑功能失常；其次，“命门之水火，即十二脏之化源。故心赖之，则君主以明；肺赖之，则治节以行；脾胃赖之，济仓廪之富；肝胆赖之，资谋虑之本；膀胱赖之，则三焦气化；大小肠赖之，则传导自分”，肾为五脏六腑之根，AIDS导致肾脏的虚损，肾虚则五脏失养，亦可导致五脏六腑的功能失常。故而在临床治疗HIV/AIDS患者时，当以“知其有常也知其有变”的原则，在补肾的基础上兼顾他脏。

1. 肾为先天之本，脾为后天之本

《医门棒喝》云：“脾胃之能化生者，实由肾中元阳之鼓舞，而元阳以固密为贵，又赖脾胃生化阴精以涵育耳。”脾肾相互为用，先天滋后天，后天养先天。肾阳虚损日久不能温煦脾土，脾失健运而致慢性泄泻，引起艾滋病相关性腹泻，故治可温肾阳以补脾阳；此外，还要注意补肾的同时滋补脾胃，以助运化，从而二者互相资生，互相促进。

2. 肺为气之主，肾为气之根

肺与肾共主人体一身之气，肾气不足则摄纳无权，气浮于上，生气喘之症；肺气虚损则化源不足，生短气之症，故补肾当不忘补益肺气。此外，肺属金，

肾属水，肺肾阴液金水相生，肾阴充足，上滋于肺，使肺阴充足。若肾阴液耗伤严重无法润肺阴，肺阴亦虚致久咳久喘，可滋肾阴以润肺阴。

3. 肝肾同源

肝藏血，肾藏精，肝肾精血同源，肝血不足可引起肾精亏损，肾精亏损，母病及子，日久肝肾精血亏虚，筋脉肢体失养，四肢弛缓无力，出现艾滋病相关性疲乏，甚至出现肌肉萎缩或无法随意运动的痿证，故在治疗时当滋肾阴与养肝血兼顾。

4. 心肾互用

心藏神，为人体生命活动之主宰；肾藏精，精生髓充脑，脑为元神之府，积精可以全神。心肾精神互用。AIDS 病程长，迁延难愈，久病耗伤气血，终致肾精亏虚，肾精亏损，脑髓空虚，神失所养，出现健忘、头晕、耳鸣、失眠、多梦等症状；加之 AIDS 患者由于抗病毒药物的毒副作用、社会环境带来的巨大压力、面对死亡的极度恐惧、周围朋友的冷漠无视、自身的耻辱感等因素，易出现焦虑、抑郁等异常心理状态。因此，在补肾的同时应兼顾益心气、清心火、安心神。

总之，纵观 AIDS 整个发生发展过程，存在正盛邪弱、正邪相持、邪盛正衰的动态变化，而艾滋病中晚期病变以肾为中心，因此，当从 AIDS 自身病机的演变规律着手，抓住肾虚这一基本病机进行辨证论治，才能把握 AIDS 发生发展的关键环节。具体来讲，临床治疗 AIDS 时当以调肾中阴阳为补肾之基本原则，以填精培元为法，改善患者临床症状，使其免疫功能保持稳定或提高，减少 ART 治疗带来的毒副作用。同时在临床用药时，应注意艾滋病中晚期不仅仅是单纯的肾脏的虚损，还涉及其他多个脏腑，应以“知其有常也知其有变”的原则，从肾出发，补肾兼顾他脏，发挥中医在治疗 AIDS 上的最大优势。

第四章 "元气虚损"学说

一、元气的理论渊源

气是中国古代哲学的最高范畴，其本义是一种客观存在的、极其细微的、具有运动性的物质存在，也泛指世界的一切事物和现象，包括精神现象。《庄子·知北游》云："人之生也，气之聚也，聚则为生，散则为死。"认为生命的起源和本质不外乎气之聚散。《道德经》云："道生一，一生二，二生三，三生万物。万物负阴而抱阳，冲气以为和。"描述了宇宙万物运行的规律，其中"一"即"元"也，是万物的开始，"二"即"阴阳"，天地混沌统分为阴、阳二气，阴阳之气平和衍生万物，道家把"气"当作"道"和世界万物连接的桥梁。《管子》一书中"以精解气"，如《管子·内业》云"精也者，气之精也""凡物之精，此则为生"，提出"精气论"，深化了老子关于气的理论。而"元气"一词始见于先秦道家著作《鹖冠子·泰录》，其云"天地成于元气，万物乘于天地"，最早提出元气的概念，明确了元气本身是构成万物的最精微的物质，突破了道家固有印象的最高范畴的"道"，使"元气论"初具雏形。西汉时期的《春秋繁露》指出"元气者，万物之本"，形成了早期儒家的自然哲学观。东汉时期的思想家王充是元气学说的集大成者，较为完整地论述了元气理论，其在《论衡》一书中提出："人禀元气于天，各受寿夭之命，以立长短之形……用气为性，性成命定。"尽管古人对气的本质看法不一，但把生命视为天地阴阳之气的产物这一点上认识相对一致，肯定生命初始受先天元气、元精影响，奠定了元气禀赋论的基础。至两汉时期，中医经典著作《难经》受到古代哲学的影响，第一次使用元气的概念，将此作为人之生命的根本。《难经·十四难》云“脉有根本，人有元气，故知不死”，明确了人之元气为脉之根本，元气是维持生命活动的重要物质。李杲所著的《脾胃论》曰：“下焦，元气生之根蒂也。”张景岳《类经附翼》：“一点元灵之气聚于脐下。”二者皆印证了《难经》所载的元气聚于脐下的论述，开从奇经八脉论元气运行的先河。

《景岳全书·传忠录下·命门余义》：“然命门为元气之根，为水火之宅。五脏之阴气，非此不能滋。五脏之阳气，非此不能发。”元气，是人身最根本、最重要的气，是生命活动的原动力，在生命过程中发挥着根本动力、激发五脏阴阳、化生脏腑气血、维持脏腑组织的正常功能，推动人体的生长发育，所以元气的盛衰决定了人的生死。元气，为生身之本始，以先天精气为基础，赖后天精气充养，根源于肾。清代喻昌《医门法律·卷二》：“人身血肉之躯，皆阴也。父母媾精时，一点真阳，先身而生，藏于两肾之中，而一身之元气，由之以生，故谓生气之原。”元气，亦称“原气”，由禀受于父母的生殖之精所化，根源于右肾命门，赖后天精气充养。如《景岳全书·论脾胃》说：“故人之自生至老，凡先天之有不足者，但得后天培养之力，则补天之功，亦可居其强半，此脾胃之气所关于人生者不小。”可见元气的盛衰，并不完全取决于先天禀赋，亦与脾胃运化水谷精气的功能密切相关，脾气升发，则元气充沛，人体始有生生之机。明代医家孙一奎在《医旨绪余》中言“原气使无宗气积而养之，则日馁而瘁”，提示元气由宗气滋生而发，与《黄帝内经》中所述元气禀于先天，赖水谷精微滋养相异。清代张锡纯提出“元气之上行，原由肝而敷”“气之脱，皆脱在肝，故人虚极者，其肝风必先动，肝风动，即元气欲脱之兆也”的观点，认为元气萌芽在肝脏，且先天主施，后天主敛，后天应以固护脏腑精气为圭臬，为指导临床用药提供了理论依据。

二、元气运行的通路——三焦

“三焦”最早见于《黄帝内经》，历代医家对三焦的认识存在差异，欲辨其功能，必先明确其存在形态。《素问·五脏别论》曰：“夫胃、大肠、小肠、三焦、膀胱，此五者，天气之所生也，其气向天，故泻而不藏。”将三焦视为六腑之一。《灵枢·营卫生会》云：“上焦如雾，中焦如沤，下焦如渎。”此处将三焦分列上、中、下三部分，视三焦为部位。三焦起源于肾中而别出三支：上支出于胃口，联络心肺，为上焦；中支并胃中，联络脾胃，为中焦；下支别回肠而注膀胱，联络肝肾，为下焦，三焦充斥周身最后会于腠理。《难经》中又提出了三焦“有形”“无形”之辨，如《难经·二十五难》曰：“心主与三焦为表里，俱有名而无形。”《金匮要略》言：“腠者，是三焦通会元真之处，为血气所注；理者，是皮肤脏腑之文理也。”《难经·六十六难》说：“三焦者，原气之别使也，主通行三气，经历于五脏六腑。”元气以三焦为通路循行全身，内而五脏六腑，外而肌肤腠理，无处不到。“三焦无形”的观点源自《难经·三十八难》，其曰：“有原气之别焉，主持诸气，有名而无形。”“无形”并非指三焦没有实体结构，而是“无常形”之意，即没有固定形态且难以具象化，是脏腑中最为特殊的存在，分布广泛，极其具有变动性，为元气广泛运行提供条件，后天之精亦能通过此通道反哺先天。后世医家对三焦的认识不断更新，“有名有形”之论逐渐成为主流，如徐灵胎《难经经释》曰：“三焦谓之腑，则名是藏蓄泌泻之具，何得之无形？但其周布上下，包括脏腑，非著五脏之外各自成体，故不得定其象，然谓无形则不可也。”随着研究的深入和解剖学的进展，目前多认为三焦确有实质。《内经》言：“营出中焦，卫出下焦。”可见，营卫二气升发的部位与三焦密切相关，而腠理是三焦敷布体表营卫的通路，具有预防外邪入侵经络腠理的作用。《伤寒论·平脉法》：“荣卫不能相将，三焦无所仰，身体痹不仁。”营卫不能互根互用，则三焦无以发挥荣养、御邪的基本功能，说明营卫是三焦发挥作用的重要物质基础。《金匮要略》言：“荣气不通，卫不独行，荣卫俱微，三焦无所御，四属断绝。”三焦作为人体的“气化单元”，是人体调和阴阳的重要场所，五脏六腑之气化及津液代谢皆受其调节。

三、元气虚损在疾病发生发展中的作用

元气是人体赖以生存的根本，张锡纯所著的《医学衷中参西录》曰：“元气者，禀受先天，为胚胎之根基，性命之根蒂也。”元气发于肾，以三焦为通路，循行全身，内而五脏六腑，外至肌肉腠理，无处不到，发挥其生理功能，元气

的盛衰决定了机体的盛衰。《医学源流论》云："至于疾病之人，若元气不伤，虽病甚不死；元气或伤，虽病轻亦死。"指出元气是推动人体气血运行的动力，元气与人的寿命息息相关。清代李用粹《证治汇补》言："人之元气强壮，荣卫和平，腠理致密，外邪焉能为害。"人体正常的生命活动依仗元气，元气充足则有足够的抗体或免疫力去防御外邪，战胜疾病，从而使人体不易生病。中医元气理论亦称"命门元气三焦理论"，是《难经》在《内经》的理论内核基础上，创立的人体生命科学理论体系。命门元气亦称"守邪之神"，是人体防御功能的根本，若元气虚衰，三焦为邪所阻，致使气机不利，气化失司，则易出现三焦广泛的证候。元气虚损之病证鲜见于一脏一腑，而是损及多个脏腑，渐耗气血津液，同时又易因虚生邪，元气不足，无力推动气血津液运行，导致水饮、瘀血、痰浊等病理产物出现，邪气留滞，邪伤正而致虚等进入恶性循环的状态，机体病变深重。所以涉及命门元气损伤的病证常具有广泛性、复杂性、凶险性、顽固性等特点。如艾滋病，艾滋病病毒由血络进入人体，潜伏于机体三焦，积聚毒力，暗耗人体元气，所以，艾滋病前期发病会呈现出由里出表的特点，随着病情进展，患者会出现频繁感冒发热、自汗、盗汗、乏力、腹泻、进行性消瘦等一派元气亏损的征象。当艾滋病发展到终末期时，由于元气极度虚衰，正虚邪陷，痰瘀毒结聚体内，阴阳虚实寒热错杂，各种病邪纷至沓来，病情复杂异常，如肺孢子菌感染、恶性肿瘤、各种机会性感染等病变。

HIV 可以通过营血精津液传播，侵犯人体，自破损的皮腠入络或直入血络，损伤人体元气，随气血津液布散全身，其致病具有疫毒的传染、酷烈、火热、秽浊、致郁、生痰、成瘀等特性，更有消灼五脏精气、侵蚀三焦元气的特性。因 HIV 侵入人体后，主要感染 $CD4^{+}T$ 细胞，也能感染单核巨噬细胞、B 细胞以及小神经胶质细胞、骨髓干细胞等，潜藏人体（如伏于膜原、藏于营血、弥漫三焦、布散全身），可以慢慢破坏人体免疫功能，消耗人的元气，伏而不觉，发时始显，病情危重，迁延难愈。此外，先天禀赋不足、房劳过度、血虚体弱、毒品损伤、情志所伤等，均是促进本病发生发展的重要因素。HIV 侵入人体，潜伏至发病，不仅取决于病邪的致病强度，还取决于人体元气的盛衰。早期正气（元气）尚强，邪气尚弱，只出现类似于普通感冒的表现；正胜邪伏，早期症状缓解，进入无症状期；疫毒潜伏，不断积蓄毒力，耗损元气，造成慢性全身性虚损（虚气），气血津液不能正常敷布，进而形成气郁、痰浊、瘀血、毒聚（留滞），虚气与留滞互为因果，终致正不胜邪而发病，出现各种机会性感染或肿瘤。总之本病病机可概括为元气亏虚与郁痰瘀毒阻滞两端，临床多见本虚标实之证。

四、培元通滞是基本治法

《医林改错》言：“元气既虚，必不达于血管，血管无气，必停留而瘀”“元气藏于气管之内，分布周身，左右各得其半，人行坐转动，全仗元气……已有气亏之症，因不痛不痒，有空虚之隙，难免其气向一边归并……归并于左，则右半身无气……归并于右，则左半身无气。”脉者，血之隧道，血随气行，环周不休，若元气亏虚，则营卫之行受阻，或津停为痰，或血凝为瘀，经络因之凝涩，百病至此蜂起，病机变化总属于“本虚标实”。因虚而留滞，以虚为本，以滞为标，治病必求其本。《罗氏会约医镜》言：“凡常人之于气滞者，惟知破之散之，不知实则气滞，虚则力不足运动其气，亦觉气滞，再用消散，重虚其虚。”所以凡身体虚弱，元气虚乏，诸邪易于留滞，治以疏导，不可无补养之品，正如《不居集·攻补托三法论》所言：“若元气大虚，正不胜邪，兼用补托之法。”临床上根据不同的证候表现，灵活运用补气、养血、温阳、益阴等法以培补元气，而虚气与留滞常互为因果致病，还应辅以化痰、利水、解毒等法以祛除内生之瘀滞。艾滋病具有强烈的传染性，潜伏期长，目前尚无有效的治愈方法，其邪进入人体络脉之后，随气血津液布散全身，遏阻三焦，其性酷烈，具有火热、秽浊、致郁、生痰、成瘀等特性，消灼五脏精气，侵蚀三焦元气。在王永炎教授“虚气留滞”理论的指导下，结合艾滋病的病机和证候特点，提出了“培元补虚、解毒通滞”为艾滋病的基本治法，即培元补虚治其本，解毒通滞疗其标，从而实现虚实互调，标本兼顾的目标。

（一）培元固本

随着艾滋病病程延长，免疫功能受损，元气耗伤，脏腑气血阴阳日衰，各种外邪乘虚而入，邪毒流溢阻遏三焦，形成全身性寒热虚实错综复杂的证候，晚期出现极度恶病质及各种机会性感染与肿瘤，终致邪毒留滞，诸脏衰竭，阴阳离决。因此培元固本已成为艾滋病防治方法的重要方面。

1. 培元以补气为先

HIV 感染人体后引起脏腑功能减弱，推动、固涩、升举无力而为气虚之证，久之则气血阴阳俱损。艾滋病之气虚呈渐进性发展，随着感受 HIV 时间的推移，依次引起肺气虚、肺脾气虚、脾气虚、脾肾气虚等，呈现出元气受损、沿三焦自上而下发展的趋势，最终累及全身脏腑。艾滋病之血虚多与气虚并见，或由气虚发展而成。HIV 为阳毒之邪，久必损及营阴。随着疾病的进展，人体的元气逐渐损伤，五脏阴津耗伤，易引起阴虚发热。HIV 感染初期之阴虚，多以气阴两虚多见，晚期则以肺肾阴虚、阴阳两虚并见多见。艾滋病之阳虚多为气虚发展而成，特别是 AIDS 期，气虚导致五脏气血阴阳俱虚，元阴元阳衰败，卫外不固，导致各种机会性感染。故培元当以补气为先，根据病情变化和证候兼夹，兼顾补血、补阴、补阳、调补五脏。临床常用黄芪、西洋参、甘草、灵芝等补气培元，方如免疫 2 号、中研 1 号等。

2. 固本以脾肾为要

HIV 侵入人体必先伤元气，引起气血阴阳虚损，涉及心、肝、脾、肺、肾，深达命门根本。

人体感受艾滋病疫毒后，首先损伤脾脏。脾为后天之本、诸脏之枢，若脾气健运，气血生化有源，脏腑、经脉、四肢百骸、肌肉九窍、精神思维均得到滋养，机体的生理机能发挥正常，则元气充足，或可抗邪于表（初期），或正能胜邪，邪虽潜伏体内而不发病（无症状期）；若脾脏虚损，水谷精微不能吸收输布，气血营卫化生无源，渐致心、肝、肺、肾受损，五脏气血阴阳俱虚，御邪、抗病机能受损，邪盛正虚，毒邪乘虚而致病，则表现出一系列症状（艾滋病期）。且脾为气机升降出入之枢，中枢不运，升降反作，疫毒之邪将伺机鸱张；脾运不健，加之风、寒、暑、湿、燥、火侵袭，痰饮水湿内生，气滞血瘀，不断损耗机体五脏的气血阴阳，使五脏气血阴阳俱虚，而致变证丛生。患者出现如消瘦、四肢乏力、少气懒言、自汗、易感冒、食欲减退、咳嗽气喘、皮疹、肢体麻木、泄泻等各种临床症状和体征。

艾滋病期的基本特征是正虚邪盛。由于患者在经历了漫长的无症状期后，“久病及肾”，机体的精、气、血严重损伤，脏腑功能失调，肾中精血、元气的耗伤严重，同时也伴有肾阴、肾阳的损伤。临床多表现为持续性发热，以低热为主，形体消瘦，体重严重下降，甚至出现恶病质，慢性腹泻，泻下无度，咳嗽气喘，潮热盗汗，腰膝酸软，周身乏力，四肢倦怠，少气懒言，面色萎黄无华，舌淡，苔少，脉虚弱等症状和体征。《景岳全书·传忠录》说：“形以阴言，实惟精血二字足以尽之”“人昧养形之道，不以情志伤其府舍之形，则以劳役伤其筋骨之形。内形伤则神气为之消靡，外形伤则肢体为之偏废，甚则肌肉尽削，其形可知。其形既败，其命可知。”肾为先天之本，为元阴、元阳所寄，为人体一身阴气和阳气之根。若肾精不足，正气虚衰，则免疫功能低下，易感受各种外邪。肾气亏虚，则正气抗邪能力下降，HIV 邪毒乘虚而入，潜伏于人体内，耗伤机体的元气，随着疾病的发展，HIV 不断地复制，不断增多，人体正气抗邪能力越来越弱，严重损伤机体脏腑精、气、血、阴、阳，使脏腑功能严重失调，机体发病，最终因元气耗竭而亡。因元气根于肾，充于脾，故脾、肾是固本的关键。

艾滋病调五脏，当补肾强壮先天之本，健脾补养后天之本。临床健脾可用参苓白术散、补中益气汤之类，补肾则用六味地黄丸、右归丸之类加减。

（二）解毒通滞

HIV 疫毒及病程中内生郁滞、痰浊瘀血及兼夹邪气是艾滋病重要的病理变化，因此解毒通滞亦是艾滋病防治方法的另一重要方面。

1. 疏肝理脾畅气机

艾滋病因感受 HIV 而致病，若患者缺乏对疾病的认识，或不能获得家庭、社会的支持，甚或受到冷遇或遭到歧视，从而产生恐惧、悲观、压抑等情绪，因而情志内伤，或与湿热、六淫等内外邪气杂合为病，出现各种各样的肝郁气滞表现，除此之外，部分艾滋病抗病毒药物也会对患者产生精神相关的不良反应，从而影响肝疏泄功能的正常发挥，患者出现精神紧张、失眠多梦、焦虑、抑郁等情绪；同时 HIV 损伤元气，因气虚推动无力，气血津液运行障碍，易导致气机运行失调出现气滞、气逆等；或 HIV 损伤脾胃，脾胃虚弱，土虚木乘，肝气郁结，或痰浊、瘀血、毒邪阻滞，进一步加重气机郁滞。《读医随笔》言："凡脏腑十二经之气化，皆必借肝胆之气以鼓舞，始能调畅而不病""医者善于调肝，乃善治百病。"《张氏医通·卷十一》曰："肝藏生发之气，生气旺则五脏环周，生气阻则五脏留著。"《杂病源流犀烛·肝病源流》曰："故一阳发生之气，起于厥阴，而一身上下，其气无所不乘。肝和则生气，发育万物，为诸脏之生化。"《医学衷中参西录》曰："人之元气，根基于肾而萌芽于肝。"肝肾同源，肝主疏泄，肾主封藏，二者相互为用，相互制约。若肝气疏泄失司，导致肾气闭藏不佳，则精气失散，元气虚损。由此可见，维持肝疏泄功能的正常发挥是防治百病的主要原则，应当给予重视。因此在艾滋病的治疗中，当在培补元气的同时，酌加疏肝理脾、调畅气机之品，令其藏泻有度。在临床治疗 HIV/AIDS 过程中，对肝气不疏的患者应根据其临床表现酌情选用不同的药物。肝气郁结明显者，可用柴胡疏肝汤、加味逍遥丸、升降散加减；肝郁化火者，可用丹栀逍遥散、金铃子散等；寒凝气滞者，可用天台乌药散、暖肝煎等；气滞兼阴虚者，可用一贯煎；肝脾不调者，可用四逆散；兼腹泻者，可用痛泻要方；气滞血瘀者，可用枳实芍药散、当归芍药散、复元活血汤、桂枝茯苓丸、鳖甲煎丸等；情绪抑郁者，可用越鞠丸、半夏厚朴汤等。疏肝理气单味中药有柴胡、郁金、青皮、木香、川楝子、青木香、荔枝核、香附、佛手、香橼、玫瑰花、绿萼梅、娑罗子、天仙藤、九香虫等，以上药物均可随症加减，灵活应用。

2. 健脾宣肺化痰结

李杲所著《脾胃论》曰："脾胃内伤，百病由生。"肺与脾胃是与气生化相关的重要脏腑，肺脾两脏病理变化基本贯穿了艾滋病病程，在艾滋病发生发展中发挥了重要作用。《素问·五脏生成》："诸气者皆属于肺。"《素问·六节藏象论》："肺者，气之本。"肺为诸气之本，同时也是娇脏，清虚之府，不容纤芥，最易受邪。HIV/AIDS 患者元气受损，伤及五脏六腑，肺为华盖，贯百脉而通他脏，他脏病气易波及肺，加之 HIV/AIDS 患者脾气虚后肺卫之气亦受损，卫外能力降低，易受外邪侵袭。肺为娇脏，不耐寒热，易受内、外之邪侵袭而致宣降失司，津液不能正常运化和敷布，渐积为痰。脾为生痰之源，肺为贮痰之器。若脾失运化，痰浊中阻，则脘闷腹胀，纳差腹泻；若肺不布津，痰浊阻肺，蕴而化热则咳喘痰多，胸闷发热。《素问·经脉别论》言“饮入于胃，游溢精气，上输于脾，脾气散精，上归于肺，通调水道，下输膀胱，水精四布，五经并行”，指出肺、脾在津液运行中的重要作用，而肺脾气虚证由于肺气不布、脾气不升，津液不能随气运动，而不可避免地引起机体津液代谢障碍，聚痰生饮。痰饮既是艾滋病脏腑气血功能失调所形成的病理产物，反过来又成为致病因素，若痰浊流注，则可引起艾滋病并发痰核瘰疬及恶性肿瘤。因此健脾化湿杜生痰之源，宣肺化痰洁贮痰之器，化痰散结消流注之因，临床常用二陈汤、温胆汤、通宣理肺丸等加减。

3. 活血化瘀通经络

当恣情纵欲、房事过度，或狎妓嫖娼、不洁交媾，或吸食毒品等，HIV 疫毒由破损的皮腠或精窍乘虚而入，伏于血络，或 HIV 疫毒由母体带入，或经他途直入，伏于血络，内舍于营，累及脏腑而成为发病之源。“久病入络，久病致瘀”，一旦感染了 HIV，机体就处于一种带毒状态。这与传统意义上的“疫毒”易感正气亏虚之人有所不同。当毒邪深入脏腑，阻碍脏腑气机运行，气滞则血瘀。若毒邪深入营血，煎熬血液，血液稠浊，运行迟滞，“温毒在内烧炼其血，血受烧炼，其血必凝”。毒邪伤络，血热妄行，血溢脉外，亦可成瘀，唐容川谓“离经之血便是瘀”。毒邪致瘀临床上表现复杂多变，常表现为一系列的机会性感染性疾病和肿瘤，如卡氏肺囊虫肺炎、真菌感染、卡波氏肉瘤等。因热毒阻遏、痰结血瘀者可见多发瘰疬（持续性全身性淋巴结肿大），皮肤疱疹、瘙痒。针对临证所见的肿块、皮肤疱疹、出血等毒瘀互结征象，合用清热解毒与活血化瘀之法颇有良效，可选用虎杖、山慈菇、丹参、墨旱莲、重楼、青黛、莪术、鸡血藤、紫花地丁、牡丹皮、赤芍、鸡骨草、白茅根等，临证中择其一二，既有清热解毒之效，又有凉血化瘀之功，且寒凉而不败胃。

HIV 疫毒潜伏血液，正气与之相搏，病程愈长，邪气愈盛，正气渐弱，血液亏损，抗邪无力，导致气血紊乱。气血运行不畅，脏腑失其濡养，若遇寒热之邪，气滞血瘀，“元气既虚，必不能达于血管，血管无气，必停留而瘀”（王清任《医林改错》）及“气虚而血滞，气弱而血不行”（张景岳）之说，也正是这种基本病机的反映。因此，临床除表现为倦怠乏力、易感外邪、消瘦、汗出、食少便溏等一派气血不足、正气亏虚的症状外，常可见到患者面色晦暗无泽、舌质暗红或紫黯等气虚血瘀之表现。同时，因为瘀血不去，新血不生，致使艾滋病患者中晚期正常生血功能受到抑制，表现出以贫血为主的一系列骨髓抑制症状，出现中医所说的“血虚”“阴虚”“虚劳”现象。临证中可用丹参、川芎、赤芍、桃仁、红花等药物，所选活血药不宜峻烈，皆性柔之品，既入气分，又入血分，活血而不伤正。如艾灵颗粒、艾通冲剂等即立法如此。

艾滋病患者常精神压力过大，顾虑较多，常产生紧张、忧郁、焦虑等情绪变化，导致气机紊乱。肝失条达，气机郁滞，更加重了血虚不行的状态，致使血行不畅而生瘀。可见情志抑郁致瘀，亦使艾滋病迁延难愈。正如《内经》所云：“百病皆生于气，气滞日久，必损及血，使血液运行不畅，而发生瘀血。”先有气滞，由气滞而导致血瘀；或湿热毒邪郁阻，气血流动不畅，因郁致瘀。瘀血内阻，常与痰浊、疫毒兼夹为患，引起艾滋病并发痰核瘰疬及恶性肿瘤。在痰瘀作用下，元气进一步损伤，出现多个脏腑虚损、气血和津液的代谢失常等病理改变。“久病入络，久病致瘀”，因此，活血化瘀、疏通经络成为艾滋病的重要治法。针对郁生诸病，朱丹溪创立了六郁汤、越鞠丸等治郁名方。吴又可对宣通疫邪首次提出了“疫邪首尾以通行为治”的著名论点。因此，在艾滋病的治疗中，理气与活血化瘀并用，取气帅血行，以达行气开郁、活血化瘀或破癥消结之目的，同时，气机通和亦有利于毒邪消除。临床善配柴胡、川楝子疏肝，木香、延胡索、郁金理气，香附行血中之气，枳壳降气，牛膝导瘀下行等，如是升降相因，共调气机，使滞留之瘀血自去。

4. 解毒补虚贯全程

艾滋病除感受 HIV 疫毒外，尚有内生毒邪，并与痰湿、瘀血、火热等裹撷为患，因此又有“痰毒”“湿毒”“热（火）毒”“瘀毒”等之称。《金匮要略心典·百合狐惑阴阳毒病证治》指出：“毒，邪气蕴结不解之谓”，其性暴戾，致病凶险、难治，具有“易耗气伤血、入血入络；易阻碍气机、胶滞难解；易积成形、败坏脏腑”的特点。HIV 疫毒属感受外毒，侵入人体蓄积到一定程度，可导致机体气血津液功能发生紊乱，而毒性峻烈胶着，彼此相互为用，机体即便元气充盈亦很难将其完全代谢、清理，残余浊毒会随时间的增长在体内逐渐地流布、增殖，黏滞不解，盘踞成积，导致正气日衰，病位深痼，不易发现，且病期冗长，衍生多种病变，深重难愈，直至“毒聚病发”，或从阳化为火毒；或从阴化为寒毒；或结于皮肤，发为疮毒；或积于体内，成为癌毒。损伤元气，累及肺、脾、肾等脏腑，导致水液代谢失常，且易转化或兼夹，而为湿毒、痰毒、瘀毒，进一步对人体脏腑经络、气血阴阳造成严重损害。因此，在治疗上宜补虚解毒、通络疗损。补虚以充气血，填精补髓，调动机体自身的修复能力；解毒以祛除损害因素，通络以畅通气血的渗灌，从而阻抑 HIV 毒聚病发的级联损伤。临床可用黄连解毒汤、桑白皮汤加减，常用解毒通络之品忍冬藤、连翘、地龙等。

艾滋病的形成与气血关系密切，病机虽可概括为“虚”“滞”两端，但虚有阴阳气血的偏损，滞有气、瘀、痰、毒之别，相互影响，兼夹为患，因此，益气、养血、滋阴、助阳以培元，直接针对艾滋病免疫功能受损为治；行气、化瘀、祛痰、解毒以通滞，针对形成艾滋病的病理因素及病机环节，通络疗损。在临床各期中，培元和通滞二者的程度各有轻重。初期元气尚充，毒邪亦盛，应在兼顾元气的同时，注重清热化湿，开郁解毒；随着时间的推移，应逐渐加大培补元气的力度。至中后期，元气受损渐重，呈现出脾肾之气虚损与痰热瘀毒阻滞并重之象。此时当培元固本与清热化痰、化瘀解毒并重。晚期时，患者元气渐耗渐竭，变证险证丛生，此时只能培补元气以顾护根本，留元保命，兼顾化痰通络解毒。以上治法当随证施用，灵活变化，不可拘泥。

第二部分　临床篇

第一章 艾滋病免疫功能重建不良中西医协同治疗专家共识

抗逆转录病毒治疗（ART）是艾滋病免疫重建的主要方法，部分患者免疫功能重建不良已成为艾滋病治疗领域的难点和瓶颈。艾滋病免疫功能重建不良中医药治疗主要是调整人体免疫功能状态，加强机体的反应性和适应性。中医药与 ART 疗法联合应用有助于免疫功能重建，延缓人类免疫缺陷病毒感染者发病，提高患者生存质量，是艾滋病治疗不可忽视的重要领域。本共识内容包括了艾滋病免疫功能重建不良的病因病机、临床表现、疾病诊断、证候分型、中西医治疗原则和方案等，做到中西医优势互补，以进一步提高艾滋病免疫功能重建不良的中西医结合诊疗的规范化。

目前，国际上艾滋病的主导防控策略是“发现即治疗”，绝大部分人类免疫缺陷病毒（HIV）和艾滋病（AIDS）患者都已经服用了抗病毒药。中西医协同治疗模式将是今后艾滋病治疗的重要工作内容之一，也是发挥中医药在重大疾病中协同作用的具体体现。经过近 30 年的探索与实践，中医药治疗艾滋病取得了一定的成绩，并已取得诸多研究成果。本着实事求是、中西医并重、集思广益、逐步完善的原则，在充分征求有关专家意见的基础上，经反复讨论修改，形成了艾滋病相关的 9 个病种《艾滋病中西医结合诊疗专家共识》。本共识以免疫重建为切入点，以循证医学证据为基础，按照专家共识制定原则，旨在为中西医协同治疗提供依据。

抗逆转录病毒治疗是抑制 HIV 感染者病毒复制、提高 $CD4^{+}T$ 细胞的数量、降低病死率的有效手段。然而近年发现，约有20%～30%的患者在病毒载量控制良好的情况下，并没有获得理想的免疫功能重建，这部分感染者称为免疫无应答，也称为免疫功能重建不良。一般认为，免疫无应答的定义应具备两个条件：①经过治疗后病毒载量控制在< 50 Copies · mL^{-1} 达1年以上；② $CD4^{+}T$ 细胞数< 200 μL^{-1}，或增长< 20%基线值。而对ART多少时间才算免疫功能重建不良目前也缺乏共识。美国健康和人类服务部（Department of Health and Human Services，DHHS）2013年发布的艾滋病治疗指南提出，艾滋病患者经过4～7年的ART，如果 $CD4^{+}T$ 细胞计数未达到350 μL^{-1} 或者500 μL^{-1}，可以判断为免疫功能重建不良。这是目前比较认同的艾滋病免疫功能重建不良判定标准，这部分感染者发生机会性感染发病率及死亡率均明显增高。

免疫无应答的机制尚未完全弄清。一般认为，患者年龄越大、ART前的HIV感染时间越长、基线 $CD4^{+}T$ 细胞数量越低，则越容易出现免疫无应答。现在的研究越来越倾向于 $CD4^{+}T$ 细胞的减少与病毒感染后的免疫异常激活有关。免疫激活是人体被病原体感染后出现的一个有益的正常反应，然而在艾滋病患者中，免疫激活却伴随艾滋病感染者整个病程，而且 $CD4^{+}T$ 细胞的减少与艾滋病病毒感染后的免疫激活有关。

艾滋病免疫功能重建不良主要是以免疫功能缺陷为特点的状态，感染者抵抗力下降，处于易感状态。中医理论认为，“正气存内，邪不可干”“邪之所凑，其气必虚”，正气不足是疾病发生的内在根据。正气在发病中的主导作用主要体现在以下两个方面：①正虚感邪而发病。正气不足，抗邪无力，特别是肺与皮毛功能低下，卫气虚弱，外邪得以乘虚侵袭人体。②正虚生邪而发病。正气不足，脏腑功能失调，气血津液的生成、运行、输布障碍，不仅可产生痰饮、水湿、瘀血、结石等病理产物性病邪，还可导致内火、内寒、内湿、内燥、内风等内生五邪的发生。此类患者属卫气及脾肾等脏腑功能虚弱或以虚为主、虚实夹杂证候。中医干预必先顾护正气，而肾为先天之本，是免疫功能的发源地；脾为后天之本，为机体免疫提供物质基础；肺主气，主呼吸之气，主宰周身之气，是机体免疫功能的主要参与者，脾、肺、肾功能直接影响人体正气的盛衰与免疫功能的强弱。补虚主要以补脾、肺、肾功能为主，其他脏腑为辅，结合祛湿、化瘀等治疗，方可达到较好疗效。

一、临床表现

艾滋病免疫功能重建不良临床主要表现为免疫力长期低下，导致机会性感染发病率及死亡率风险增加，如肺结核的持续低热、咳嗽、胸痛等，严重、多部位的带状疱疹及后遗神经痛等，肺孢子菌肺炎（pneumocystis carinii pneumonia，PCP）的逐渐加重的运动性呼吸困难、低热、干咳等。尤其是对于儿童，非艾滋病相关性疾病发病率也会增加，如感染者可有疲倦、腹泻、口腔溃疡、舌上丘疱疹、淋巴结肿大、四肢皮疹（斑丘疹）及一般肺部感染、心脑血管疾病、神经肌肉疾病增多等临床症状及体征。

二、诊断要点

（一）疾病诊断

1. 艾滋病诊断标准

参照《艾滋病和艾滋病病毒感染诊断》（WS293–2019）、《中国艾滋病诊疗指南》（2018 版），结合抗 HIV 阳性，经 Western Blot 确证试验证实；或仅实验室检查抗 HIV 阳性即可诊断。

2. 免疫功能重建不良标准

参照 2014 年美国 DHHS《艾滋病抗病毒治疗指南》及结合国内专家共识做如下规定：HIV/AIDS 免疫功能重建不良诊断主要依靠实验室检测，接受 ART 1 年以上 2 年以内的患者 $CD4^{+}T$ 细胞计数＜ 200 μL^{-1}，或接受 ART 2 年以上的患者 $CD4^{+}T$ 细胞计数＜ 350 μL^{-1}，或经过一段时间治疗后（如 4 ～ 7 年），$CD4^{+}T$ 细胞计数未超过特定值（如＞ 350 μL^{-1} 或 500 μL^{-1}），且 HIV–RNA 低于检测线。

（二）证候诊断

HIV/AIDS 免疫功能重建不良者，中医证候表现多为虚证或虚实夹杂证，主要有以下几大证型。

1. 气虚血瘀证

面色淡白或晦滞，身倦乏力，少气懒言，肌肉关节痛、疼痛如刺、痛处不移、拒按，舌淡暗或有紫斑，脉沉涩。

2. 湿热内蕴证

身重疲乏，头重如裹，纳呆，胸脘痞满，不思饮食，大便黏腻不爽，小便不利或黄赤，口干、口苦，舌苔垢腻，脉濡数或细数。

3. 脾肾亏虚证

面色苍白，乏力，下利清谷或久泻滑脱或五更泄泻，腰膝酸软，形寒肢冷，舌淡胖，苔白滑，脉沉细。

4. 痰瘀互结证

瘰疬，肢体麻木，皮肤瘙痒，红色斑丘疹，胸闷咳嗽，舌质暗或有瘀斑，苔腻，脉弦滑。

三、治疗原则与方案

（一）西医治疗

1. 治疗原则

长期抗逆转录病毒治疗，避免频繁换药。

2. 治疗方案

AZT+3TC+NVP，TDF+3TC+EFV，AZT+3TC+EFV，AZT+3TC+LPV/r，TDF+3TC+LPV/r，一般应继续当前 ART 方案；如果治疗 3 年以上，$CD4^+T$ 细胞计数尚小于 200 μL^{-1} 且服药依从性良好，可考虑更换非核苷类抑制剂为蛋白酶抑制剂，如洛匹那韦 / 利托那韦（LPV/r）。

（二）中医治疗

1. 辨证治疗

（1）气虚血瘀证

治法：健脾益气，活血化瘀。

推荐方药：补中益气汤合血府逐瘀汤加减。组成为黄芪、人参、升麻、柴胡、白术、当归、桃仁、红花、生地黄、川芎、赤芍、牛膝、桔梗、枳壳、甘草、橘皮等。

加减：肌肉关节痛严重，加葛根、羌活、桑枝。

中成药：补中益气丸、血府逐瘀口服液（胶囊）等。

（2）湿热内蕴证

治法：健脾化湿，清热解毒。

推荐方药：三仁汤合藿朴夏苓汤加减。组成为藿香、白豆蔻、杏仁、薏苡仁、厚朴、滑石、半夏、茯苓、泽泻。

加减：泄泻去杏仁，加葛根、黄芩、黄连；脾虚严重者，酌加黄芪、白术。

中成药：甘露消毒丹、藿香正气丸。

（3）脾肾亏虚证

治法：健脾益气，温阳补肾。

推荐方药：金匮肾气丸加减。组成为熟地黄、山茱萸、泽泻、肉桂、牡丹皮、山药、茯苓、白术、党参、桔梗、薏苡仁、淫羊藿、巴戟天。

加减：可酌加鹿角霜、阿胶、紫河车等血肉有情之品以培补元气；泄泻严重，加补骨脂、肉豆蔻、吴茱萸、罂粟壳；阳痿，加阳起石、韭菜子。

中成药：金匮肾气丸、附子理中丸。

（4）痰瘀互结证

治法：健脾化痰，活血化瘀。

推荐方药：涤痰汤合失笑散加减。组成为陈皮、茯苓、白术、半夏、蒲黄、五灵脂、当归、红花、白芥子、昆布、海藻。

加减：皮肤瘙痒者，可酌加蛇床子、地肤子、白鲜皮等；肢体麻木、疼痛，加桂枝、桑枝、鸡血藤。

中成药：二陈丸、内消瘰疬丸、血府逐瘀丸（胶囊）等。

注意事项：一旦免疫功能重建不良确诊，在现有 ART 方案基础上，应尽快联用中医药治疗，疗程 1 年，为避免药物相互作用，与抗病毒药物服药时间错开至少 1 小时。

2. 中药制剂

（1）雷公藤多苷片

适应证：血浆 HIV–RNA 病毒载量＜ 50 Copies・mL^{-1} 达 1 年以上；$CD4^{+}T$ 细胞数＜ 200 μL^{-1} 的免疫无应答者，或 $CD4^{+}T$ 细胞数在 200 ～ 300 μL^{-1} 之间的免疫不完全应答者。

用法：ART 基础上加用雷公藤多苷片 10 mg，每日 3 次。

（2）免疫 2 号颗粒

适应证：ART 达 1 年以上，血浆 HIV–RNA 病毒载量＜ 50 Copies・mL^{-1} 且 $CD4^{+}T$ 细胞计数上升＜ 100 μL^{-1}。

用法：ART 基础上加用免疫 2 号颗粒，1 袋 / 次，于 ART 后 1 小时温开水送服。

（3）清毒胶囊

适应证：用于艾滋病病毒感染者以及艾滋病患者（$CD4^{+}T$ 细胞数为 50 ～ 350 μL^{-1}），具有乏力、自汗、纳呆、腹泻等脾虚兼夹湿热，以脾虚为主证候的感染者。

成分：黄芪、苍术、黑蚂蚁、黄芩、绞股蓝、茯苓、薏苡仁、砂仁、穿心莲、灵芝等。

功能主治：健脾益气，清热解毒。

用法：ART 基础上加用清毒胶囊，口服，每日 2 次，每次 6 粒。于 ART 后 1 小时温开水送服。连续使用 6 个月以上。

（4）唐草片

适应证：用于艾滋病病毒感染者以及艾滋病患者（$CD4^{+}T$ 细胞数为 100 ～ 400 μL^{-1}），具有乏力、脱发、食欲减退和腹泻等气虚血瘀、热毒侵袭证候的感染者。

成分：老鹳草、金银花、瓜蒌皮、柴胡、香薷、黄芪、甘草、木棉花、鸡血藤、糯稻根、龙葵、白花蛇舌草等。

功能主治：清热解毒，益气活血。

用法：ART 基础上加用唐草片，口服，每日 3 次，每次 8 片。于 ART 后 1 小时温开水送服，连续使用 6 个月以上。

3. 艾灸疗法

艾灸属于中医针灸疗法中的灸法，是点燃用艾叶制成的艾炷、艾条为主，熏烤人体的穴位以达到保健治病的一种自然疗法。它具有疏通经络、温经散寒、扶阳固脱、升阳举陷、拔毒泻热、防病保健、延年益寿及调节免疫的作用。

适应证：在 ART 基础上加用艾灸疗法，主要用于 HIV/AIDS 免疫功能重建不良而药物反应大、不易内服过多药物者，或老年人，具有腹胀腹泻等消化不良证候者，或有畏寒肢冷、腹胀、阳痿、小便清长、腰膝酸痛等脾肾阳虚证及四肢麻木、疼痛等经络不通证候者。

禁忌证：湿、热、毒证患者慎用或禁用。

穴位选择：双侧足三里、三阴交、脾俞、肝俞、天枢及关元、中脘、神阙等，四肢麻木、疼痛加灸肩髎、肩髃、曲池、手三里、合谷、居髎、风市、阴陵泉、昆仑等穴，畏寒者可用隔姜灸，腹泻者可用神阙隔盐灸。

方法：前 3 日，每日 1 次；第 4 日开始，每 3 日 1 次，每月 10 次，连续施灸治疗半年以上。

4. 三伏贴

三伏贴又名天灸，是结合针灸学、经络学与中药学的一种传统中医外治法，三伏贴是“春夏养阳”理论的具体应用，可振奋机体阳气，达到抵御外邪、防病治病的目的。

适应证：反复发作及过敏性病症，如鼻炎、气管炎、哮喘、反复感冒、虚劳等。

方法：在每年的三伏天（初伏、中伏、末伏）以中药直接贴敷于穴位，包括大椎、膏肓、百劳、肺俞、膈俞等穴。

中药组成：延胡索、细辛、麝香、白芥子、甘遂，姜汁等。

贴敷时间：一般成人 4 ～ 6 小时，儿童 2 ～ 4 小时，每次 4 ～ 5 穴，根据个体差异，贴敷时间也可以做适当调整。

疗程：贴敷 3 年以上。

禁忌人群：肺炎及多种感染性疾病急性发热期患者；对贴敷药物极度敏感，特殊体质及接触性皮炎等皮肤病患者；妊娠期妇女及糖尿病患者等。

5. 中医健康管理

利用中医治未病思想，于未发病时，以多种方式向感染者进行中医食疗、艾灸、健康起居指导，使“正气存内，邪不可干”，减少发病；症状体征明显，则予中医药（中药、针灸）辨证论治，扶正祛邪；对于情绪不稳定，存在焦虑、抑郁或对治疗失去信心的感染者，利用同伴对其进行心理疏导，讲解治疗过程所遇到的注意事项及疗效表现时间，消除其顾虑，增强治疗信心。

第二章 HIV感染者中西医协同治疗专家共识

中西医结合治疗人类免疫缺陷病毒（HIV）感染者意义重大。西医学抗病毒治疗在抑制病毒方面有明显优势，目前国际上共有6大类30多种药物（包括复合制剂），分别为核苷类逆转录酶抑制剂、非核苷类逆转录酶抑制剂、蛋白酶抑制剂、整合酶抑制剂、融合酶抑制剂及CCR5抑制剂。中医药在提高免疫功能、改善症状体征方面有显著疗效，中西医结合可优势互补。“病证结合”是目前中医临床诊疗常用的一种方法。HIV感染者通过西医学手段明确诊断以辨病，中医辨证分型主要为脾气亏虚证、气阴两虚证、湿热壅滞证。在真实世界临床实践活动中，突出了中医学“同病异治、异病同治”的特点。

HIV主要存在于传染源的血液、精液、阴道分泌物、胸腹水、脑脊液、羊水和乳汁等体液中，经性接触、血液及血制品、母婴传播。HIV主要侵犯人体的免疫系统，最终导致人体免疫功能缺陷，引起各种机会性感染和肿瘤的发生。目前艾滋病期根据病情的不同给予相应的治疗。无症状期的治疗主要为高效联合抗逆转录病毒治疗（ART），绝大多数患者经ART后，HIV所引起的免疫异常改变能恢复至正常或接近正常水平，即免疫功能重建，包括$CD4^{+}$T细胞数量和免疫功能的恢复。

艾滋病按照中医学辨证论治原则进行归纳分析，被认为属“疫病”“虚劳”等病症范畴。一般认为该病由疫毒侵袭、耗伤正气、日久全身气血阴阳逐渐失调、脏腑功能日益受损而发病。中医学以“治未病”“既病防变”的学术思想为指导，以扶正祛邪为治疗原则，采用病证结合、辨证论治的方法，应用中医药对艾滋病无症状期 HIV 感染者进行干预，可延缓无症状期 HIV 感染者进入艾滋病期，降低患者进入艾滋病期的发病率，从而降低艾滋病总体病死率。

一、临床表现

从初始感染 HIV 到终末期是一个漫长复杂的过程，在这一过程的不同阶段，HIV 相关的临床表现多种多样。根据感染后临床表现及症状、体征，HIV 感染的全过程可分为急性期、无症状期和艾滋病期。临床影响 HIV 感染疾病转归的主要因素有病毒、宿主免疫和遗传背景等。根据疾病进展及转归的不同，患者可表现为典型进展、快速进展和长期缓慢进展 3 种。本共识所指的 HIV 感染，是指处于无症状期的 HIV 感染者。

针对无症状期 HIV 感染者而言，可从急性期进入此期，或无明显的急性期症状而直接进入此期。此期持续时间一般为 6 ～ 8 年，其时间长短与感染病毒的数量和型别、感染途径、机体免疫状况的个体差异、营养条件及生活习惯等因素有关。在无症状期，由于 HIV 在感染者体内不断复制，免疫系统受损，$CD4^{+}T$ 细胞计数逐渐下降，可出现淋巴结肿大等症状或体征，但一般不易引起重视。

二、诊断要点

（一）疾病诊断

1. 诊断原则

HIV/AIDS 的诊断需结合流行病学史（包括不安全性生活史、静脉注射毒品史、输入未经 HIV 抗体检测的血液或血液制品、HIV 抗体阳性者所生子女或职业暴露史等），临床表现和实验室检查等进行综合分析，慎重做出诊断。

成人、青少年及 18 月龄以上儿童，符合下列一项者即可确诊：① HIV 抗体筛查试验阳性和 HIV 补充试验阳性（抗体补充试验阳性，或核酸定性检测阳性，或核酸定量＞ 5000 Copies · mL^{-1}）；② HIV 分离试验阳性。

18 月龄及以下儿童，符合下列一项者即可确诊：①为 HIV 感染母亲所生和 HIV 分离试验结果阳性；②为 HIV 感染母亲所生和两次 HIV 核酸检测均为阳性（第 2 次检测需在出生 4 周后进行）；③有医源性暴露史，HIV 分离试验结果阳性或两次 HIV 核酸检测均为阳性。

2. 疾病分期诊断

（1）急性期诊断标准

患者近期有流行病学史或急性 HIV 感染综合征，HIV 抗体筛查试验阳性和 HIV 补充试验阳性（补充试验的核酸检测需两次 HIV 核酸检测阳性结果）。

（2）无症状期诊断标准

有流行病学史，结合 HIV 抗体阳性即可诊断。对无明确流行病学史但符合实验室诊断标准的亦可诊断。

（3）艾滋病期诊断标准

成人及 15 岁（含 15 岁）以上青少年，HIV 感染加下述各项中的任何一项，即可确诊为艾滋病或者 HIV 感染，而 $CD4^{+}T$ 细胞数＜ 200 μL^{-1}，也可诊断为艾滋病：①不明原因的持续不规则发热 38℃以上，持续 1 个月以上；②腹泻（每天大便次数多于 3 次），持续 1 个月以上；③ 6 个月之内体质量下降 10%以上；④反复发作的口腔真菌感染；⑤反复发作的单纯疱疹病毒感染或带状疱疹病毒感染；⑥肺孢子菌肺炎；⑦反复发生的细菌性肺炎；⑧活动性结核或非结核分枝杆菌病；⑨深部真菌感染；⑩中枢神经系统占位性病变；⑪中青年人出现痴呆；⑫活动性巨细胞病毒感染；⑬弓形虫脑病；⑭马尔尼菲篮状菌病；⑮反复发生的败血症；⑯皮肤黏膜或内脏的卡波西肉瘤、淋巴瘤。

15 岁以下儿童，符合下列一项者即可诊断：HIV 感染和 $CD4^{+}T$ 细胞百分比＜ 25%（＜ 12 月龄），或＜ 20%（12 ～ 36 月龄），或＜ 15%（37 ～ 60 月龄），或 $CD4^{+}T$ 细胞计数＜ 200 μL^{-1}（5 ～ 14 岁）；HIV 感染和伴有至少一种儿童艾滋病指征性疾病。

（二）证候诊断

参考《中华人民共和国中医药行业标准病证诊断疗效标准》（ZY/T001．1–94）。

1. 脾气亏虚证

神疲体倦，乏力，气短，自汗，逐渐消瘦，面色萎黄，大便溏薄，舌质淡，舌体胖大或有齿痕，苔白，脉细弱。

2. 气阴两虚证

少气懒言，神疲乏力，自汗盗汗，动则加剧，或伴口干咽燥，五心烦热，身体消瘦，体质量减轻，或见干咳少痰，或见腰膝酸软，舌体瘦薄，舌质淡，苔少，脉虚细数无力。

3. 湿热壅滞证

纳呆脘痞，便溏不爽，头晕昏沉，胸闷，口渴不欲多饮，口黏，肢体困倦，或女子带下黏稠味臭，舌质红，苔厚腻或黄腻，或黄白相间，脉濡数或滑数。

三、治疗原则与方案

（一）中西医结合治疗原则

中西医结合治疗 HIV 感染者意义重大。西医学抗病毒治疗在抑制病毒方面有明显优势。中医药在提高免疫功能、改善症状体征方面有显著疗效，中西医可结合优势互补。“病证结合”是目前中医临床诊疗常用的一种方法，HIV 感染者通过西医学手段明确诊断以辨病，中医辨证以分型，在真实世界临床实践活动中，突出了中医学“同病异治、异病同治”的特点。中药汤剂或中成药的服用时间应与 ART 药物错开时段，尽可能减少药物的相互影响，防止不良事件的发生。

（二）西医治疗方案

目前国际上共有 6 大类 30 多种药物（包括复合制剂），分别为核苷类逆转录酶抑制剂（NRTIs）、非核苷类逆转录酶抑制剂（NNRTIs）、蛋白酶抑制剂（PIs）、整合酶抑制剂（INSTIs）、融合酶抑制剂（FIs）及 CCR5 抑制剂。国内的抗逆转录病毒治疗药物有 NRTIs、NNRTIs、PIs、INSTIs，以及 FIs 5 大类（包含复合制剂）。

（三）成人及青少年抗病毒治疗时机与方案

1. 成人及青少年开始抗逆转录病毒治疗的时机

一旦确诊HIV感染，无论$CD4^{+}T$细胞水平高低，均建议立即开始治疗。出现下列情况者需加快启动治疗：妊娠、诊断为艾滋病、急性机会性感染、$CD4^{+}T$细胞数＜200 μL^{-1}、HIV相关肾脏疾病、急性期感染、合并活动性乙型肝炎病毒或丙型肝炎病毒感染。在开始ART前，一定要取得患者的配合和同意，提高患者服药的依从性；如患者存在严重的机会性感染和既往慢性疾病急性发作期，应参考前述机会性感染控制病情稳定后开始治疗。启动ART后，需终身治疗。

2. 成人及青少年初始抗逆转录病毒治疗方案

初治患者推荐方案为两种NRTIs类骨干药物联合第3类药物治疗。第3类药物可以为NNRTIs或者增强型PIs（含利托那韦或考比司他）或者INSTIs；有条件的患者可以选用复方单片制剂（STR）。基于我国可获得的抗病毒药物，对于未接受过ART的患者推荐及替代方案见表2.2.1。

表2.2.1　推荐成人及青少年初治患者抗病毒治疗方案

2种NRTIs	第3类药物
推荐方案	
TDF（ABC[a]）+3TC（FTC） TAF+FTC	+NNRTI：EFV、RPV 或+PI：LPV/r、DRV/c 或+INSTI：DTG、RAL
单片制剂方案	
TAF/FTC/EVG/c[b] ABC/3TC/DTG[b]	
替代方案	
AZT+3TC	+EFV或NVP[c]或RPV[d] 或+LPV/r

注：TDF为替诺福韦；ABC为阿巴卡韦；3TC为拉米夫定；FTC为恩曲他滨；

TAF 为丙酚替诺福韦；AZT 为齐多夫定；NNRTI 为非核苷类逆转录酶抑制剂；EFV 为依非韦伦；PI 为蛋白酶抑制剂；INSTI 为整合酶抑制剂；LPV/r 为洛匹那韦 / 利托那韦；RAL 为拉替拉韦；NVP 为奈韦拉平；RPV 为利匹韦林；a：用于 HLA–B* 5701 阴性者；b：单片复方制剂；c：对于基线 $CD4^{+}T$ 细胞数＞ 250 μL^{-1} 的患者要尽量避免使用含 NVP 的治疗方案，合并丙型肝炎病毒感染者避免使用含 NVP 的方案；d：RPV 仅用于病毒载量＜ 105 Copies · mL^{-1} 和 $CD4^{+}T$ 细胞数＞ 200 μL^{-1} 的患者。

（四）中医治疗方案

HIV 感染无症状期可应用中医药辨证干预治疗，用药剂量和疗程需要根据患者病情轻重酌情应用，依据临床辨证诊断结果调整治疗中药汤剂或中成药。中药汤剂及中成药较少有过敏反应或不良反应，但仍需尽量获取患者用药相关信息，防范不良反应发生。

1988—2018 年国内生物医学期刊发表的有关中医药及中西医结合治疗艾滋病的临床研究文献（Ⅰa，选择性推荐），参照 2016 年国家中医药管理局、国家卫生计划生育委员会印发的《艾滋病（成人）中医诊疗方案》（Ⅴ，推荐）进行辨证论治，见表 2.2.2。

表 2.2.2　基于证据体的临床研究证据分级标准

分级	设计类型或判别标准
Ⅰa	由随机对照试验、队列研究、病例对照研究、病例系列这 4 种研究中至少 2 种不同类型的研究构成的证据体，且不同研究的结果效应一致
Ⅰb	具有足够把握度的单个随机对照试验
Ⅱa	随机对照试验或队列试验
Ⅱb	病例对照研究
Ⅲa	历史性对照的病例系列
Ⅲb	自身前后对照的病例系列
Ⅳ	长期在临床上广泛运用的病例报告和史料记载的疗法

续表

分级	设计类型或判别标准
V	未经系统研究验证的专家观点和临床经验，以及没有长期在临床上广泛运用的病例报告和史料记载的疗法

1. 脾气亏虚证

治法：益气健脾，扶正固本。

推荐方药：参苓白术散加减。组成为人参、白术、茯苓、甘草、白扁豆、厚朴、陈皮、砂仁、生姜、大枣。

推荐中成药：补中益气颗粒（丸）、参苓白术丸、益艾康胶囊等。

2. 气阴两虚证

治法：益气养阴，扶正固本。

推荐方药：参芪地黄汤加减。组成为人参、黄芪、山药、茯苓、五味子、天花粉、沙参、麦冬、生地黄、杜仲、山药、熟地黄、甘草。

推荐中成药：参芪地黄丸、生脉片（胶囊）、参麦颗粒、健艾康浓缩丸等。

3. 湿热壅滞证

治法：清热祛湿，通利化浊。

推荐方药：三仁汤或藿朴夏苓汤加减。组成为杏仁、白豆蔻、薏苡仁、滑石、通草、淡竹叶、半夏、厚朴、藿香、茯苓、猪苓、泽泻、淡豆豉。

推荐中成药：甘露消毒丸、唐草片等。

（五）其他疗法

1. 艾灸治疗

适应证：适用于脾气亏虚证患者。

选穴：关元、神阙、足三里。

取穴：关元，在下腹部，前正中线上，当脐中下3寸。神阙，位于脐正中。足三里，在小腿前外侧，当犊鼻下3寸，距胫骨前缘1横指（中指）。

操作方法：艾条灸，每穴每次10～15分钟，1周为1个疗程，连续使用

2～4个疗程。

注意事项：控制距离，防止烫伤。

2. 穴位贴敷

操作方法：根据患者的不同证型选择适宜的穴位进行贴敷，每日1次，每次2小时，7日为1个疗程。如脾气亏虚可贴敷神阙穴。

注意事项：控制贴敷时间，严格防控过敏反应。

第三章　艾滋病皮肤瘙痒协同治疗专家共识

艾滋病皮肤瘙痒是指艾滋病患者并发皮肤瘙痒性疾病的统称，可分为HIV/AIDS相关性瘙痒和高效抗逆转录病毒治疗（ART）期间出现的皮肤瘙痒，多以瘙痒、泛发性湿疹、脂溢性皮炎、结节性痒疹、神经性皮炎、慢性荨麻疹等为临床表现，以及服用ART引起的药疹。本病是HIV/AIDS最常见的伴发疾病之一，据国外研究报道HIV/AIDS相关皮肤症状的发病率高达70%～90%，其皮损多样，具有严重、不典型、难治的特点，严重影响患者的生活质量。由于其病程以及严重程度均因HIV感染而与一般人群不同，治疗也比一般人群困难，目前常规治疗药物和方法效果不明显，总体疗效欠佳，治疗较为困难。从西医学角度来看，本病为多个疾病的综合症状，多与感染HIV后免疫系统紊乱，导致过敏性及免疫性皮肤疾病有关，治疗上多以抗组胺药物、糖皮质激素及相关对症治疗为主，一般见效较快，但个体差异较大，病情容易反复且出现耐药性。从中医学角度来看，艾滋病皮肤瘙痒相关疾病总的病因病机可归纳为正气亏虚，又复感风、湿、热、毒等邪气，邪毒从外界侵入肌肤，亦可内蕴于脏腑、脉络，日久则正虚更甚，受风则痒重，湿热化浊，则剧痒不止，湿热毒邪凝聚于局部不散，毒重则病程缠绵而顽固难愈。故针对其本虚标实的病机本质，中医总的治疗方法是在固护正气、益气养血滋阴的同时兼顾凉血活血祛风、清热除湿止痒、清热解毒除湿。因此，结合西医治疗见效快优势的同时，兼顾中医药辨证施治、个体化治疗的原则，在增强疗效的同时减少临床不良反应，从疗效上看更具有前景。

一、临床表现

艾滋病皮肤瘙痒临床表现除艾滋病本身症状外，以瘙痒为主症。HIV 相关性瘙痒和服用 ART 药物期间出现的皮肤瘙痒，皮损较为多样，红斑、丘疹、结节、水疱、糜烂、风团、鳞屑等均较为常见，且单纯皮肤瘙痒而无原发性皮疹者也很常见。与一般皮肤瘙痒性疾病相比，本病具有症状不典型的特点，同时皮疹容易泛发，治疗上较为困难，抗组胺治疗不敏感，愈后易复发。此外，ART 引起的药疹一般发病时间为首次使用药物后的 7 ～ 14 日，除瘙痒外，皮损以麻疹样或猩红热样为主，表现为弥漫性鲜红色斑或半米粒大至豆大红色斑丘疹，呈密集对称性分布，可伴有发热等全身不适；其次，荨麻疹样药疹、剥脱性皮炎样药疹、多形性红斑型药疹、大疱型药疹也占有一定比例。

二、诊断要点

（一）疾病诊断

参照中国中医药出版社 2010 年出版《中医皮肤性病学》，中华医学会感染病学分会艾滋病丙肝学组发布的《中国艾滋病诊疗指南》（2018 版）。

1. HIV 相关性皮肤瘙痒

瘙痒和 ART 期间出现的皮肤瘙痒：①发于被诊断为 HIV 感染者或艾滋病患者；②表现为皮肤阵发性瘙痒，可因剧烈搔抓而引起抓痕和血痂，亦可有其他原发性或继发性皮肤损害，如红斑、丘疹、风团、水疱、渗出、糜烂、抓痕等；③患者常因瘙痒剧烈而影响睡眠，伴有头晕、精神不振等症状。

2. ART 引起的药疹

ART 引起的药疹：①有用药史，常见药物为非核苷类药物奈韦拉平、依非韦伦等，原因除去易于治愈；②有一定的潜伏期，第一次发病多在用药后 7 ～ 14 日内；③发病突然，自觉灼热瘙痒，重者伴有发热、倦怠、全身不适、纳差、大便干、小便黄赤等全身症状；④皮损多呈全身性、对称性，且有由面颈部迅速向躯干四肢发展的趋势，皮损形态多样，以麻疹样或猩红热样为主，荨麻疹样、剥脱性皮炎样、多形性红斑样等占一定比例。

（二）证候诊断

参照《中华人民共和国中医药行业标准病证诊断疗效标准》、中国中医药出版社 2010 年出版《中医皮肤性病学》和《中医药治疗艾滋病项目临床技术方案》（2012 版）。

1. HIV 相关性瘙痒和 ART 期间出现的皮肤瘙痒

临床多见皮肤瘙痒症、泛发性湿疹、脂溢性皮炎、结节性痒疹、神经性皮炎、慢性荨麻疹等多种疾病，症状上除无原发皮疹的皮肤瘙痒症以外，红斑、丘疹、结节、水疱、浸渍糜烂、风团、鳞屑等均常见。

（1）血虚风燥证

多见于疾病慢性期，如皮肤瘙痒症、慢性湿疹、脂溢性皮炎干燥者、神经性皮炎慢性期、结节性痒疹慢性期。皮肤粗糙、肥厚、苔藓样变，或干燥、脱屑，可散在抓痕、血痂、剧烈瘙痒。舌质淡，苔薄白或白腻，脉沉细。

（2）风热外袭证

多见于疾病早期，如皮肤瘙痒症初期、湿疹早期无渗出者、荨麻疹、脂溢性皮炎早期、过敏性皮炎等。皮肤见红斑、丘疹、风团，自觉瘙痒，搔抓后皮疹增多，遇热加重，伴心烦口渴。舌质红，苔薄白或薄黄，脉浮。

（3）肺卫气虚证

多见于正气不足久病成虚者，湿疹、荨麻疹、脂溢性皮炎等较为常见。皮疹瘙痒反复发作，迁延不愈，劳累后痒甚，或伴神疲乏力，舌质淡，苔薄白，脉浮虚。

（4）湿热蕴结证

多见于湿疹急性亚急性期、疱疹样湿疹、泛发性湿疹、脂溢性皮炎油腻肥厚者、结节性痒疹易渗出者等。皮肤红色丘疹、水疱，渗液或油腻肥厚，可糜烂成片，剧烈瘙痒，夜间痒甚，伴口干苦，小便黄，舌质红，苔黄腻，脉弦滑。

2. ART 引起的药疹

（1）湿热侵淫证

多见于麻疹样药疹、湿疹皮炎型和多形性红斑型药疹。灼热瘙痒较剧烈，皮肤潮红、肿胀，或出现水疱、大疱和糜烂渗液，伴口干口苦，胸闷四肢困重，大便不畅，小便黄。舌红，苔黄腻，脉滑数。

（2）热毒入营证

多见于重症多形性红斑型、大疱性表皮松懈症型和剥脱性皮炎型药疹。全身皮肤泛发红斑或紫红斑，肿胀灼热脱屑或出现大疱、糜烂、渗液，或口腔、外阴黏膜溃烂、灼痛，伴有高热、头痛，甚至神昏谵语。口干烦渴，大便秘结，小便短赤或血尿。舌红绛，苔黄厚干或黄厚腻，脉滑数。

（3）气阴两虚证

见于重型药疹的后期。周身皮肤潮红，层层脱屑，隐隐作痒，肌肤干燥，伴口渴欲饮，便干溲赤。舌绛，少苔，甚则龟裂，脉细数。

三、治疗原则与方案

（一）西医治疗方案

1. HIV 相关性瘙痒和 ART 期间出现的皮肤瘙痒

治疗主要目的是控制症状、减少复发、提高患者生活质量。治疗应个体化，从患者的整体考虑，兼顾近期疗效和远期疗效，特别要注意治疗中的医疗安全及原发疾病，病情较轻者可单独选用中医或西医疗法，中重度患者或单纯疗法疗效不佳者可选用中西医协同治疗。另外 HIV 相关性瘙痒的治疗可在治疗 HIV 原发疾病的基础上进行。

（1）系统治疗

1）抗组胺药：为首选药物，根据患者情况选择适当抗组胺药止痒，近期的治疗原则提出地氯雷他定以及非索非那定可以用于 6 个月以上的儿童。应用一种抗组胺药疗效不显或者无效时，可考虑二联或三联用药，原则上联合用药时选用不同种类抗组胺药物（如哌啶类和哌嗪类联用），同时应注意抗组胺药的不良反应。

2）抗生素：对于伴有广泛感染者建议系统应用抗生素 7 ～ 10 日。

3）维生素 C、葡萄糖酸钙：用于急性发作或瘙痒明显者，具有一定的抗过敏作用，且不良反应小。

4）白三烯受体拮抗剂：当足量应用 H1 抗组胺药不足以控制症状时，可选用白三烯受体拮抗剂治疗。单一使用这类药物很少取得好的疗效，故临床一般联合抗组胺药使用。

5）糖皮质激素：一般不主张常规使用。对于病因明确或症状严重者（如泛发性皮疹、红皮病型等）以及对抗组胺药物治疗抵抗者，为迅速控制症状也可以短期应用，使用时须严格掌握指征并控制每日剂量，以免发生严重不良反应及病情反跳。

6）三环类抗抑郁药：三环类抗抑郁药除了具有抗毒蕈碱的作用外，还有强大的抗 H1、H2 的作用，因此用来治疗皮肤瘙痒有一定的疗效。常用的三环类抗抑郁药有多塞平、阿米替林等，临床上常联合抗组胺药使用，疗效明显优于单独使用抗组胺药物，且复发率较小，但有一定的不良反应。

7）免疫抑制剂：因艾滋病的特殊性，暂不主张使用。

8）其他：复方甘草酸苷，可广泛应用于无禁忌证皮肤瘙痒患者，口服剂量推荐 50 ～ 75 mg，每日 3 次；静脉给药推荐每日 160 ～ 240 mg。

（2）局部治疗

应根据皮损情况选择合适的药物剂型。无原发皮损时以安抚保湿为主，如尿素乳膏，或可选用含樟脑、薄荷脑等止痒药物软膏。急性皮损以红斑、丘疹、风团、糜烂渗出等为主。无水疱、糜烂、渗出时，建议使用炉甘石洗剂、糖皮质激素乳膏或凝胶；大量渗出时应选择冷湿敷，如体积分数 3%硼酸溶液、体积分数 0.1%盐酸小檗碱溶液、体积分数 0.1%依沙吖啶溶液等；有糜烂但渗出不多时可用氧化锌油剂。亚急性皮损一般渗出和皮肤干燥同时存在，建议外用氧化锌糊剂、糖皮质激素乳膏。慢性皮损以粗糙肥厚、结节为主，建议外用糖皮质激素软膏、硬膏、乳剂或酊剂等，可合用保湿剂及角质松解剂，如体积分数 20%～ 40%尿素软膏、体积分数 5%～ 10%水杨酸软膏等。

病情较轻时建议选弱效糖皮质激素，如氢化可的松、地塞米松乳膏；病情中度或较重时建议选择中强效激素，如曲安奈德、糠酸莫米松、卤米松等。面部及皮肤皱褶部位皮损一般使用弱效或中效糖皮质激素即有效。强效糖皮质激素连续应用一般不超过 2 周，以减少急性耐受及不良反应。

合并有细菌感染时可选用夫西地酸乳膏、莫匹罗星软膏等，合并真菌感染时可选用联苯苄唑乳膏、盐酸特比奈芬软膏、酮康唑软膏等。

2. ART 引起的药疹

若轻度瘙痒，过敏较轻，可继续 ART 疗程同时给予抗组胺药物，逐渐脱敏。若药疹较为严重，应首先停用 ART，更改治疗方案，同时多饮水促进药物排泄，一般可选用中西医协同治疗。

（1）系统治疗

其中轻型者如轻度麻疹样药疹、荨麻疹样药疹，可选择抗组胺药物和非特异性抗过敏药物如维生素 C、钙剂等；重度药疹如多形红斑型、麻疹样药疹泛发或伴有轻度肝肾功能损害等，可在抗组胺治疗同时给予激素治疗；若特别严重药疹如重度多形红斑型、剥脱性皮炎型、大疱型等，优先选择西医治疗，可大剂量使用皮质激素甚至冲击疗法或免疫球蛋白治疗，同时注意对症生命支持及并发症治疗。具体如下：

1）抗组胺药：根据患者情况选择适当抗组胺药止痒抗炎，必要时可考虑二联或三联用药，原则上联合用药时选用不同种类抗组胺药物（如哌啶类和哌嗪类联用），同时应注意抗组胺药物的不良反应。

2）抗生素：对没有明确感染征象的患者不给予广谱抗生素，继发感染者慎重选用抗生素，一般选用大环内酯类或喹诺酮类抗生素，但应注意药物过敏反应。早期使用广谱、高效抗生素，可有效控制局部和全身感染。

3）维生素 C、葡萄糖酸钙等的使用。

4）糖皮质激素：根据患者病情可选择地塞米松、氢化可的松、甲基强的松龙。一般地塞米松 5 ～ 10 $mg \cdot d^{-1}$，或甲强龙 20 ～ 60 $mg \cdot d^{-1}$；特别严重者可大剂量使用糖皮质激素，每日 1.5 ～ 2.0 $mg \cdot kg^{-1}$，待病情稳定后减量；必要时可使用冲击疗法，250 ～ 500 mg·d^{-1}，连续 3 日，改为每日 1.0 ～ 2.0 mg·kg^{-1}。密切关注可能的不良反应。

5）免疫球蛋白：5 ～ 20 g·d^{-1}，静脉滴注，连用 3 日；或静脉注射免疫球蛋白联合糖皮质激素治疗。

6）免疫抑制剂：因艾滋病的特殊性，暂不主张使用。

（2）局部治疗

病情较轻时一般同 HIV 相关性瘙痒和 ART 期间出现的皮肤瘙痒治疗。若病情危重时，如发生大疱性表皮松解坏死型药疹时，对有水疱的创面，应低位剪破水疱放液引流。

（二）中医治疗方案

若病情较轻，一般推荐单纯中医治疗，外用药物为首选；单纯外用药物疗效不佳者可加用系统治疗。若病情较重者，可选用中西医协同治疗，病情好转后中医治疗巩固疗效。

1. HIV 相关性瘙痒和 ART 期间出现的皮肤瘙痒

（1）辨证论治

1）血虚风燥证

治法：养血润燥，疏风止痒。

方药：当归饮子加减。目前尚未有文献提及当归饮子治疗艾滋病皮肤瘙痒，但有大量文献提及当归饮子治疗血虚风燥型皮肤瘙痒疗效明显。组成为制何首乌、生地黄、黄芪、当归、鸡血藤、防风、荆芥、白芍、白蒺藜、甘草。

加减：皮损肥厚者，加秦艽、丹参、鸡血藤；夜间痒甚，失眠多梦，加首乌藤、珍珠母；烦躁易怒，心情抑郁者，加柴胡、郁金；神疲乏力者，加黄芪、党参。

推荐中成药：润燥止痒胶囊、当归饮子丸、丹参注射液等。

2）风热外袭证

治法：疏风清热，辛凉解表。

方药：消风散加减。目前共有3篇文章提及消风散治疗艾滋病皮肤瘙痒相关性疾病。组成为石膏、知母、生地黄、牡丹皮、荆芥、防风、牛蒡子、金银花、苦参、蝉蜕、白鲜皮、甘草。

加减：水疱、渗出者，加萆薢、茵陈；若伴发热、口苦者，加用连翘、黄连；夜间痒甚，失眠多梦，加首乌藤、珍珠母。

中成药：疏风清热胶囊、柴胡注射液等。

3）肺卫气虚证

治法：扶正益气。

方药：玉屏风散合桂枝汤加减。目前共有13篇文献报道玉屏风散合桂枝汤对于慢性荨麻疹气虚不固证有治疗作用，其中储开宇等报道使用玉屏风散合桂枝汤对120例慢性荨麻疹治疗有效率为85%。组成为黄芪、白术、防风、当归、制何首乌、苦参、桂枝、赤芍、白芍、白蒺藜、白鲜皮、生龙骨、生牡蛎。

中成药：玉屏风颗粒、贞芪扶正颗粒剂、补中益气丸、爱可扶正片等。

4）湿热蕴结证

治法：清热利湿，疏风止痒。

方药：萆薢渗湿汤加减。目前共有7篇文献报道萆薢渗湿汤对于瘙痒性皮肤病有治疗作用，其中陈文山等用萆薢渗湿汤治疗60例湿热内蕴型湿疹有效率达83.3%。组成为薏苡仁、萆薢、白术、苍术、黄柏、茯苓、苦参、山药、桑枝、车前草、滑石、泽泻。

加减：渗液多者，加马齿苋、绵茵陈；红肿明显者，加牡丹皮、赤芍；瘙痒甚者，加白鲜皮、地肤子；出现脓疱者加金银花、连翘、黄连；烦躁易怒，心情抑郁者，加柴胡、郁金；神疲乏力者，加黄芪、党参。

中成药：龙胆泻肝胶囊、金银花软胶囊、苦参胶囊、苦参注射液、复方三黄散颗粒等。

（2）中药外治

根据病情以及不同的皮损表现可选择药物洗浴、药物湿敷、膏剂外涂等外治法，用于缓解皮肤瘙痒症状。

1）中药洗浴法：苦参、蛇床子、地肤子、白鲜皮、百部、川椒、艾叶等一味至数味煎水做全身熏洗，每日 1 剂。也可选用成品药剂如三味清热止痒洗剂、清热止痒洗剂等。适用于瘙痒剧烈，难以忍受，但正气尚足者。洗浴完毕应注意保湿，及时涂抹安抚保护剂。

2）药物湿敷法：可选用三黄洗剂、炉甘石洗剂等进行药物湿敷，每日 1 ～ 2 次。可用于急性、亚急性皮损。注意预防感冒，气温较低时应在空调室内进行治疗。

3）洗剂外搽法：三黄洗剂、炉甘石洗剂、荷芩止痒搽剂，或含有樟脑、冰片等止痒类药物的水剂，每日 2 ～ 3 次。适用于急性皮疹，一般不用于皮肤干燥、肥厚等情况。

4）膏剂外搽法：青鹏软膏、肤舒止痒膏、樟脑乳膏、除湿止痒软膏、蜈黛软膏等含有杀虫止痒类药物成分的膏剂。若皮损严重者可使用羌月乳膏、丹皮酚软膏等中药膏剂，每日 2 次。严禁用于皮损有糜烂渗出者。应根据不同皮损选用膏剂，在专科医生的指导下应用。

2. ART 引起的药疹

（1）辨证论治

1）湿热侵淫证

治法：清热利湿，凉血解毒。

方药：清热除湿汤加减。组成为龙胆、白茅根、生地黄、紫草、大青叶、金银花、黄芩、六一散（包煎）、车前草、太子参、山药。大便秘结者加大黄，痒甚者加白鲜皮，四肢困肿者加苍术、牛膝以燥湿消肿。

中成药：清开灵口服液或清开灵软胶囊。

2）热毒入营证

治法：清心、凉营、解毒。

方药：犀角地黄汤加味。组成为水牛角（先煎）、生地黄、生石膏、紫草、牡丹皮、黄连、麦冬、山药、玄参、土茯苓、鱼腥草、山栀子、甘草。大便秘结不通者，加大黄以通腑泻热；外阴黏膜溃烂疼痛明显者，加龙胆以清肝泻火解毒。

中成药：高热、神昏谵语者可配合安宫牛黄丸治疗。

3）气阴两虚证

治法：滋阴益气。

方药：益胃汤加减。组成为生地黄、石斛、麦冬、北沙参、连翘、玄参、牡丹皮、赤芍、地骨皮、太子参、山药。

中成药：生脉饮口服液。

（2）中药外治

同HIV相关性瘙痒和ART期间出现的皮肤瘙痒。

第四章　艾滋病合并带状疱疹中西医协同治疗专家共识

带状疱疹是由水痘－带状疱疹病毒所致的急性炎症性皮肤病，该病毒为a型疱疹病毒，具有嗜神经和皮肤的特性。西医以止痛、消炎、防止继发感染和缩短病程为治疗原则。治疗目标是缓解急性期疼痛，缩短皮损持续时间，防止皮损扩散，预防或减轻带状疱疹后神经痛等并发症。

中医将带状疱疹称为“缠腰火丹”“蛇串疮”“蜘蛛疮”“缠腰龙”等。病因初起多为湿热困阻、湿毒火盛，后期多为火热伤阴、气滞血瘀，或脾虚失运、余毒未清，导致经络阻滞不通，气血运行障碍。治疗原则为扶正祛邪，用解毒除湿、清热泻火、益气养血、通络止痛等治法。艾滋病合并带状疱疹感染，尤其要注意扶正祛邪法的使用。

人类免疫缺陷病毒感染合并带状疱疹是艾滋病常见的临床表现之一，约占感染者总数的26%。本病如果早期发现、尽早介入、规范治疗，无论使用中医、西医方法，预后均良好。若后遗神经痛，中医常规治疗手段疗效则优于西医。

一、临床表现

初起为局部皮肤发红，随之出现簇集成群的绿豆大小丘疹，1～2日后迅速演变成水疱，水疱沿神经近端发展排列呈带状，数天后，疱壁松弛，疱液浑浊，而后逐渐吸收干涸。艾滋病带状疱疹具有发病急、进展快、病程长、皮损面积大、分布范围广等特点，皮损常呈单侧沿神经节段分布成带状，愈后遗留暂时性的红斑或色素沉着，疱疹愈后常遗留神经痛，特点是自觉疼痛，剧烈难忍，常持续达数年之久。疼痛也可发生在皮疹出现前，表现为感觉过敏，轻触即诱发疼痛。发生在头面部的损害严重可毁形，出现功能障碍如视力下降、失明、听力丧失、面瘫等。

二、诊断要点

参照《艾滋病和艾滋病病毒感染诊断》(WS293-2019)、《国家免费艾滋病抗病毒药物治疗手册》(第4版)，有流行病学史，结合抗HIV阳性，经Western Blot确证试验证实符合以下诊断标准。

(一)疾病诊断

中西医对本病命名虽然不同，但是临床诊断标准是没有分歧的。中医诊断根据《中医病证诊断疗效标准》(国家中医药管理局，1994年)、《中医病证分类与代码》(国家技术标准局，GBT15657-1995)，西医标准参照《临床诊疗指南：皮肤病与性病分册》(人民卫生出版社，2006年)，均以成簇水疱沿身体单侧(神经)呈带状分布，开始为红斑，继则在红斑基础上出现簇集成群的水疱，伴神经痛，甚至为持续性、严重的疼痛。其他并发症包括三叉神经累及导致失明、水痘-带状疱疹病毒性肺炎。

本病可见于艾滋病感染者的临床各期。典型的带状疱疹诊断并不难，但是相当部分患者开始出现某部位皮肤或肌肉疼痛(烧灼样、跳痛、刺痛不一)时，并没有引起重视或者并没有考虑带状疱疹而耽误了积极治疗，几天甚至两周左右才出现典型疱疹，临床容易被忽略，特别需要注意。

可以常规检查血常规、肝肾功、心电图、$CD4^+$、$CD8^+$、$CD4^+/CD8^+$值、HIV病毒载量，但是对本病的诊断、治疗没有意义。Tzanck检测显示为多核巨细胞和核内包涵体，但不敏感，不能与单纯疱疹病毒区别，除非行病毒分离(3～5日)、病毒培养或FA染色(1～2小时)。

特别注意：发现感染者合并带状疱疹，应该进行眼底检查、神经系统检查，注意眼底病变和中枢神经系统病变。

（二）证候诊断

1. 皮肤损害期

（1）肝胆湿热证

皮损斑色红，水疱多而胀大，疱壁紧张，痛如火燎，烦躁易怒，夜寐不安，舌红，苔薄黄或黄厚，脉弦滑数。热重者口干、口苦，小便色黄，大便干结；湿重者或见水疱浑浊破溃，口干不欲饮，身体困重，大便黏滞。

（2）脾虚湿蕴证

皮损红斑色淡红，疱壁松弛，疱液清亮，或破溃糜烂，隐痛或不明显，口干不欲饮，食少腹胀，大便时溏，舌质淡，苔白或白腻，脉沉缓或滑。

（3）气血两虚证

皮疹色淡，疱疹散在，心悸气短，自汗乏力，易感冒，舌淡红，苔薄白，脉细弱。

2. 皮肤损害消退后疼痛或后遗神经痛期

（1）气滞血瘀证

水疱干涸结痂脱落后，以局部刺痛为主，疼痛部位固定不移、拒触之，伴咽干口苦，舌质暗红或有瘀点，苔薄白，脉弦。兼肝郁者，皮疹消退后，胁肋部胀痛，可向局部放射，或伴头昏目眩，烦躁易怒，脉弦。

（2）湿蕴毒恋证

疱疹部位疼痛，或剧烈疼痛，或隐痛缠绵，或瘙痒疼痛并见，伴口干口苦，纳食不香，腹胀呕恶，大便不爽，小便短赤，舌质红，苔黄腻，脉濡。

（3）气虚血瘀证

疼痛部位固定不移，伴局部麻木感，或按压局部疼痛减轻（感觉舒适），伴气短懒言，或大便溏，舌暗，苔白，脉涩无力。

三、治疗原则与方案

（一）西医治疗方案

参考《带状疱疹中国专家共识》（2018），“HIV 合并带状疱疹”。

抗病毒治疗：阿昔洛韦，免疫受损或伴严重神经系统疾病患者，每次 5 ～ 10 mg · kg^{-1}，每 8 小时 1 次，疗程 7 日，静脉滴注。

轻中度疼痛，考虑对乙酰氨基酚、非甾体消炎药或曲马多；中重度疼痛使用阿片类药物，如吗啡或羟考酮，或治疗神经病理性疼痛的药物，如钙离子通道调节剂加巴喷丁、普瑞巴林等。重度急性疼痛推荐联合钙离子通道调节剂。

对于艾滋病合并带状疱疹，一般情况禁止使用皮质类固醇。如果合并脑炎或脑膜炎，使用激素是必要的。

（二）中医治疗方案

西药、中医药治疗本病均有肯定效果，临床需根据患者经济、当地医疗条件确定治疗方案。在没有合并脑病、心脏病、眼底疾病的情况下，单纯使用中药治疗疗效是可靠的。中医介入越早，疗效越好，能够明显缩短病程，减轻症状，且治疗费用低，水疱消失快，对降低后遗神经痛发生的研究正在循证中。

本病皮损消退后遗留疼痛或后遗神经痛是治疗难点。在神经阻滞不能广泛采用（许多医院不愿给感染者进行）或不被广泛接受（患者不愿意）的情况下，推荐中医治疗对疱疹消退后疼痛和后遗神经痛作为多数患者的首选。无论什么证候，临床必需加通络止痛之品，所谓“带状疱疹活血不嫌早”。另外，解毒药物的使用，如重楼、黄芩、半枝莲、猪苓、柴胡是必需的。中医介入前患者已使用西药，是否合并中药治疗，最好根据病情而定。西药的外用药种类、剂型较少，如果配合中药外用，会有协同增效作用。

1. 内服药物辨证治疗

（1）皮肤损害期

1）肝胆湿热证

治法：清热解毒，利湿止痛。

推荐方药：龙胆泻肝汤加减。组成为龙胆、黄芩、栀子、川木通、车前子、当归、生地黄、柴胡、生大黄、甘草、猪苓。

加减：湿重热轻者，去黄芩、生地黄，加土茯苓、薏苡仁、茵陈；热重湿轻者，加紫草、金银花、紫花地丁、大青叶；血疱者，加赤芍、牡丹皮、白茅根。

推荐中成药：龙胆泻肝丸、龙胆泻肝颗粒、痰热清注射液。

2）脾虚湿蕴证

治法：健脾除湿，解毒止痛。

推荐方药：除湿胃苓汤加减。组成为苍术、白术、厚朴、陈皮、茯苓、猪苓、泽泻、滑石、川木通、栀子、桂枝、甘草。

加减：水疱大而多者，加薏苡仁、萆薢、车前子等。

3）气血两虚证

治法：补益气血，解毒止痛。

推荐方药：八珍汤加减。组成为熟地黄、党参、当归、白术、川芎、白芍、防风、茯苓、甘草、虎杖、紫草、金银花。

（2）皮损消退后疼痛或后遗神经痛期

1）气滞血瘀证

治法：疏肝化瘀，通络止痛。

推荐方药：病在胸部，柴胡疏肝散合金铃子散加减。组成为香附、川芎、柴胡、土茯苓、白术、白芍、当归、甘草、炒川楝子、延胡索。病在少腹，血府逐瘀汤加减。组成为当归、生地黄、桃仁、红花、赤芍、枳壳、甘草、柴胡、川芎、川牛膝。病在额、头部，桃红四物汤合川芎茶调散加减。组成为桃仁、红花、熟地黄、川芎、白芍、当归、桔梗、细辛、白芷、薄荷、荆芥、防风、甘草。

2）湿蕴毒恋证

治法：清热除湿，活血化瘀止痛。

推荐方药：龙胆泻肝汤合瓜蒌红花甘草汤加减。组成为龙胆、黄芩、车前子、红花、全瓜蒌、甘草、当归、柴胡、泽泻。

3）气虚血瘀证

治法：益气托毒，化瘀止痛。

推荐方药：补阳还五汤加减。组成为黄芪、川芎、当归、地龙、赤芍、党参、白术、茯神。

加减：辨证准确后，可据皮损部位加引经或对症药，使药物能更好发挥疗效。头面部，选加白芷、藁本、凌霄花、蔓荆子、川芎、升麻、桔梗等；胸胁、背部，选加柴胡、瓜蒌皮、羌活、香附、薤白等；腰腹部，选加续断、桑寄生；上肢，选加姜黄、桑枝、桂枝等；下肢，选加牛膝、独活。

缓解疼痛：根据老中医经验，无论何种证候，可对症使用配方颗粒。每次用全蝎 3 g，乳香 3 g，冲服，能够很好缓解疼痛。

2. 外用药物

外用药如金黄散、金黄膏、季德胜蛇药、生大黄粉。临床使用需根据散剂、膏剂不同适应证和使用方法选择。

红、肿、疼痛、水疱（急性炎症）期，用体积分数 30% 的黄柏、重楼（各等分）液体冷湿敷，可以尽快消除皮肤红肿。湿敷后使用青黛（如果许可，雄黄最好）、冰片、枯矾各等分，混匀研细末，凉绿茶水调和如粥状，棉签蘸涂患处，每日 3 ～ 4 次。本方是古方二味拔毒散加冰片而成，具有快速、稳定的止痛效果和可靠的疗效。

皮肤损害结痂后，可使用具有止痛功效的中药膏剂。此期，散剂、混悬剂的使用已无临床意义。

3. 其他外治法

围刺法：在疼痛部位边缘皮区刺入，针尖可呈 15° ～ 45° 斜向中心，每针距离宜依据病证相隔 0.5 ～ 3.0 cm，呈围刺状；进针深度，以 0.3 ～ 1.0 寸为主，以得气为宜，留针 20 ～ 30 分钟，围刺的同时，在病灶中心刺入 1 ～ 3 针，进针略浅，留针时间相同。隔日治疗 1 次，10 次为 1 个疗程。

4. 注意事项

拔罐、围刺疗法为创伤性治疗，医护人员应遵国家卫健委《医务人员艾滋病病毒职业暴露防护工作指导原则》做好防护；所用针具及罐体均应为一次性，用后严格按照感染针具及罐体处理。

部分外用中药（如雄黄）会引起接触性皮炎，如出现，则停药、换药、对症处理即可。

同时口服中药和西药，有无增效减毒作用，目前没有循证证据。

第五章 艾滋病并发周围神经病变中西医协同治疗专家共识

艾滋病并发周围神经病变（艾滋病痹证）主要表现为肢体远端对称性感觉障碍、运动障碍和自主神经功能障碍，通常在含有司他夫定方案开始治疗 3 个月以后出现。根据临床表现本病属于中医“痹证”范畴，中医学认为本病是由人体正气不足，感受风、寒、湿邪，肌肉、经络痹阻，气血运行不畅所致。西医主要选用营养神经和改善末梢循环药物，中医药对本病的治疗采用综合疗法，二者协同治疗疗效显著。

艾滋病并发周围神经病变主要是指由导致线粒体损伤的司坦夫定引起，通常在开始治疗 3 个月以后出现的病变。对于基线 $CD4^{+}T$ 细胞较低的人类免疫缺陷病毒（HIV）感染者在抗病毒治疗最初几个月内出现的周围神经损害，要考虑由潜在的 HIV 相关疾病或巨细胞病毒感染所致。潘珂君等选择 233 例接受抗病毒治疗的艾滋病患者，分析其在服用高效抗逆转录病毒药物治疗后，在不同时间段内出现的各种抗病毒药物的不良反应，包括出现不良反应的种类及处理方式和处理结果等，结果 233 例患者中 3 例出现末梢神经炎（3.8%）。孙彦芳对 80 例艾滋病患者进行了 2 年的回顾性观察，高效抗逆转录病毒治疗末梢神经炎发病率为 6.2%。包青龙对 80 例进行高效抗逆转录病毒治疗的艾滋病患者进行观察，结果患者末梢神经炎（6.2%）在治疗后 3 个月、5 个月、6 个月、8 个月出现。

本病临床主要表现为肢体麻木、刺痛、疼痛等症状，属于中医“痹证”范畴。中医学认为本病是由人体正气不足，感受风、寒、湿邪，肌肉、经络痹阻，气血运行不畅所致，因而临床可有麻木、疼痛、肢凉、苍白、发绀等表现。中医药对本病的治疗具有较好的作用，可以采用中药内服、穴位注射、贴敷、熏洗浸泡等多种综合治疗方法。

一、临床表现

主要表现为肢体远端对称性感觉障碍、运动障碍和自主神经功能障碍。

肢体远端对称性感觉障碍：感觉异常（疼痛、麻木、过敏、减退）常呈手套、袜套式。

运动障碍：肌力减退、肌张力低下、腱反射减弱或消失，晚期有以肢体远端为主的肌肉萎缩。

自主神经功能障碍：肢端皮肤发凉、苍白、发绀或出汗障碍，皮肤可粗糙变薄等。

二、诊断要点

（一）疾病诊断

1. 西医诊断标准

①符合《中国艾滋病诊疗指南》（2018 版）艾滋病诊断标准；②已接受高效抗逆转录病毒药物治疗者；③符合《国家免费艾滋病抗病毒药物治疗手册》（4 版）中的有关周围神经病变表现。

2. 中医诊断标准

参照《中医脑病学》《艾滋病中医药治疗手册》中的诊断要点拟定：①患者自觉四肢肌肤感觉异常如虫行，按之不止，或无痛无痒，按之不知，掐之不觉，有如木厚之感；②多发于四肢，更多见于手指、脚趾末端；③一般不伴有肌肉运动障碍，尚无明显肌肉萎缩，可伴有冷热、针刺、蚁行、潮湿、震动等感觉；④在麻木局部可有浅感觉障碍，其分布区域常与神经走向一致；⑤肌电图、CT、MRI 等辅助检查有助于明确诊断。

（二）证候诊断

1. 痰湿阻滞证

肢体麻木，但皮肤感觉正常，或伴痿弱无力，舌质正常或稍淡，脉沉滑。

2. 血行瘀阻证

肢体局部木而不仁，皮肤搔之不知痛痒，或伴有麻或刺痛，舌暗或有瘀斑，苔薄白，脉涩。

三、治疗原则与方案

艾滋病并发末梢神经炎虽然在高效抗逆转录病毒治疗中的发病率不算太高，能够引起致命性的不良反应非常罕见，因药物发病者通过更换抗病毒药物能及时得到控制，因艾滋病本身导致者需要及时进行抗病毒药物治疗。对于末梢神经炎可通过中药内服、外用等综合治疗取得较好的临床疗效。

（一）西医治疗

1. 选用营养神经药物

维生素 B_{12}、B_1、B_6 和胞二磷胆碱、辅酶 Q10、神经生长因子等。

2. 对症治疗

疼痛选用阿密曲替林，初始剂量 50 mg，晚上睡前服用，以后逐步增加剂量到每日 150 mg，分 3 次服用。如果出现难治性周围神经损害的获得性免疫缺陷病毒感染者可加用苯妥英钠、卡马西平等药物进行治疗。

（二）中医治疗

患者出现肢体麻木、疼痛、肢凉、苍白、发绀时，便可采用中医治疗。一般治疗 4 个疗程，每疗程 7 日。

注意事项：本病所内服中药毒性较小，正常剂量下一般无明显不良反应。需注意穴位注射时保证无菌操作及职业暴露。另外，中药熏蒸时防止高温烫伤。

预期疗效：能明显缓解肢体麻木、疼痛等不适，疗效较为理想。

1. 辨证治疗

（1）痰湿阻滞证

治法：益气养血，化痰通络。

推荐方药：黄芪桂枝五物汤加味。组成为黄芪、桂枝、白芍、当归、炒白芥子、乌梢蛇、法半夏、桃仁、川芎、生地黄等。

中成药：血塞通片等。

（2）血行瘀阻证

治法：益气养血，化瘀通络。

推荐方药：补阳还五物汤加味。组成为黄芪、当归、川芎、赤芍、桃仁、红花、地龙、川牛膝。

中成药：血塞通片、丹参片等。

2. 中医特色疗法

（1）穴位注射

选穴：双侧足三里、手三里、三阴交等。

操作方法：每次选取 2 个腧穴，可选用丹参注射液等具有活血化瘀作用的中药注射液，将抽取的药液缓慢注入所选腧穴中，每腧穴 0.5 mL，隔日 1 次，10 次为 1 个疗程。

（2）穴位贴敷

将白芥子、透骨草研成细末，用凡士林调和制成糊状制剂，贴敷于四肢末端的穴位。

（3）中药离子导入

使用中药离子导入仪将豨莶草通络汤导入麻木局部穴位，如四肢末端的穴位等。豨莶草通络汤的药物组成：豨莶草、红花、没药、鸡血藤、五加皮、艾叶、忍冬藤、透骨草。

（4）熏洗浸泡疗法

用舒筋通络汤或豨莶草通络汤慢火水煎 30 分钟后，取液 500 mL 熏洗浸泡患部，水温控制在 38℃～ 42℃（根据患者情况而定），每日 1 ～ 2 次，每次 20 ～ 40 分钟。舒筋通络汤的药物组成：艾叶、豨莶草、路路通、红花、透骨草、伸筋草、冰片。豨莶草通络汤的药物组成同上。

（5）物理疗法

根据病情选用中频治疗、磁疗、热疗等。

（6）康复疗法

根据病情需要进行肢体康复训练。

总之，艾滋病合并末梢神经炎是临床较为常见的病症之一，中医药在临床中可以采用多种治疗方法，往往可以取得较好的临床疗效。

第六章　艾滋病药物性肝损伤中西医协同治疗专家共识

获得性免疫缺陷综合征（AIDS）即艾滋病，是感染人类免疫缺陷病毒（HIV）引起的传染性疾病。高效抗逆转录病毒治疗（ART）是治疗艾滋病的主要方法，药物性肝损伤（drug-induced liver Injury，DILI）是 ART 常见的不良反应，是导致 ART 失败的主要原因之一。

艾滋病 DILI 是艾滋病患者接受高效抗逆转录病毒治疗过程中，常见和严重的药物不良反应之一，临床表现多为乏力、纳差、肝区不适或疼痛，少数有黄疸等症状。根据其临床表现可将其归属于“胁痛”“黄疸”“呃逆”“药物毒性肝病”等范畴。病位主要在肝胆，与脾胃密切相关，日久及肾。关键病机为素体气阴两虚，药毒损伤肝胆，肝郁脾虚，湿热互结。目前治疗以停用损肝药物、中西医结合保肝治疗为主。中西医协同治疗在保肝降酶、利胆退黄、改善症状、救治肝衰竭、调节机体免疫、预防肝功能受损方面均具有一定优势。

目前各种国际指南建议发现即治疗（test and treatment），因此，HIV/AIDS 患者 DILI 发病率也显著上升。据世界卫生组织统计，截至 2018 年全球大约有 3790 万例 HIV/AIDS 患者，其中 2330 万例 HIV/AIDS 患者接受 ART。2%～18%的 HIV/AIDS 患者接受 ART 后可出现肝功能异常，如果合并乙型肝炎病毒、丙型肝炎病毒感染，风险可增加至 27%。

艾滋病 DILI 是指 HIV/AIDS 患者在 ART 过程中，因 ART 药物本身或 / 及其代谢产物，或特殊体质对药物的超敏感性，或耐受性降低导致的肝脏损伤。

DILI 是常见和严重的药物不良反应之一，重者可致急性肝衰竭（acute Liver failure，ALF）甚至死亡。DILI 发病机制复杂，往往是多种机制先后或共同作用的结果，迄今尚未充分阐明。核苷类似物相关的肝毒性主要是由于该类药物引起的线粒体毒性导致，非核苷类似物相关的肝毒性有 2 种类型：无症状转氨酶升高和伴有肝炎的超敏反应。非核苷类逆转录酶抑制剂、蛋白酶抑制剂均通过肝脏细胞色素 P450 酶代谢，产生部分毒性中间产物，造成肝细胞坏死或脂肪变性。同时，药物本身或其代谢产物影响肝细胞代谢和胆汁分泌的某些环节，也会引起肝细胞损伤或胆汁分泌障碍。根据其临床表现可以将其归属于“胁痛”“黄疸”“呃逆”“药物毒性肝病”等范畴。病位主要在肝胆，与脾胃密切相关，日久及肾。关键病机为素体气阴两虚，药毒伤肝胆，肝郁脾虚，湿热互结，治疗以疏肝健脾、清热利湿为主，促进肝损伤指标尽快复常。中医强调治未病，已病防变，动态、定期检测肝功能指标，早发现、早干预，缩短病程，防止重症的更大伤害。

DILI 基本治疗原则：及时停用可疑肝损伤药物，尽量避免再次使用可疑或同类药物；应充分权衡停药引起原发病进展和继续用药导致肝损伤加重的风险；根据 DILI 的临床类型选用适当的药物治疗；ALF 和亚急性肝衰竭（subacute liver failure，SALF）等重症患者必要时可考虑紧急肝移植。目前，DILI 治疗主要以停用损肝药物、使用特异性对抗药、中西医结合保肝治疗为主。中西医协同治疗在保肝降酶、利胆退黄、改善症状、救治肝衰竭、调节机体免疫、预防肝功能受损方面均具有一定优势。如逍遥散加减、化肝煎合茵陈蒿汤、黄连温胆汤加减、益气活血化瘀中药注射液等治疗 ART 所致的肝损伤，具有良好疗效。

本专家共识以临床疗效为基础，以发挥中西医结合优势为指导思想，旨在为临床医务人员推荐较为客观、有效的中西医结合治疗艾滋病 DILI 的诊疗方案，提升广大临床医生对艾滋病 DILI 的认识及处理水平。

一、临床表现

艾滋病 DILI 临床表现差异性较大且无特异性，可仅表现为无症状的肝脏生化指标异常，部分患者也可有乏力、食欲减退、恶心、厌油、肝区胀痛及上腹不适等；胆汁淤积明显者可有全身皮肤黄染、大便颜色变浅和瘙痒等症状；少数患者可有发热、皮疹、嗜酸性粒细胞增多甚至关节酸痛等过敏症状，病情严重者可出现 ALF 或 SALF。慢性 DILI 可表现为慢性肝炎、肝纤维化、代偿性和失代偿性肝硬化、自身免疫性肝炎样 DILI、慢性肝内胆汁淤积和胆管消失综合征等。

二、诊断要点

（一）疾病诊断

艾滋病药物所致 DILI 的诊断主要是排除性诊断，其临床分析思路如下：首先，要了解艾滋病患者所使用的抗病毒药物、既往病史、职业或环境化学物质暴露等基本情况。既往用药的肝损伤史、药物过敏史、过敏性疾病史及其他相关危险因素。其次，要掌握肝脏血清学指标改变的时序特征。艾滋病患者服用 ART 药物后肝脏酶学指标的动态变化，通常 DILI 出现的高峰期为用药 2 周与 48 周，停药后反映肝损伤的生化指标较快恢复正常。再次服用该药后上述生化指标又明显异常（称为再用药反应阳性），这是评价 DILI 相关性的诊断依据，但应注意的是，再用可疑肝毒性药物是有害的，应谨慎。最后，熟悉肝损伤的临床表现。其具有肝损伤的临床症状与体征，如合并超敏反应的临床表现则更支持 DILI 的诊断。

艾滋病药物性肝损伤诊断标准参考 2015 年中华医学会肝病学分会药物性肝病学组《药物性肝损伤诊治指南》：①病史：既往无肝炎病史，急性起病；确诊艾滋病，近期使用过 ART 药物；②主要症状：病初可有发热或无发热，随即出现乏力、纳差、恶心、厌油腻、尿黄等症状；注意有无出血倾向，有无神志改变、意识障碍等肝性脑病症状，以排除急性重型肝炎；③主要体征：可有全身皮肤及巩膜黄染，肝脏肿大和 / 或压痛，肝区叩击痛。

1. 辅助检查

（1）肝功能指标检查

丙氨酸氨基转移酶（alanine aminotransfease，ALT）升高，门冬氨酸氨基转移酶（aspartate transaminase，AST）升高。ALT 高于 AST，对诊断急性肝损伤更具特异性，因此是诊断 DILI 的主要指标；总胆红素（total bilirubin，TBil）和碱性磷酸酶（alkaline phosphatas，ALP）是诊断胆汁淤积的指标，也是肝功能损害的主要指标。γ－谷氨酰转肽酶在急性 DILI 时轻度增高，如其长期增高不降则有慢性化的可能。白蛋白持续下降和凝血酶原时间延长，表明肝脏储备合成白蛋白功能减退，这是肝功能严重损伤的表现。病毒学及自身抗体检查：包括各型病毒性肝炎血清标志物（甲、乙、丙、丁、戊），巨细胞病毒（immunoglobulin M，IgM）、EB 病毒（Epstein–Barr virus，EBV）IgM 等非嗜肝病毒学指标检测；抗核抗体、抗平滑肌抗体、抗线粒体抗体、可溶性肝抗原抗体、抗肝肾微粒体抗体指标检测，排除其他原因导致的肝功能损伤。

（2）其他实验室指标检查

嗜酸性粒细胞增高是诊断超敏反应性 DILI 的辅助指标。

（3）影像学检查

包括肝脏超声检查和必要时行 CT、MRI 检查，以排除肝脏肿瘤、肝硬化、脂肪肝和胆结石等疾病。

（4）排除标准

排除艾滋病 ART 病程中合并使用抗结核、抗病毒性肝炎、抗真菌等其他用药导致的 DILI。

2. DILI 临床分类

DILI 根据不同分类方法可分为：①固有型 DILI 和特异质型 DILI；②急性 DILI 和慢性 DILI；③肝细胞型、胆汁淤积型、混合型和肝血管损伤型 DILI。肝细胞损伤型，ALT ≥ 3 ULN 且 R ≥ 5；胆汁淤积型，ALP ≥ 2 ULN 且 R ≤ 2；混合型：ALT ≥ 3 ULN，ALP ≥ 2 ULN，且 2 < R < 5。［R=（ACT 实测值 /ULN）/（ALP 实测值 /ULN）］

3. DILI 严重程度分级

0 级：无肝损伤。患者对艾滋病暴露后用药可耐受，无肝毒性反应。

1 级：轻度肝损伤。血清 ALT 和（或）ALP 呈可恢复性升高，TBil < 2.5 ULN（2.5 mg · dL^{-1} 或 42.75 μmol · L^{-1}），且 INR < 1.5。多数患者可适应。可有或无乏力、虚弱、恶心、厌食、右上腹痛、黄疸、瘙痒、皮疹或体质量减轻等症状。

2 级：中度肝损伤。血清 ALT 和（或）ALP 升高，TBil ≥ 2.5 ULN，或虽无 TBil 升高但 INR ≥ 1.5。上述症状可有加重。

3 级：重度肝损伤。血清 ALT 和（或）ALP 升高，TBil ≥ 5 ULN（5 mg · dL^{-1}），伴或不伴 INR ≥ 1.5。患者症状进一步加重，需要住院治疗，或住院时间延长。

4 级：急性肝衰竭。血清 ALT 和（或）ALP 升高，TBil ≥ 10 ULN（10 mg · dL^{-1}）或每日上升≥ 1.0 mg · dL^{-1}，INR ≥ 2.0 或 PTA < 40%，可同时出现腹水，或肝性脑病，或与 DILI 相关的其他器官功能衰竭。

5 级：致命。因 DILI 死亡，或需接受肝移植才能存活。

（二）证候诊断

参照《泄泻等 12 个艾滋病常见病证中医诊疗方案 · 艾滋病药物性肝损伤诊疗方案》的证型诊断标准。

1. 肝郁脾虚证

胁肋隐痛，乏力，纳差，脘腹胀满，面色萎黄，大便溏泻，舌质淡、体胖、边有齿痕，苔薄白，脉沉、细、弦。

2. 肝胆湿热证

口干苦，恶心，纳呆，脘腹痞满，乏力，或身目微黄，大便不爽，小便黄赤，苔黄腻，脉弦数。

3. 气血两亏证

长期疲乏无力，食而无味，面色苍白，形体消瘦，近日纳少乏力加重，舌淡，苔白，脉沉细无力。

三、治疗原则与方案

（一）西医治疗方案

一旦在 ART 过程中出现肝功能损伤，正确处理既能及时纠正肝功能异常、逆转肝功能损伤，也能及时调整抗病毒方案，保证患者抗病毒治疗的顺利完成，有助于提高抗病毒治疗的完成率和治愈率，防止耐药的发生。

1. 一般处理

包括休息、营养支持、维持水和电解质及热量平衡等。

2. 保肝治疗

（1）抗炎保肝药物

保肝治疗可减轻肝损伤、促进肝细胞再生、改善肝脏功能。试验表明，ALT 相对升高者可用双环醇和甘草酸制剂，熊去氧胆酸和腺苷蛋氨酸治疗胆汁淤积型 DILI 有效。但目前无证据显示 2 种或以上抗炎保肝药物对 DILI 有更好的疗效，因此尚不推荐 2 种或以上抗炎保肝药物联用。常用药物包括：

1）甘草酸制剂：甘草酸是从中药甘草中提取的活性成分，主要包括甘草酸二铵和异甘草酸镁，具有抗炎、保护肝细胞、调节胆红素代谢、抗肝纤维化等作用；能通过 P53 依赖的线粒体途径抑制 CCl_4 致大鼠肝细胞凋亡，从而发挥 DILI 治疗作用。异甘草酸镁可用于治疗 ALT 明显升高的急性肝细胞型和混合型 DILI。甘草酸制剂也可用于治疗轻—中度肝细胞损伤型和混合型 DILI。

2）水飞蓟素制剂：水飞蓟素是从水飞蓟种子中提取的一种新型黄酮类化合物，由水飞蓟素制得的制剂在中国统称为益肝灵，其主要成分由水飞蓟宾、水飞蓟宁、水飞蓟亭 3 种同分异构体组成。水飞蓟素具有抗脂质过氧化、清除自由基、维持细胞膜稳定性和促进肝细胞再生等作用。艾滋病初治病例，ART 后出现总胆红素正常的肝功能异常患者，在不停止 ART 的基础上，可采用水飞蓟宾护肝治疗药物性肝损害。此外，由水飞蓟和当药组成的当飞利肝宁，是一种清利湿热、益肝退黄的中成药，适用于中医辨证属肝胆湿热证的艾滋病药物性肝损伤患者。

3）双环醇：双环醇可清除自由基，具有抗氧化作用从而维持肝细胞膜的稳定性，双环醇对肝细胞线粒体损伤有保护作用，可以抵抗正常细胞凋亡及DNA降解，从而抵抗肝细胞损伤，减少细胞凋亡的发生从而起到保肝作用。双环醇可以预防奈韦拉平致艾滋病患者DILI。

（2）抗氧化药物

1）还原型谷胱甘肽：还原型谷胱甘肽在保肝治疗方面疗效较好，安全性较高，常与甘草酸制剂联合应用治疗DILI患者。

2）硫普罗宁：能够维护正常细胞的代谢与细胞膜的完整性，并与氧自由基毒性物质结合，消除体内自由基。保护肝线粒体结构，改善肝功能，修复损伤的肝细胞，促进肝细胞再生。ART后DILI患者同时联合使用硫普罗宁，治疗2个月，肝功能恢复时间明显缩短。

（3）促进胆汁排泄药物

1）熊去氧胆酸：具有稳定细胞膜、免疫抑制和保护线粒体的作用，同时有明显的利胆作用，增加胆汁引流；熊去氧胆酸可用于治疗胆汁淤积型肝细胞损伤DILI。

2）腺苷蛋氨酸：具有调节肝脏细胞膜流动性，促进解毒过程中硫化产物合成的作用，可用于治疗胆汁淤积型肝细胞损伤DILI。

（4）改善肝细胞能量代谢

三磷酸腺苷、辅酶A、肌苷和维生素类等可通过改善肝细胞能量代谢，在一定程度上起到保护肝细胞的作用，也可以适当使用维生素B等。脂溶性维生素的剂量较大时可能加重肝脏负担，一般不建议使用。

（二）中医治疗方案

中医治疗艾滋病DILI具有确切的疗效，但中药相关因素引起的DILI也受到临床关注。中医药治疗艾滋病DILI的作用和疗效同样受到重视，为减少这类保肝药物对肝脏的二次损伤，中药及中成药的使用应遵循中医理论，根据辨证论治选药组方和使用中成药制剂，在西药常规治疗基础上，联合使用中药治疗艾滋病 DILI 患者，可以提高临床疗效。尽量避免有明确肝毒性的药物在艾滋病 DILI 中的使用。

1. 辨证论治

（1）肝郁脾虚证

治法：疏肝健脾。

推荐方药：逍遥散加减。组成为当归、白芍、柴胡、茯苓、焦白术、炙甘草、煨姜、薄荷、陈皮、牡丹皮等。芍药甘草汤。

推荐中成药：逍遥丸、丹栀逍遥丸、护肝片（柴胡、茵陈、板蓝根、五味子、猪胆粉、绿豆）等。

（2）肝胆湿热证

治法：清利湿热，益气养阴。

推荐方药：茵陈蒿汤合化肝煎加减。组成为茵陈、炒栀子、川楝子、陈皮、赤芍、牡丹皮、泽泻、黄精、沙参等。联合茵陈蒿汤为主治疗 DILI 患者，可明显提高 DILI 临床治愈率。

推荐中成药：茵栀黄制剂、护肝宁（垂盆草、虎杖、丹参、灵芝）、当飞利肝宁（水飞蓟、当药）、垂盆草冲剂（垂盆草）等。

（3）气血两亏证

治法：气血双补。

推荐方药：香砂六君子汤加减。组成为党参、炒白术、当归、熟地黄、桑椹、枸杞子、茯苓、陈皮、木香、砂仁。

推荐中成药：参芪肝康等。

2. 中医特色治疗

中药保留灌肠，主要用于艾滋病药物性肝损伤出现的黄疸明显，消退缓慢，大便秘结不通者。

治法：通腑泻浊，凉血解毒。

推荐药物：承气类方药灌肠 1 ～ 2 次，脾胃虚弱者不宜多用。

第七章 艾滋病合并高脂血症中西医协同治疗专家共识

艾滋病高脂血症是指人类免疫缺陷病毒（HIV）/获得性免疫缺陷综合征（AIDS）患者采用高效抗逆转录病毒治疗（ART）后出现血脂异常，主要表现为脂肪分布异常。西医治疗常用药物有他汀类、贝特类、烟酸类等。根据临床症状中医称之为艾滋病血浊，中医认为主要与脾、肝、肾有关。临床实践证实中西医协同治疗艾滋病高脂血症具有显著临床疗效和优势。

HIV/AIDS 患者采用高效抗逆转录病毒治疗后出现血脂增高，包括高胆固醇血症、高甘油三酯血症、混合型高脂血症。低密度脂蛋白血症、高密度脂蛋白血症未纳入本共识研究范畴。艾滋病高脂血症最早于 ART 4 周后即可发生，平均发病时间 2 ～ 6 年。研究表明，国外 ART 后高脂血症的发病率为 47% 左右，国内研究为 50%（11%～ 83%）。出现高脂血症与 ART 开始治疗的年龄、基础胆固醇水平、初始治疗时使用司坦夫定和蛋白酶抑制剂密切相关。中医认为 ART 治疗后高脂血症主要与脾、肝、肾有关，由于脾胃受损、痰浊内生，或肝失疏泄、气机郁滞，或肾虚体衰、水湿不化，导致痰瘀积聚血脉引起血脂升高。临床实践证明中医药治疗艾滋病高脂血症有一定的临床疗效和优势。

一、临床表现

艾滋病高脂血症临床主要表现为脂肪分布异常：①周围性皮下脂肪萎缩，

多见于面部、四肢及臀部；②向心性脂肪堆积，多见于腹部、胸部、颈部、背部，形成所谓水牛背及脂肪瘤。

HIV 病毒检测包括 HIV 抗体检测、HIV 核酸测定（病毒载量检测）、HIV 病毒分离培养以及 HIV 确证试验（WB）。总胆固醇、甘油三酯、高密度脂蛋白胆固醇、低密度脂蛋白胆固醇为最基本的血脂检测。

二、诊断要点

（一）疾病诊断

1. 艾滋病诊断标准

参照中华人民共和国国家标准《艾滋病和艾滋病病毒感染诊断》（WS293-2019）、中华医学会感染病学分会艾滋病学组制定的《中国艾滋病诊疗指南》（2018 版）。

诊断原则：HIV/AIDS 的诊断需结合流行病学史（包括不安全性生活史、静脉注射毒品史、输入未经抗 HIV 抗体检测的血液或血液制品、HIV 抗体阳性者所生子女或职业暴露史等）、临床表现和实验室检查等进行综合分析，慎重做出诊断。诊断 HIV/AIDS 必须是 HIV 抗体阳性（经确证试验证实），而 HIV-RNA 和 P24 抗原的检测有助于 HIV/AIDS 的诊断。

2. 高脂血症诊断标准

参照中国成人血脂异常防治指南制订联合委员会 2016 年制定的《中国成人血脂异常防治指南》血脂异常简易临床分型：①高胆固醇血症，血清总胆固醇增高，$> 5.72\ mmol \cdot L^{-1}$（正常值上限），甘油三酯正常；②高甘油三酯血症，血清甘油三酯增高，$> 1.70\ mmol \cdot L^{-1}$（正常值上限），总胆固醇正常；③混合型高脂血症，血清总胆固醇和甘油三酯含量均增高，即总胆固醇$> 5.72\ mmol \cdot L^{-1}$，甘油三酯$> 1.70\ mmol \cdot L^{-1}$；低高密度脂蛋白血症血清高密度脂蛋白胆固醇降低，$< 1.20\ mmol \cdot L^{-1}$（正常值下限）。

（二）证候诊断

参照中华中医药学会心病分会2008年制定的《血脂异常中医诊疗标准》，高脂血症主要属于中医“血浊”范畴。

1. 肝郁脾虚证

胸胁胀满或窜痛，时欲太息，情志抑郁或急躁易怒，食欲不振，乏力，头晕，纳呆，恶心，腹胀便溏，或发作性腹痛腹泻，舌体胖大有齿痕，苔白或腻，脉弦细或濡缓。

2. 痰浊阻遏证

形体肥胖，头重如裹，胸闷，呕恶痰涎，肢麻沉重，心悸，失眠，口淡，食少，舌胖，苔滑腻，脉弦滑。

3. 气滞血瘀证

胸胁胀闷、走窜疼痛或刺痛，心烦不安，舌尖边有瘀点或瘀斑，脉沉涩。

4. 脾肾阳虚证

畏寒肢冷，眩晕，倦怠乏力，便溏，食少，脘腹作胀，面肢浮肿，舌淡质嫩，苔白，脉沉细。

5. 肝肾阴虚证

眩晕耳鸣，腰酸膝软，五心烦热，口干，健忘，失眠，舌质红，少苔，脉细数。

三、治疗原则与方案

（一）西医治疗

HIV/AIDS患者接受ART可导致脂代谢紊乱，引起高脂血症。患者出现高脂血症后应立即给予治疗。西医治疗高脂血症的常用药物有：①他汀类，如洛伐他汀、辛伐他汀、普伐他汀等；②贝特类，如苯扎贝特、非诺贝特、吉非罗齐等；③烟酸类，如氧甲吡嗪等。

（二）中医治疗

1. 辨证治疗

（1）肝郁脾虚证

治法：疏肝健脾。

推荐方药：逍遥散加减。组成为柴胡、郁金、当归、党参、白术、丹参、茯苓、山楂、甘草、赤芍等。

中成药：逍遥丸、加味逍遥丸。

（2）痰浊阻遏证

治法：燥湿祛痰。

推荐方药：二陈汤加减。组成为陈皮、半夏、茯苓、薏苡仁、苍术、白术、厚朴。

中成药：血脂康胶囊、脂必泰胶囊。

（3）气滞血瘀证

治法：行气活血。

推荐方药：①血府逐瘀汤加减。组成为桃仁、红花、当归、川芎、赤芍、生地黄、牛膝、柴胡、枳壳、郁金、桔梗。②降脂颗粒（协定处方），组成为赤芍、川芎、黄芪、郁金、虎杖、法半夏、决明子、山楂、泽泻、丹参。

中成药：血府逐瘀片（口服液）。

（4）脾肾阳虚证

治法：温补脾肾。

推荐方药：①附子理中汤加减。组成为制附子（先煎）、人参（另煎兑服）、白术、炮姜、炙甘草、茯苓、桂枝。②艾脂 1 号方（协定处方）。组成为鹿角胶、淫羊藿、生黄芪、生薏苡仁、生山楂、丹参、泽泻。

中成药：附子理中丸、金匮肾气丸等。

（5）肝肾阴虚证

治法：滋补肝肾。

推荐方药：杞菊地黄丸加减。组成为生地黄、山药、茯苓、山茱萸、牡丹皮、泽泻、枸杞子、菊花。

中成药：杞菊地黄丸、壳脂胶囊。

2. 其他疗法

（1）耳穴

取穴：饥点、口、脾、内分泌、肾、直肠等穴，或取敏感点。

操作方法：用王不留行或白芥子取穴。每 2 日换药 1 次，换药 3 次休息 2 日，为 1 个周期。7 个周期为 1 个疗程。

（2）艾灸

取穴：丰隆、足三里、巨阙、天枢、脾俞、肝俞、神阙。

操作方法：将点燃的艾条悬于所需施灸的穴位上，距离皮肤约 3 cm，灸至皮肤温热发红，有温热感为宜。一般每穴灸 10 分钟左右即可，或用艾灸仪。

（3）推拿

穴位推拿：内关、屋翳、渊腋、辄筋、肾俞、膏肓等，重点揉左侧穴位，每穴揉 30 次。肾虚者选择加揉三阴交、涌泉、中脘、天枢、气海、脾俞、胃俞、足三里等；痰浊者选择加揉天突、膻中等。

（4）气功

如五禽戏、太极拳等，调和气血，调理脏腑降血脂。

第八章　艾滋病相关焦虑中西医协同治疗专家共识

焦虑是艾滋病患者最常见的心理症状之一，焦虑不仅增加了患者的治疗负担，更影响了患者的服药依从性和治疗效果。目前西医主要以心理辅导及抗焦虑抑郁药物治疗。中医对本病的认识多归于“惊悸”“怔忡”“不寐”“健忘”“郁证”等范畴，认为病位在脑，涉及多个脏腑，病情复杂。中医药与抗焦虑药物协同治疗，充分发挥中西药各自的治疗优势，临床疗效显著。

艾滋病是严重危害人类健康的传染病，由于其本身的凶险性和伴随的社会耻辱感，不仅造成患者躯体伤害，同时也在精神心理方面给患者带来严重的创伤，引起神经精神疾病，包括焦虑、抑郁及躯体障碍等。焦虑、抑郁是在艾滋病患者中常见的心理症状之一。研究发现，人类免疫缺陷病毒（HIV）阳性患者比阴性患者焦虑、抑郁的发病率高出2倍以上。焦虑、抑郁不仅增加了患者的治疗负担，更影响了患者的服药依从性和治疗效果，且艾滋病抗病毒治疗延长了患者生命，但是患者发病后的无希望感、负罪感及恐惧感仍然存在，加之不同程度的社会歧视因素，导致很多患者的致死原因是精神压抑。艾滋病患者的焦虑、抑郁是一个复杂的问题，尤其是长期高效抗逆转录病毒治疗（ART）的艾滋病患者此问题更为显著。目前西医治疗与心理辅导及抗焦虑抑郁药物治疗，引起肝肾功能损伤，增加患者用药负担，且临床效果不明显。中医学没有焦虑障碍的病名，对本病的认识多在“惊悸”“怔忡”“不寐”“健忘”“百合病”“卑惵”“灯笼病”“奔豚气”“郁证”等疾病的文献中进行论述。中医学认为，本病病位在脑，涉及多个脏腑，病情复杂，病因多由于思虑过度、情志不舒，日久则肝气郁结、心脾亏虚、肾精暗耗，一旦有外界的情绪刺激，则肝气郁而化火，扰及心神，耗伤心血，克伐脾土，伤及肾精，则见惊悸、怔忡、恐惧、怵惕思虑、烦躁易怒、夜寐不安诸症。治疗上多以疏肝理气、清热除烦、健脾益气、补心养血、滋肾填精为主要治法。中医药治疗焦虑障碍具有一定的优势。中医学具有辨证论治的特点，善于从患者的体质出发，根据病情的变化判断其证候特点，再有针对性地进行个体化遣方用药。中药具有多靶点、多层次干预的特点，可以从多个途径对焦虑情绪起到治疗作用，且不良反应较少。临床疗效上，与5–羟色胺再摄取抑制剂类药物相比，具有起效快的优势，能够较快地改善焦虑情绪、睡眠障碍及各种躯体症状。与苯二氮䓬类药物相比，具有疗效稳定、不易复发的优势。与抗焦虑药物同用，选择合适的时机进行干预，可以相得益彰，发挥中西药各自的治疗优势，而且能够减轻抗焦虑药物的不良反应，保护肝肾功能。艾灸、穴位贴敷、拔罐、按摩推拿等方法对于焦虑障碍的后期调养及预防复发具有较好的作用，能够改变患者的思维惯性及易患体质。

一、临床表现

HIV阳性者可能表现出强烈的心理反应，如绝望、愤怒、恐惧甚至自杀。焦虑的广泛性和持续性是广泛性焦虑障碍的核心症状，但不一定在某一特殊情境中发生，患者整日容易紧张，症状多变，一般包括以下要素：①担心和焦虑，广泛性焦虑障碍主要症状是担心和焦虑，这种担忧和担心是期待性的，与健康人的忧虑和担心相比，不可控制，持续时间长，涉及范围广；②高警觉性易激惹、烦躁不安、肌肉紧张、注意力不能集中、睡眠障碍，这些症状常集中出现；③自主神经活动亢进和其他症状，如坐立不安、颤抖、皮肤苍白出汗（尤其是双手、胸部、腋窝）、口干、心动过速或心悸、恶心或腹部不适等。

二、诊断要点

（一）疾病诊断

1. 艾滋病诊断标准

参照中华人民共和国国家标准《艾滋病和艾滋病病毒感染诊断》（WS293-2019）、中华医学会感染病学分会艾滋病丙肝学组制定的《中国艾滋病诊疗指南》（2018 版）。

诊断原则：HIV/AIDS 的诊断需结合流行病学史（包括不安全性生活史、静脉注射毒品史、输入未经抗 HIV 抗体检测的血液或血液制品、HIV 抗体阳性者所生子女或职业暴露史等）、结合抗 HIV 阳性，经 Western Blot 确证试验证实。

2. 焦虑诊断标准

符合《中国精神障碍分类与诊断标准》第 3 版（CCMD-3）广泛性焦虑症的诊断标准。①符合神经症的诊断标准。②以持续的原发性焦虑症状为主，并符合下列 2 项：经常或持续的无明确对象和固定内容的恐惧或提心吊胆；伴自主神经症状或运动性不安。严重标准：社会功能受损，患者因难以忍受又无法解脱，而感到痛苦。病程标准：符合症状标准至少已 6 个月。③汉密尔顿焦虑量表评分≥ 14 分。

（二）证候诊断

参照《基于个体化的广泛性焦虑障碍中医临床实践指南》，分为 5 个证候类型。

1. 肝郁化火证

主症：心烦易怒。

次症：失眠多梦，口苦咽干，脘腹不适，痞塞满闷，胸胁胀痛，咽中不适，如物梗阻，面红目赤，尿赤便秘，舌红，苔黄，脉弦数。

2. 痰热扰心证

主症：心烦易怒。

次症：紧张不安，痰多呕恶，少寐多梦，头晕头胀，口苦，便秘，舌红，苔黄腻，脉滑数。

3. 心肾不交证

主症：心烦失眠。

次症：心悸，头晕耳鸣，健忘，腰膝酸软，梦遗，潮热盗汗，舌红，少苔，脉细数。

4. 心胆气虚证

主症：善惊易恐。

次症：坐卧不安，失眠多梦，易醒，胆怯心悸，气短，易自汗，倦怠乏力，舌淡或淡红，苔薄白，脉细。

5. 心脾两虚证

主症：善思多虑。

次症：心悸，胸闷，神疲，失眠，健忘，面色萎黄，头晕，倦怠乏力，易自汗，纳谷不化，便溏，舌质淡，苔白，脉细。

三、治疗原则与方案

（一）西医治疗

1. 抗病毒治疗

以《国家免费艾滋病抗病毒药物治疗手册》（4版）为依据，以一线抗病毒治疗方案为主。

2. 对症治疗

精神症状治疗对严重影响生活质量和治疗依从性的临床证候群，精神药物治疗是有效的。在使用精神药物时，要特别留意药物相互作用，艾滋病药物除了抗病毒药物之外，很可能因各类感染或其他伴随躯体疾病同时应用多种药物。一些对药酶影响明显的药物应慎重使用，并以低剂量为妥。

（1）苯二氮䓬类药物

常用药物有阿普唑仑（常用剂量 0.2 ～ 2.0 mg）、劳拉西泮（常用剂量 1.0 ～ 4.0 mg）、艾司唑仑（常用剂量 1.0 ～ 2.0 mg）、地西泮（常用剂量 5.0 ～ 20.0 mg）、氯硝西泮（常用剂量 2.0 ～ 6.0 mg）。本类药物主要用于广泛性焦虑，可改善睡眠，但不宜长期使用，一般只需 3 ～ 6 周。停药应缓慢减量。

（2）5- 羟色胺 1A 受体部分激动药

1）选择性 5- 羟色胺再摄取抑制剂：帕罗西汀（常用剂量 20 ～ 40 mg）、舍曲林（常用剂量 50 ～ 100 mg）、西酞普兰（常用剂量 20 ～ 40 mg）、艾司西酞普兰（常用剂量 10 ～ 20 mg）。

2）5- 羟色胺和去甲肾上腺素再摄取抑制剂：文拉法辛（常用剂量 150 mg）、度洛西汀（常用剂量 30 ～ 60 mg）。

3）去甲肾上腺素能和特异性 5- 羟色胺能抗抑郁药：米氮平（常用剂量 10 ～ 30 mg）。

4）5- 羟色胺受体拮抗剂和再摄取抑制剂：曲唑酮（常用剂量 100 ～ 200 mg）、噻奈普汀（常用剂量 12.5 mg，每日 3 次）。

5）三环类抗抑郁药：丙咪嗪、阿米替林、氯米帕明、多塞平以及四环类马普替林。推荐剂量三环类抗抑郁药治疗指数低，剂量受镇静、抗胆碱能和心血管不良反应的限制。一般使用剂量为每天 50 ～ 250 mg，剂量缓慢递增，分次服用。减药宜慢，突然停药可能出现胆碱能活动过度，从而引起失眠、焦虑、易激惹、胃肠道症状和抽搐等。

（3）β - 受体阻滞剂

普萘洛尔为代表，可有效减轻躯体性焦虑症状，每次口服 10 mg，每日 1 次。单独用于治疗广泛性焦虑加量的作用有限。禁用于心脏传导阻滞、心动过缓、心功能不全、支气管痉挛、代谢性酸中毒及禁食的患者。

3. 心理治疗

应针对 HIV 阳性者及艾滋病患者进行心理干预，不仅能改善患者生活质量，而且可以提高患者对抗病毒治疗的依从性，延长生存期。常用集体心理治疗、小组心理治疗、个别心理治疗、森田疗法。

（二）中医治疗

确诊广泛性焦虑障碍的HIV/ADS患者，中医以身心同治等思想为指导，给予包括中医心理治疗、辨证论治口服中药、中成药治疗、推拿按摩、足浴、贴敷等其他物理治疗在内的多项治疗方案，因人而异，实施个体化治疗。

1. 辨证论治

辨证论治方面，本病因素体正虚，复为七情所伤，五脏气血阴阳不和，心神失养，脑神不利所致。病位在脑，涉及五脏，而以心、肝、脾、肾为主。本虚以心脾两虚、心胆气虚、心肾不交为主；标实以肝郁化火、痰热扰心为主。本病治疗时需区分发作期和缓解期。发作期多以气郁、痰火等实邪为主，缓解期则以虚证常见。实证以疏肝、解郁、清热、化痰等为主，虚证以养心、健脾、滋肝、补肾、益气等为主，但总以宁心安神为首。

（1）肝郁化火证

治法：疏肝解郁，泻火安神。

推荐方药：丹栀逍遥散（《内科摘要》）加减。组成为牡丹皮、栀子、柴胡、当归、白芍、茯神、白术、香附、川芎、远志、合欢皮、磁石、琥珀粉（冲服）。柴胡疏肝散合小陷胸汤，泻肝安神汤。

（2）痰热扰心证

治法：清热化痰，和中安神。

推荐方药：黄连温胆汤（《六因条辨》）加减。组成为黄连、陈皮、香附、清半夏、茯神、枳实、竹茹、白术、生龙骨、生牡蛎、远志。安神化痰汤。

（3）心肾不交证

治法：滋阴降火，养心安神。

推荐方药：黄连阿胶汤（《伤寒论》）合百合地黄汤（《金匮要略》）加减。组成为黄连、阿胶（烊化）、白芍、黄芩、百合、生地黄、龙骨、远志、石菖蒲。酸枣仁汤。

（4）心胆气虚证

治法：益气镇惊，定志安神。

推荐方药：①安神定志丸（《医学心悟》）加减。组成为远志、石菖蒲、茯苓、龙齿（先煎）、党参、酸枣仁、五味子、甘草、怀小麦。②十味温胆汤。组成为酸枣仁、党参、半夏、陈皮、竹茹、枳实、茯苓、石菖蒲、远志、熟地黄、龙骨、牡蛎、炙甘草。

（5）心脾两虚证

治法：补益气血，养心安神。

推荐方药：归脾汤（《济生方》）加减。组成为党参、白术、黄芪、茯神、当归、酸枣仁、龙眼肉、木香、炙甘草、远志。

2. 推荐中成药

1）逍遥丸，每次 9 g，每日 3 次。用于肝郁脾虚所致的郁闷不舒，胸胁胀痛，头晕目眩，食欲减退，月经不调。

2）疏肝解郁胶囊，每次 2 粒，每日 2 次，早晚各 1 次。适用于轻、中度单相抑郁症属肝郁脾虚证者，症见情绪低落，兴趣下降，迟滞，入睡困难，早醒，多梦，紧张不安，急躁易怒，食少纳呆，胸闷，疲乏无力，多汗，疼痛。

3）神安胶囊，每次 4 粒（每粒 0.25 g），早晚各 1 次。适用于心悸，健忘，失眠多梦，易惊，食少体倦，面色萎黄。

4）乌灵胶囊，每次 3 粒（每粒 0.33 g），每日 3 次。适用于神经衰弱之心肾不交证，症见失眠、健忘、神疲乏力、腰膝酸软等。

5）天王补心丹，每次 1 丸，每日 1 次。适用于心悸失眠，虚烦神疲，梦遗健忘，手足心热，口舌生疮，舌红，少苔，脉细而数。

6）参松养心胶囊，每次 3 粒，每日 3 次。适用于心悸不安，气短乏力，动则加剧，胸部闷痛，失眠多梦。

7）解郁丸，每次 4 g，每日 3 次。适用于肝郁气滞，心神不安所致胸胁胀满，郁闷不舒，心烦心悸，易怒，失眠多梦。

8）九味镇心颗粒，每次 1 袋，每日 3 次。适用于善思多虑不解，失眠或多梦，心悸，食欲不振，神疲乏力，头晕，易汗出，善太息，面色萎黄。

9）舒眠胶囊，晚饭后及临睡前各服 1 次。用于失眠多梦，精神抑郁或急躁易怒，胸胁苦满或胸膈不畅，口苦目眩。

10）养血清脑颗粒，每次1袋，每日3次。用于血虚肝亢所致头痛、眩晕眼花、心烦易怒、失眠多梦等。

11）肉蔻五味丸，每次9～15粒，每日1～3次。用于心烦失眠，心神不安。

12）甜梦胶囊，每次3粒，每日2次。用于头晕耳鸣，视减听衰，失眠健忘，食欲不振，腰膝酸软，心慌气短。

3. 推荐中医特色疗法

（1）艾灸

选取关元、气海、足三里、命门、膻中、中脘、神阙等穴位，用艾条点燃靠近穴位，以温热为度，也可根据具体证候病情选择回旋灸、雀啄灸、温和灸等不同灸法，每次灸15～20分钟。此法多适用于辨证属虚证患者。

（2）耳豆

根据患者具体病情，选取心、肝、脾、肾、肾上腺、内分泌、交感、神门等穴。治疗前先用耳穴探测棒在耳穴上寻找阳性点，用75%酒精消毒耳郭后，将王不留行用胶布固定于耳穴，给予施力加压，使患者有酸麻胀痛或发热感，并嘱患者定时按压，每日2～3次，每次3～5分钟。

（3）中药穴位贴敷

用酸枣仁、琥珀等，共研为细末。夜晚睡前，用温开水调敷双侧神门、神阙、安眠、三阴交、太溪、涌泉等穴，每次选择双侧2～4个穴位，留置8小时后揭下。

（4）中药足浴

处方：①实证方：夏枯草、栀子、磁石、代赭石，水煎泡足，具有清热安神的功效。②虚证方：附子、丹参、吴茱萸、鸡血藤，水煎泡足，具有温阳安神的功效。

操作方法：加水5 L煎煮约1小时，滤除中药渣，待温度适中，将双足浸泡药液中20～30分钟，每日或隔日1次，视患者耐受程度决定。

（5）拔罐

自项至腰部足太阳经背部侧线，用火罐自上而下走罐及闪罐，以背部潮红为度，最后在足太阳经背部侧线留罐 10 ～ 15 分钟，2 日 1 次。适用于偏实证患者。如患者皮肤过于敏感不能耐受，为预防皮损及感染，可多日 1 次，视情况而定。

（6）按摩推拿疗法

依据辨证论治原则，根据患者的症状及耐受程度，可选择不同的推拿手法及穴位按摩方法，以头部按摩法为主，但皆以使患者情绪放松、稳定，减轻或消除心理上对疾病的不良反应为目的。头部按摩法操作时，让患者仰卧，先用一指禅推法或揉法，从印堂开始上至神庭，往返 5 ～ 6 次，再由印堂沿两侧眉弓至太阳往返 5 ～ 6 次，然后用一指禅推法沿眼眶周围治疗，往返 3 ～ 4 次，再由印堂向下至鼻两侧经迎香沿颧骨再至双耳前往返 3 ～ 4 次。以印堂、神庭、睛明、攒竹、太阳为重点。嘱患者闭目，用双手拇指轻轻拂抹双眼睑数次，在头顶部用五指拿法。

通过临床实践观察，对于广泛性焦虑障碍患者，根据辨证论治的理论，首选心理治疗，其次为药物治疗，且针灸、推拿、按摩等非药物治疗方法有积极的作用。此处提供不便于按此前证候分型进行分类的治疗方法，以供参考，选择性应用。

第九章 艾滋病相关慢性腹泻中西医协同治疗专家共识

艾滋病腹泻作为艾滋病患者常见的并发症之一，其病程较长、反复发作、缠绵难愈、病情较重，严重影响艾滋病患者的健康。西医治疗采用补液、抗生素、微生态制剂等方法。中医辨证治疗包括：①脾胃虚弱证，治法为健脾化湿，推荐方药为参苓白术散加减，推荐中成药为参苓白术散；②寒热错杂证，治法为清热散寒，辛开苦降，补气和中，扶正祛邪，推荐方药为半夏泻心汤加减，推荐中成药为乌梅丸；③脾肾阳虚证，治法为温补脾肾，固涩止泻，推荐方药为加味赤石脂禹余粮汤合四神丸加减，推荐中成药为四神丸。临证应做到中西医优势互补，提高艾滋病相关慢性腹泻中西医结合诊疗的规范化。

慢性腹泻是艾滋病发生发展过程中常见的并发症之一，主要是患者感染人类免疫缺陷病毒（human immmunodeficiency virus，HIV）后，免疫系统功能下降而引发的消化系统肠道黏膜屏障完整性破坏、吸收障碍导致。在中国本病发病率达 30%～80%，在某些落后的发展中国家甚至可达 90%。慢性腹泻可导致艾滋病患者的病死率显著增加，通常还伴有不同程度的吸收障碍、营养不良，严重影响艾滋病患者的生活质量，因此是艾滋病患者生存的独立负性预测因子，其诊治问题始终是该研究领域中的热点。腹泻根据病因可分为感染性腹泻和非感染性腹泻。感染性腹泻常见的致病微生物有细菌、病毒、真菌、原虫等，其中细菌性感染尤其是革兰氏阴性菌的肠道感染，在 HIV 感染者中为普通人群的 20～100 倍，隐孢子虫等原虫感染也是艾滋病相关腹泻常见诱因。非感染性腹泻主要由 HIV 病毒所致肠病、脂肪吸收障碍引起。某些抗病毒药物（如替诺福韦、替拉那韦、洛匹那韦、利托那韦等）、肿瘤亦会引起腹泻。随着高效抗逆转录病毒治疗（ART）的普遍运用和人体免疫机制的重建，艾滋病相关腹泻的发病率大幅度下降。但因艾滋病相关腹泻病因病原学及机制复杂，临床针对艾滋病慢性腹泻的病原学治疗及对症止泻药物（如奥曲肽、易蒙停、苯乙哌啶等）的西药治疗往往疗效欠佳，易反复。中医药治疗讲究整体观念、辨证论治，在临床中取得了较好疗效。慢性腹泻属于中医学“泄泻”范畴。艾滋病患者长期受疫毒侵袭，伤及脾胃以致脾失健运，湿邪内阻，肠道分清泌浊、传导功能失司，清浊混杂而下，则大便溏泻。艾滋病相关慢性腹泻病机多为脾虚湿盛、寒热虚实错杂，病程常常迁延数日数月，必累及肾，继而导致脾肾两虚。艾滋病腹泻病位在肠，并与肝、脾、肾密切相关，反复发作，迁延不愈。

一、临床表现

腹泻是艾滋病发生发展过程中常见的一种并发症，在艾滋病中晚期占有很大比例，主要是患者感染 HIV 后，免疫系统功能下降而引发的消化系统症状，以便质稀溏或水样便，每日 3 次或以上为特征。根据病程又分为急性腹泻和慢性腹泻。艾滋病腹泻以慢性腹泻多见，其临床表现为腹泻便溏，脘闷食少，泻下清稀，甚则如水，或间歇发作，迁延不愈，达数月或数年，日久体质量下降，营养不良，形体枯萎，甚则形成恶病质状态以致死亡。

二、诊断要点

（一）疾病诊断

根据 2018 年中华医学会感染病学分会艾滋病学组制定的《中国艾滋病诊疗指南》（2018 年版）中艾滋病的诊断标准和 2013 年《内科学》中慢性腹泻的诊断标准：有流行病学史，结合抗 HIV 阳性，经 Western Blot 确证试验证实；每日慢性腹泻次数均＞ 3 次，每日粪便量增加＞ 200 g，粪质稀薄（含水量＞

85%），腹泻持续时间均＞ 4 周；可伴有不同程度的腹痛、纳呆、乏力、恶心呕吐及体质量下降；电子肠镜检查排除肠道肿瘤和慢性溃疡性结肠炎患者。

（二）证候诊断

参照《中医病证诊断疗效标准》制定证候诊断标准。

1. 脾胃虚弱证

主症：大便时溏时泻，餐后易泻，夹有不消化食物，腹痛隐隐，脘闷不舒，胃纳呆滞。

次症：神疲乏力，面色萎黄，肢体倦怠，舌淡胖，苔白，脉细弱。

2. 寒热错杂证

久泻不止，或反复发作，大便稀薄，或呈水样，色褐而臭，可有黏液，肛门灼热，小便短赤，神疲纳呆，面色少华，舌质淡红，苔薄黄腻，脉细数而无力。

3. 脾肾阳虚证

主症：多在黎明前后腹痛、肠鸣继而泄泻，泻后则安。

次症：腰膝酸痛，腹部冷痛，得温痛减，形寒肢冷，溺清，不思饮食，舌淡胖而嫩，苔白滑，脉沉细无力。

三、治疗原则与方案

（一）西医基础治疗

包括补液、纠正脱水和电解质紊乱、纠正酸中毒等。如无必要，避免使用含蛋白酶抑制剂的抗病毒药物。对大便粪便检查有病原学证据者，加用相应的抗生素治疗。及时早期足量应用较新的抗菌药物如头孢菌素及氟喹诺酮类药物。对病情较重的腹泻患者可联合用药，或根据药敏试验选用敏感抗菌药物治疗。疗程较普通人的感染性腹泻时间要长，如志贺氏菌、空肠弯曲病疗程一般不少于 7 日，鼠伤寒沙门氏菌疗程一般为 14 日。对鸟胞内分枝杆菌的感染，尚缺乏有效的治疗手段，目前治疗以新型大环内酯类药物为主。对痢疾阿米巴、贝氏芽孢子球虫、蓝氏贾第虫、圆线虫引起的腹泻，可用常规方法进行治疗。对于隐孢子虫腹泻的治疗尚未突破，尚缺乏有效的治疗手段。微生态制剂有培菲康（双歧杆菌三联活菌散）、益生菌、生态活菌素、水苏糖、整肠生等。对症治疗如奥曲肽、易蒙停、苯乙哌啶、蒙脱石散等。

（二）中医治疗方案

1. 辨证治疗

（1）脾胃虚弱证

治法：健脾化湿。

推荐方药：参苓白术散（《太平惠民和剂局方》）加减。组成为党参、白术、茯苓、桔梗、山药、砂仁、白豆蔻、薏苡仁、白扁豆、莲子肉。

推荐中成药：参苓白术散。

（2）寒热错杂证

治法：清热散寒，辛开苦降，补气和中，扶正祛邪。

推荐方药：半夏泻心汤（《伤寒论》）加减。组成为清半夏、黄芩、黄连、党参、干姜、大枣、甘草。

推荐中成药：乌梅丸。

（3）脾肾阳虚证

治法：温补脾肾，固涩止泻。

推荐方药：加味赤石脂禹余粮汤合四神丸加减。组成为赤石脂、禹余粮、补骨脂、肉豆蔻、吴茱萸、五味子、乌梅、芡实、炒白术、茯苓、炒山药、炙甘草。

推荐中成药：四神丸。

2. 非药物疗法

（1）艾灸治疗

主穴：神阙、关元、足三里（双侧）。顺序为足三里、关元、神阙。

配穴：脾虚湿盛证配脾俞、胃俞、中脘，寒热错杂证配劳宫、脾俞、大肠俞，脾肾阳虚证配肾俞、命门。

操作方法：每穴灸 10 ～ 20 分钟，灸至皮肤潮红为度，每日 1 ～ 2 次，维持治疗 1 ～ 2 个月。发热时不可施灸。

（2）中药穴位贴敷

神阙穴，每日 1 次，每次 2 小时，7 日为 1 个疗程。

3. 饮食疗法

药膳以扶正固本、补益气血为原则，以粥类饮料为主。忌辛辣刺激、肥甘厚腻，宜清淡、高蛋白饮食。脾肾亏虚者，可服用山药、生姜、藕、蘑菇、大麦、粟米、玉米、黄豆、莲子等。

4. 调摄及心理干预

首先告诉患者通过检查分析排除器质性疾病，确诊为艾滋病腹泻，说明艾滋病腹泻的性质和预后，调整患者的情绪和行为，正确认知自己的病情，树立战胜疾病的信心。建立合理规律的生活方式，以改善患者的临床症状和生活质量。

（1）饮食调摄

对患者饮食种类进行认真评估，建议尽量避免易产生胃肠不适的食物。针对泄泻患者，在治疗期间，应避免烟酒、辛辣肥甘食物的摄入，忌咖啡、浓茶、生冷食物等。

（2）提肛运动

提肛运动坐、卧和站立时均可进行。方法如下：思想集中，收腹，慢慢呼气，同时用意念有意识地向上收提肛门，当肺中的空气尽量呼出后，屏住呼吸并保持收提肛门 2 ～ 3 秒，然后全身放松，让空气自然进入肺中，静息 2 ～ 3 秒，再重复上述动作；同样尽量吸气时收提肛门，然后全身放松，让肺中的空气自然呼出。每日 1 ～ 2 次，每次 30 下或 5 分钟。此锻炼方法应长期坚持。

第三部分 进展篇

第一章　中药新药

高效抗逆转录病毒疗法（ART）使艾滋病成为一种慢性可控性疾病，但无法彻底清除患者体内的病毒，且随着治疗时间的延长，患者 $CD4^{+}T$ 细胞计数无明显增长，患者会出现一系列消化道症状、神经毒性、血液毒性等不良反应。中医药防治艾滋病取得成绩可喜，参与能力显著提高，治疗人数逐年上升（累计 6 万多例），已实现中国大陆全覆盖，全国各地队伍不断壮大，临床疗效肯定（改善免疫功能、减轻西药毒副作用、缓解症状体征、提高生存质量）。《中国艾滋病诊疗指南》（2021 版）提出，以多学科协作为基础的全病程管理将是今后 AIDS 诊疗模式的主要方向。中医药防治艾滋病丰富了我国艾滋病防治体系，中西医协同治疗是未来 AIDS 治疗的关键措施，建立中西医协同治疗临床路径，丰富艾滋病的治疗手段，创建中西医协同治疗艾滋病的中国模式。

目前，我国艾滋病防控形势不容乐观，新报告 HIV 感染病例数及晚发现、重点地区和特定人群 HIV 新发感染、HIV 耐药传播等未见改善，艾滋病合并慢性病的发病率和死亡率依然呈上升趋势。在中医理论指导下，根据艾滋病治疗的临床需求开发符合临床定位的系列中药新药迫在眉睫。

一、艾滋病中药新药发展概况

中医药治疗艾滋病始于 1987 年“中坦中医药合作试治艾滋病项目”。从 1990 年开始，在科技攻关计划、“863”高技术研究发展计划、“973”国家重点基础研究发展规划、国家自然科学基金等项目支持下，中医药治疗艾滋病的相关研究逐步在国内展开。2008 年在“传染病重大专项”支持下，全国开展了中医药治疗艾滋病大型科研协作，提升了我国重大传染病防治能力，构建了有中医药参与的艾滋病防治体系。

相比中医药治疗艾滋病科研工作，中药新药开发工作相对滞后，相关政策法规出台较少。2002年发布的《中药新药评价问题专题咨询会纪要》指出：艾滋病中药新药分为抗艾滋病病毒药和艾滋病辅助用药（增效减毒、提高免疫、改善症状等）。通过查阅文献及专家咨询，截至2020年12月，治疗HIV /AIDS的中药新药临床试验申请23个，新药注册申请6个，临床试验申请前（Pre-investigational new drug，Pre-IND）沟通交流申请1个；其中，批准临床试验12个（获批时间均早于2010年），批准生产1个（2005年获批）。

经过收集、整理用于临床研究或实验研究的抗HIV中药复方，临床和实验研究报道较多且有疗效的有：中研2号（艾宁颗粒）、免疫2号、唐草片、益艾康胶囊、复方SH、克艾特胶囊、乾坤宁、艾可清胶囊等。单味药排序前10的是：甘草、人参、丹参、当归、黄芪、黄芩、金银花、柴胡、白花蛇舌草、紫花地丁。

二、中药复方在艾滋病中应用

1990年在美国旧金山召开了第六届艾滋病国际会议，此次会议上有了中医中药的声音，由当归、人参、女贞子提取液制成的一种免疫增强剂——Angilnyc，进入大众视野。此后，中医药学者开始不断探索中药在艾滋病中的应用，大致可分为两个阶段，以2003年国家实行“四免一关怀”政策为时间节点，2003年以前，处于初步探索尝试阶段，临床试验质量较差、证据级别不高，多属个案报道，或小样本研究，研究方法多为自身前后对照。2003年以后，按照国家艾滋病防治工作部署，中药的临床研究逐渐规范，多采用RCT方法设计，证据级别不断提高。临床报道有近百个品种，按照临床定位简述如下。

1. 延缓发病

HIV感染急性期过后，一般都会经历8～10年的无症状期，这个时期是中医药干预的黄金时期，主要目的是延缓疾病进展、推迟发病时间或进入艾滋病期的时间。随着“发现即治疗”策略的推行，中医药介入的空间越来越小，但也有少部分患者不愿意过早接受抗病毒治疗而寻求中医药的干预。主要药物有参灵扶正胶囊、扶正排毒颗粒、艾可清胶囊、唐草片、艾宁颗粒、益艾康胶囊、艾奇康胶囊、金龙胶囊、中研 4 号等，相关研究的干预手段均为单用中药，部分设有安慰剂对照，样本量在 32 ～ 380 例，疗程为 6 ～ 24 个月。

2. 调节免疫功能

调节免疫功能是中医药的优势所在，促进免疫重建是中医药治疗艾滋病的主要途径。在“以平为期”思想指导下，发挥中医药双向调节的优势，通过促炎 / 抑炎等揭示促进免疫重建的作用机制，可以为说明白、讲清楚疗效提供依据。主要药物有唐草片、艾复康胶囊、复方三黄胶囊、康爱保生胶囊、复元解毒汤、免疫 1 号、平艾合剂 1 号方、扶正抗毒胶囊、三黄汤、艾宁颗粒、免疫 2 号等，相关研究中干预手段以中西药合用为主，样本量在 21 ～ 228 例，2010 年之前以自身前后对照为主，2010 年以后多采用随机对照试验，提高 $CD4^{+}T$ 细胞计数水平有统计学意义。

3. 抗病毒

复方三黄散、艾乃吉 I 号、再生丹、艾宁颗粒、复方华蟾素、爱可扶正片、复方 SH、安体维康胶囊、益艾康等。以 HIV 病毒载量下降＞ 0.51 log · mL^{-1} 为有效，有效率 13.33%～ 85.29%，样本量 5 ～ 106 例，疗程 2 ～ 6 个月，以上复方研究发现有一定的抗病毒作用的苗头，但是临床研究证据级别不高，所以抗病毒的作用尚不明确。

4. 中西药协同增效

中药在一定程度上可提高 ART 的疗效，中西药合用没有新的毒副作用出现。有研究发现，抗病毒药与中药服用时间要间隔 1 小时以上，可避免影响西药的血药浓度，起到协同增效的作用。主要药物有扶正抗毒丸、益气健脾汤、艾可清胶囊、扶正抗艾胶囊、免疫 2 号等，多数采用随机对照试验，样本量在 7 ～ 781 例，疗程 6 ～ 24 个月，结果显示能明显提高 $CD4^{+}T$ 细胞计数水平，改善症状体征。通过调节 Treg 通路、抑制促炎因子表达以及调节肠道微生态等方面进行了机制探索。

5. 针对艾滋病机会性感染和毒副作用

健脾止泻方治疗腹泻，痰热清注射液治疗咳嗽，含漱液、消糜颗粒治疗口腔疾病，扶正抗毒丸、自制止痛饮治疗皮肤病损，水飞蓟宾胶囊治疗肝损害，精元康胶囊、益肾健脾生血汤治疗血液系统毒副作用，消脂颗粒、绞股蓝总苷片、艾脂 1 号治疗脂代谢异常。以上研究报道样本量在 5 ～ 208 例，疗程多为 2 周，脂代谢异常疗程较长（2 ～ 24 个月），均取得了较好的临床效果。发挥中医药辨证论治的优势，探索更多针对艾滋病机会性感染和毒副作用的中医治疗方案。

三、中药新药需求分析

目前艾滋病治疗领域中，抗病毒药物疗效确切、毒副作用降低明显。治疗策略从“晚治”转变为“早治”，到目前的“发现即治疗”，将来应重点考虑与抗病毒药物联合使用以解决现有药物尚未解决的临床治疗需求。免疫功能重建不良、耐药、脏器损害以及情志相关的并发症将成为艾滋病中药新药的重点涉及领域。

不同地区或国家的艾滋病患者中，联合抗逆转录病毒疗法（combination antiretroviral therapy，cART）治疗后不同时间节点，艾滋病免疫功能重建不良患病率差异性较大。免疫功能重建不良患者出现机会性感染、非艾滋病相关疾病（如慢性心血管疾病、肿瘤、神经系统疾病等）等风险显著高于艾滋病免疫功能重建良好者。在抗病毒治疗取得病毒学抑制的患者中，20%～ 30%的患者存在免疫功能重建不良的问题。这是临床亟待解决的难题。按照 2020 年我国现有抗病毒人数 97.8 万人计算，至少有 20 万免疫功能重建不良病例。HIV 耐药形势也日趋严重，全球耐药率约为 10%～ 20%，耐药变异成为抗病毒治疗失败的主要原因之一。我国总体原发耐药水平较低，但也呈上升趋势，部分地区发生率超过 10%。艾滋病患者常有多种并发症状，如易疲劳、腹泻、食欲差、发热、多汗等，严重影响患者生存质量，西医尚无有效疗法；每年接受抗病毒治疗的患者因各种原因存在 8% ～ 10%的退出率；长期服用抗病毒药物的毒副反应有如血糖、血脂、骨代谢异常，心、脑、肾等脏器的损害；此外，HIV 相关情志病如烦躁、焦虑、抑郁等的治疗也有一定的临床需求。

四、中药新药临床定位

中药新药的研发方向、临床定位与疗效评价应以患者为中心，以未被满足的临床需求为目标，以使中成药发挥更好更强作用。现阶段，中药新药研究应从单独治疗向中西医协同治疗方向转变，从抗病毒向其他未被满足的临床需求方向转变。

1. 促进免疫重建的定位考虑

目前，针对免疫功能重建不良尚无药物批准上市，但存在一定的临床需求。新药研发均处于探索性阶段，研发和监管均缺乏经验。现阶段，应将工作重点放在及时更新完善疾病的诊断、疗程的确定、疗效指标的选择、评价标准、质量控制等关键的要点设计，跟进国内外的研发现状及行业内专家共识，提高临床研究方案的科学性和可行性。

2. 改善症状的定位考虑

改善症状是中医药的优势，应密切关注与艾滋病相关的核心症状、并发症及其他有临床价值的治疗需求，如发热、乏力、泄泻、带状疱疹、口疮等。症状评价体系建议采用公认的标准化量表。在辨证论治指导下，根据中药多组分、多靶点、多层次、整体调节的作用特点，探索中医证候疗效。

3. 合并代谢性疾病的定位考虑

长期 ART 导致的各种不良反应如脂肪营养不良、骨质疏松、高血压、胰岛素抵抗等会导致非艾滋病相关死亡率增加，HIV 感染者可能在无肥胖且年龄较轻的情况下发生代谢综合征（metabolic syndrome，MS）。随着抗病毒治疗的全面覆盖，监测数据表明代谢性疾病将严重影响艾滋病人群寿命。中医药干预艾滋病合并代谢性疾病将是未来发展的重要领域。可考虑在现有治疗代谢性疾病的品种上进行加载试验，探索现有品种扩大适应证。

五、中药新药研发的难点

1. 技术层面

前期开展的临床试验存在以下共性问题：

（1）试验设计方面

以单药治疗为主，均采用安慰剂对照，未考虑抗病毒药物的联合使用，没有对药物之间的相互作用给予重视。

（2）基础支撑方面

多数临床试验研究表明，抗 HIV 病毒作用不明显，可以显著缓解临床症状，提示对免疫功能改善具有一定的作用，缺乏作用机制的探讨，需要加强基础实验方面支持力度，需要深入挖掘中医药的疗效所在。

（3）质量控制方面

临床试验的质量控制存在较多问题，如违背方案使用抗病毒药物，血样检测的留存、检测方法的一致性等问题。

（4）疗效评价方面

临床评价只停留在临床症状的层面，没有重视证型的演变，难以体现中医的优势和特色。有研究表明 $CD4^{+}T$ 细胞计数对艾滋病中医证候的判别有一定参考意义，探索中医证型与生物学指标的相关性，对证的疗效评价具有重要意义。在当前的诊疗原则下，除特殊的定位考虑，一般情况下均需采用与抗病毒药物联合使用的临床设计。同时，还应关注药物相互作用，尤其关注试验药物对抗病毒药物的影响。

2. 政策层面

美国食品药品监督管理局（Food and Drug Administration，FDA）、欧洲药品管理局（European Medicines Agency，EMA）分别于 2013 年和 2016 年发布了抗病毒药物研发技术指导原则，我国目前尚无相关药物研发的临床研究技术指导原则。针对艾滋病中药新药，2002 年药审中心组织业界中西医专家召开了“治疗艾滋病中药新药评价问题专题咨询会”。在当时的科学认知下形成的会议纪要首次提出了中药新药用于 HIV/AIDS 治疗研发的相关建议，在一定时期内为中药新药研发提供了重要的指导作用，此后一直未有更新。随着学科进展、诊疗环境和治疗策略的改变，2002 年的专题咨询会会议纪要已无法继续指导新药研发工作，也不再适应当前艾滋病中药新药的研发需求。

对于已有治疗艾滋病患者经验的中药复方，在其处方固定、质量工艺基本成型的基础上，可尝试将随机临床试验与真实世界研究相结合，探索临床研发的新路径，如医疗机构制剂、古代经典名方、名老中医经验方等。

六、中药新药研发的方向

抗病毒治疗对免疫系统的影响，基于对免疫系统的治疗，免疫重建，感染后免疫和被动免疫治疗以及基于抗体的治疗方法的应用，说明人们已经充分注意到免疫功能在抗艾滋病治疗中的重要性。过去几年最重要的倾向是将研究重点转向免疫系统，有长期存活者已感染 20 余年而不发病，虽未经任何治疗，但免疫系统仍未受损。宿主免疫反应的恢复将可持久地控制 HIV 的感染。对 $CD8^{+}$T 细胞进行深入研究发现其能分泌一种有效抗艾滋病病毒的抗病毒因子，其能抑制病毒复制，对人体抗病毒的免疫功能做出了重要贡献。

艾滋病涉及两个方面，病毒和病人（免疫）。中医学从整体观出发，重视病人免疫功能的重建。当然，免疫系统范围大，研究难度也很大，不如艾滋病病毒，研究对象集中在一个病毒，便于入手和深入研究。但从研究思路和方法来说，西医学把研究重点从病毒转移到病人的免疫，是一个可喜的转变，它使人们能全面地考虑艾滋病的问题。抑制病毒与加强病人免疫防御相结合，效果当然会更好。这一点对中医研究来说特别重要，中医擅长调整机体的免疫状况。通过辨证论治，从临床入手，从众多有效增强免疫功能的中草药中，筛选出能提高艾滋病患者免疫功能的方药，这作为第一步。有了肯定的疗效，再研究其如何提高免疫功能的机制。

（一）探讨措施开创新途径

我国艾滋病感染率发病率不断增加，迫切需要药物治疗，中医药抗艾滋病药物的研究已发现了一些有效的方剂、单味药和成分，根据我国国情，采取措施加快速度，使之发展成有效药物，并用于临床，是当务之急，下列工作是当前十分必要的措施。

1. 制定治疗艾滋病中药的药效评价科学标准

国际上研制抗艾滋病病毒化学药已有成功的经验和成熟的标准，但中药复方或单味药制剂与纯化合物有很大的差别，不能套用，必须根据中医药特点，采用艾滋病病毒检测和药效评价的现代科学技术，中西医结合，制定出临床前和临床试验的药效标准，使科研开发工作有所遵循，使我国实验研究有效的抗艾滋病病毒中药，尽快获得批准，进入临床，用于防治艾滋病。

治疗有效的依据：①病毒学指标：治疗后 4 ～ 8 周内血浆中病毒载量水平下降 1 log 以上（即比原来的水平下降 10 倍以上），或 4 ～ 6 个月内病毒载量降至检测不到的水平（HIV $<$ 50 Copies · mL^{-1}）；②免疫学指标：治疗 3 个月后 $CD4^{+}T$ 细胞计数增加 30%以上，或第 1 年后增长 100 μL^{-1} 以上，或 $CD4^{+}/CD8^{+}$ 值上升；③临床症状指标：临床症状能够缓解、机会性感染的发病率和 AIDS 的死亡率可以较大幅度降低。目前中医药治疗后采用免疫学和临床症状指标者较多。

2. 中药研制的标准化

由于中药药源品种的生态变化很大，制备工艺和质量控制直接影响药效，必须大力进行中药研制的标准化，按国家制定的药材 GAP、实验 GLP、制药 GMP 和临床评价 GCP 标准，研制出安全有效、稳定可信的抗艾滋病药物，推向临床试验和市场。

抗艾滋病病毒中药的研究和开发，是一项有重大意义的开创新药的工作，关键是积极采取措施，发扬我国中医药的传统优势，引进现代科学技术，走中西医结合的创新之路。唐草片的成功研制，为今后的研究开发提供了重要借鉴。针对中医药的特点和研制工作中存在的问题，改变现状，使中医药科学化、现代化和标准化。在研制抗艾滋病病毒中药过程中，克服困难，创造条件，严格按照我国国家药品监督局制定的药品规范条例的标准进行工作。不断改进研究方法，建立新模型，应用新技术，将能创制出疗效确切、质量稳定的全新抗艾滋病病毒中药，为艾滋病的治疗提供新型药物。如能生产上市，亦能增强我国的经济实力，同时为世界医药科学做出新的贡献。

3. 中医证候的标准化

中药新药研究，由于辨证方法繁多、证候概念模糊，虽然“十一五”期间对中医证候规范化进行了较大投入，艾滋病中医证候学研究有了一定成果，但还需再深入研究，建立完善、科学的临床研究方案，根据中医辨证施治的原则，参考我国人群艾滋病病毒感染的免疫学特征，开展有效的抗艾滋病中药复方的临床观察研究。

（二）前景展望

目前治疗艾滋病除了针对并发症的对症治疗外，抗病毒药物治疗多为发病期或 $CD4^{+}T$ 细胞数下降到一定数量的无症状期，由于药物的不良反应及费用等原因，HIV/AIDS 患者目前尚无恰当的药物使用。由于中药防治艾滋病具有明显优势和特色，因此中药研究开发新药具有广阔的前景。

1. 整体调节，治病求本

整体调节是中医辨证论治的精髓，中医学治病强调从整体出发，坚持标本兼治原则，追求的是机体的阴阳平衡和协调，也就是内环境的平衡，使患者逐步恢复健康。因此中药复方制剂组方多配伍调理气血之品。

2. 免疫重建，扶正祛邪

中医药主要是通过调节免疫功能，依靠自身的免疫功能来抑制病毒，或者在方药本身具有轻度抑制病毒作用的同时，调节机体的免疫功能。因此，艾滋病中药复方多以益气固本中药为主，配伍解毒祛邪之品。益气固本中药常用人参、白术、茯苓、灵芝、大枣、黄精、薏苡仁、黄芪、甘草、冬虫夏草、香菇、银耳、杜仲、刺五加、淫羊藿、附子、仙茅、肉桂、阿胶、地黄、紫河车、何首乌、菟丝子、山药、五味子、黄精、女贞子、天冬、枸杞子、百合、熟地黄等；解毒祛邪之品主要有黄连、黄芩、黄柏、苦参、虎杖、白花蛇舌草、鸦胆子、连翘、桑白皮等。

3. 解毒祛邪，调整胃肠

血液及胃肠道为 HIV 疫毒之邪的主要攻击部位。因此在补益五脏之精气的基础上，应重视活血化瘀，清除血分瘀滞，清理胃肠道内的 HIV 邪毒，以提高治疗 AIDS 的疗效。活血化瘀药物可选用丹参、川芎、当归、红花、鸡血藤等。清理肠道内的 HIV 邪毒之用药需要灵活化裁，一般可参考肠痈之用药，如冬瓜子、败酱草、薏苡仁、芦根、桃仁、大血藤等。

总之，在AIDS的治疗当中，按照中医理论组成的方剂不但可以抑制或杀灭病毒，还有调节机体免疫力、防治并发症、对西药增效和减少不良反应发生等作用。因此，我们强调中医复方在治疗AIDS中的运用和开发，但也要看到由于中药复方成分比较复杂，药物作用可能是多靶点的，研究有一定的难度。选用一些组成比较简单而疗效确切的中医经典方剂进行开发，或是在中医理论指导下，选用一些作用效果比较明显的中药组方，避免药味过多、靶点不清、质量难以控制，以尽快开发出安全有效、质量可控的艾滋病中药复方新药。

联合国艾滋病规划署原定的2020年实现“三个90%”的目标没有实现，2030年实现“三个95%”的目标更加艰巨。中医药参与艾滋病的治疗已有30多年，取得了很多研究成果；而且我国具有丰富的中药资源，加大力度研发一批质优、价廉、高效、低毒的中药制剂，以满足临床治疗需求，加大中西医协同协作治疗模式的探索，为我国的艾滋病防治贡献中医力量、中医智慧。

2020年3月，《药品注册管理办法》重新修订发布；同年9月，《中药注册分类及申报资料要求》正式发布。新注册分类尊重中医药发展规律，符合中药研发工作实际。中药是我国具有原创性优势的科技领域，希望在新的中药注册政策的支持下，艾滋病中药新药获得更大发展。

第二章　抗HIV中药

一、抗HIV中药的筛选

（一）中药筛选的背景

抗艾滋病病毒药物（ARV）的研究自 1983 年发现 HIV 病毒时即开始，用艾滋病病毒细胞培养筛选抗艾滋病病毒药物，首先发现核苷类化合物叠氮胸苷（AZT）有抑制 HIV 细胞病变和逆转录酶的作用，经体内药理、毒理和临床对照试验，证明有效，1987 年批准成为第 1 个抗艾滋病病毒药物用于治疗艾滋病，随后深入研究 HIV 的复制周期、发病和治疗机制。以 HIV 特异性复制酶、逆转录酶和蛋白酶为靶点，建立筛选方法，大量筛选，并根据有效药物的化学结构和病毒靶位复制酶的立体结构，寻找新的抗 HIV 药物。艾滋病研究的主要目标是筛选和发展抗艾滋病病毒药，其进展是巨大的，抗艾滋病病毒药物能在一定程度上改善患者的健康情况。到目前为止，人类已经和 HIV 感染惊心动魄地战斗了 40 年。有关艾滋病病理及治疗领域的进展均取得了令人鼓舞的成绩，特别是高效抗病毒治疗使艾滋病的发病率和死亡率明显降低，使艾滋病成为慢性可控性疾病。但由于化疗药具有很强的毒副作用，HIV 的高变异性导致其很容易产生耐药性，亦给艾滋病疫苗的研究带来困难，至今尚未成功，更加上化疗药价格昂贵，很多经济落后国家和地区的艾滋病患者负担不起医疗费用，因而得不到及时有效的治疗，以上种种原因使化疗药不能有效地控制 AIDS 的迅速蔓延，因此人类同艾滋病病毒的抗争还将持续。寻找高效低毒的抗 HIV 药物依然是医药学研究人员的紧迫任务，于是人们把目光投向了传统药物和天然产物。我国的学者们也建立了一些方法以筛选中药，但中药的实验和临床研究结果仍不能令人满意。根据中医的临床经验，在治疗艾滋病时，中药包括抑制艾滋病病毒药和免疫药物，后者的机制是调节和（或）改善免疫状况或整体调节。虽然看来并未明显改善免疫功能或病毒指标，但根据临床观察，有些患者的一般情况改善了，症状减轻了，$CD4^{+}T$ 细胞计数增加了。所以只用筛选西药抗病毒药的方法来评估中药，看来并不恰当。有人认为，中药在细胞水平和动物实验中，对非特异性免疫指标有效，但对特异性免疫增强剂或调节剂，则几乎没有作用。这显示缺乏对特异性免疫指标的作用，是发展中医治疗艾滋病的“瓶颈”。因此应尽快建立实验研究方法，以筛选免疫调节剂，加速发展中药。此外，对研究工作的重点是发展抗 HIV 药还是发展免疫增强剂，仍在不断地讨论中。在我国，研究者已从中药提取物中发现，有些多糖和蛋白质有明显的抑制和消灭 HIV 作用。

（二）中药筛选理论与方法

1. 理论依据

吸取抗艾滋病病毒西药研究开发的成功经验，采用现代病毒学和免疫学技术，筛选中草药、复方或民间验方制剂，经动物实验验证和临床评价。根据艾滋病复制周期，选择不同药物对 HIV 进行抑制，药物作用于病毒不同复制周期。

一般说来，解决任何传染病的防治思路，首先是针对病原体（如病毒），寻找抗病毒的制剂（或疫苗），能够抑制或消灭病毒，就基本解决了病毒感染问题，过去西医就是这么做的，由此取得了很大成绩。它从抑制两个有关病毒复制重要的酶着手，筛选各种抗逆转录酶和抗蛋白酶制剂，再把它们组合应用，就有效地抑制了艾滋病病毒。以 HIV 特异性复制酶、逆转录酶和蛋白酶为靶点，建立筛选方法，大量筛选，并根据有效药物的化学结构和病毒靶位复制酶的立体结构，寻找新的抗 HIV 药物。用艾滋病病毒细胞培养筛选抗艾滋病病毒药物，或在动物体内对鼠逆转录病毒感染或猴艾滋病病毒感染有防治效果。

2. 药物筛选的范围

（1）药物产地

许多国家的传统药物和民间用药被作为筛选目标。中国的草药、蒙药、海洋产品、中药制剂，以及日本、朝鲜、印度、苏丹、卢旺达、利比里亚半岛及南北美洲和欧洲国家的植物都被筛选过。研究发现有些粗提物具有抗 HIV 的作用，产地几乎遍及世界各地。

（2）药物来源

除了用植物的粗提物以外，真菌的代谢产物及藻类的多糖、茶类等自然界广泛存在的有机物、植物提纯及衍生物等。

3. 筛选方法

（1）细胞系

可根据实验目的选择不同的细胞系。目前人们最常用的筛选外源性药物的细胞系为人类嗜 T 淋巴细胞病毒 Ⅰ 型感染的细胞系：MT–4 细胞系和 MT–2 细胞系。这两种细胞系可以在实验室传代培养，适用于大批量筛选药物。自 HIV 血清抗体阴性的健康人的血液分离的外周血单核细胞（PBMCs），也可用于外源性药物筛选。此外，用于筛选的细胞系还有 $CD4^{+}$T 细胞系 CEM 和人类组织细胞淋巴瘤细胞系 U937；C8166T 型类淋巴母细胞系，经常和 HIV–1MN 共感染；H9 细胞系为 HIV–1 慢性感染人 T 淋巴细胞体外传代株。MAGI–CCR5 细胞系为表达 CCR5（一种人类细胞因子受体）的 MAGI 细胞系克隆，MAGI 细胞系为 HeLa 细胞系衍生而来，可以高水平表达 CD4 受体并包含整合的 β – 半乳糖苷基因，此基因在截断的 HIV–1 长末端重复（long terminal repeat，LTR）的控制下，细胞被 HIV 感染后，β – 半乳糖苷基因作为报告基因表达，细胞染色变蓝，光学显微镜下计数蓝色细胞数量，可以定量的测定 HIV 的滴度。Chalobon Y 等采用△ Tat/Rev 缺陷的 HIV–1（△ Tat/RevMC99）和克隆的 1A2 细胞系 CEM–SSTART，即突变的 HIV–1 和 Tat/Rev 转染的细胞在生物安全 2 级实验室（biological safety level–2，BSL–2）进行抗 HIV–1 的活性药物筛选。

（2）评价指标

细胞病变（cytopathic effect，CPE）：在显微镜下观察培养下的形态和发生病变的情况。

CPE 判断标准：75%以上的细胞发生病变为（+++），50% ～ 75%细胞发生病变为（++），25% ～ 50%细胞发生病变为（+），25%以下细胞发生病变为（±），没有细胞发生病变为（–）。

MTT 法测定细胞存活率：为最常用的评价指标。MTT 实验的原理是，黄色的 MTT 在代谢旺盛的活细胞线粒体脱氢酶作用下还原成蓝色的甲醛结晶，溶解后可用酶标仪测量上清光密度（opticaldensity，OD）值，OD 值越高表示活细胞的量越多。与此方法类似的为 XTT– 甲醛法。

（3）台盼蓝染色法

台盼蓝染色法是一种粗略的检测存活细胞的方法，但不能准确地反映细胞活力的差异。其原理为细胞死亡后细胞膜通透性增大，台盼蓝进入细胞内，故细胞呈蓝色。计数一定数量的细胞并计数其中的着色细胞。细胞活力（%）=（总细胞数 – 着色细胞数）/ 总细胞数 ×100%。

（4）合胞体形成分析

将感染细胞和未感染细胞混合培养，感染细胞可以吸附融合未感染细胞，形成光学显微镜下可见的形态改变。ELISA 法测定各种 HIV–1 蛋白：细胞被病毒感染后，培养过程中会释放病毒颗粒，测定培养上清液中各种病毒蛋白可反映上清液中病毒的含量。其中最常测定的为 HIV–1 核心结构蛋白，又称 P24Gag 蛋白，P17 为 HIV–1 内膜一层十四烷酸化的基质蛋白，gp120 位于病毒外面含有与细胞表面受体结合的位点以及主要的中和抗体结合位点。

4. 实验操作

从 HIV–1 复制周期可清楚地看到 HIV–1 复制的关键阶段是病毒吸附与穿入、逆转与整合、蛋白翻译与加工和病毒复制晚期，药物的筛选也主要针对这些关键阶段。

（1）抗 HIV-1 实验具体操作方法

1）病毒先和细胞作用，37℃、95%湿度下培养 60 分钟，或 90 分钟，或 120 分钟，然后反复洗涤，细胞重悬浮后，再接种到已加入各种浓度药物的 96 孔中，培养 4 天，或 5 天，或 6 天，进行各种指标的检测。

2）各种浓度的药物、病毒细胞同时加入 96 孔板中，37℃、95%湿度下培养 4 天或 5 天，进行各种指标的检测。

3）各种浓度的药物病毒细胞混合，4℃放置 1 小时，然后反复洗涤细胞，去除未吸附的病毒和药物，细胞重新悬浮后，37℃、5% CO_2、95%湿度下培养 7 天，进行各项指标的检测。

4）药物对病毒粒子的直接灭活：药物和病毒在室温下作用 1 分钟，然后反复洗涤其上清液，最后将去除药物的病毒，接种于 RPMI–1640 培养基悬浮的细胞，培养 10 天，进行各项指标的检测。

5）药物先加入细胞培养 2 小时或 72 小时，然后反复洗涤细胞，去除未吸附的细胞，细胞重悬浮后加入病毒，37℃、5% CO_2、95%湿度下培养 4 天或 7 天，进行各项指标的检测。

（2）作用靶点

HIV–1 的三个主要酶，逆转录酶、蛋白水解酶、整合酶，在病毒繁殖周期不同时期起不同的作用。

1）逆转录酶：作用于病毒复制的早期，促进病毒 RNA 逆转录为双链 DNA。Seiji K 等发现夏枯草穗提取物可非竞争性地抑制 HIV–1 逆转录酶；Gianfranco F 等发现绿茶提取物可以抑制 LAI、Ⅲ B、Bal 病毒株的逆转录酶；C.Haslin 等发现地中海红藻的配子体和四分孢子体的细胞壁可以抑制 HIV–1 逆转录酶；Kasuhiro 等发现一些芳香类草药的水提物可以抑制 HIV–1 逆转录酶活性。

2）整合酶：整合酶促进病毒 DNA 在细胞内整合入宿主细胞染色体 DNA。T.K.Au 等利用非放射性基于 ELISA 方法检测 HIV–1 整合酶活性，筛选了 20 种中药的水和甲醇提取物，均能强烈抑制 HIV–1 的整合酶活性。

3）蛋白水解酶：蛋白水解酶促进病毒颗粒的成熟。Fabio M 等发现自然界普遍存在的齐墩果酸体外抑制 HIV–1 蛋白水解酶活性，呈剂量依赖效应；Ghazi H 等从苏丹植物中发现可以抑制 HIV–1 蛋白水解酶的物质。

4）HIV–1gp41 为跨膜糖蛋白，可将病毒外膜蛋白固定在病毒细胞膜表面，介导病毒和细胞融合。Shuwen Liu 等建立了一种高速筛选法，作用部位为改变

HIV-1gp41 的六螺旋构象，并利用此方法筛选出有抗 HIV 作用的中草药的水提物。

5）Gp120-CD4 结合实验：Nahead 等利用重组的 sCD4 和药物作用 1 小时，再加入重组的 gp120，检测药物阻止 gp120-CD4 的结合。

6）化学因子受体：科学工作者早已意识到，HIV-1 表面蛋白和 CD4 分子的结合，并不足以导致病毒与细胞融合进入细胞，尚需辅助因子。这就是化学因子受体，现统称为 HIV 的第二受体。Rieko 等合成了一种包含 14 个氨基酸残基的小分子多肽，这个多肽可以作为 CXCR4 抑制剂而阻断 HIV-1 进入靶细胞。Madhavanp 等发现葡萄种子提取物可以下调正常 PBMC 的 CCR2b、CCR3 和 CCR5 的基因表达，从而抑制 HIV-1 感染。

7）肿瘤坏死因子（TNF）通过激活前病毒的转录而在 HIV 复制中起作用，利用含有 HIV 长末端重复（LTR）虫荧光素酶报告基因的质粒转染 HeLa 细胞建立细胞系，TNF-α 可以增加虫荧光素酶产生 2 ～ 3 倍。Hegny A 等利用此细胞系筛选了大约 15000 种真菌提取物，发现了可以特异性抑制 TNF-α 导致的 HIVLTR 转录的复合物，并将其纯化。

8）N- 十四烷基转移酶（NMT）为真核细胞生存和宿主细胞产生感染性 HIV 所必需。Nobutiki T 等发现降低人类 NMT 的 mRNA 水平和 NMT 活性的抑制剂具有抗 HIV-1 的作用，从而认为 NMT 亦为抗 HIV-1 物质的作用靶点。有些提取物可以清除氧自由基，海洋硫酸多糖 911 可以抗氧化，这也从另一角度显示了天然产物提取物抗 HIV 的作用机制。

（三）抗艾滋病中药和化学药特点

中药主要是天然动植物，有多成分、化学结构多样的特点。实验证明其有多种药理功能，复方或单味中草药有抗病毒和免疫调节等综合性药效。但中药品种繁多，受地理和生态变化影响大，活性成分不清，结构复杂，质量不易控制；制备工艺不稳定、药效波动、抗艾滋病病毒活性检测和药效评价技术烦琐、试验周期漫长、价格昂贵等因素，阻碍其迅速发展成新药。现有的临床应用的抗艾滋病病毒化学药物优点是结构清楚，活性高，疗效好，发展快，品种多；

缺点是成分单一，易产生耐药性，结构类似，有交叉耐药性，全新构型药物少。化学药与中药，彼此有取长补短的潜在作用。（表 3.2.1）

表 3.2.1　抗艾滋病病毒中药与化学药研究开发的比较

	中　药	化学药
研究思路	中医药传统和经验	病毒复制感染特点
研究途径	临床试用，选择性实验筛选	大量广泛实验筛选
药物来源	天然植物动物	化合物及其衍生物类似物
药物性质	中草药或复方制剂	化学合成药物
药物结构	成分结构复杂多样	结构单纯
研究对象	艾滋病病毒感染	病毒复制机制和药物作用靶位
研究技术手段	病毒学、免疫学	分子生物学
药理活性	多功能综合药效	作用靶点明确
制备工艺	提取分离，多变	合成稳定
质控指标	复杂不易控制	清楚可控
抗艾滋病病毒效果	有效，作用弱或不肯定	效果强
开发成新药	目前为辅助治疗，品种单一	20 种以上
经济效益	初步效益	大批量生产销售

（四）抗艾滋病药物有效成分

由于西药的某些局限性，单味中药的研究从传统中药、植物等天然资源中寻找新的抗 HIV 药物或先导化合物，成为国内外新药研制非常活跃的领域。至今已发现数百种天然化合物具有很好的抗 HIV 活性，如多糖类、生物碱、黄酮类、多酚类、萜类、香豆素、氧杂蒽酮、醌类、单宁、磷脂、光敏剂、蛋白质和多肽等几个大类及其类似物。

1. 多糖类

多糖是由单糖分子以糖苷键结合而成的天然高分子化合物，广泛存在于动物、植物和微生物的组织中。

（1）免疫调节或增强作用

多糖类具有免疫调节或增强作用，如香菇多糖、黄芪多糖、茯苓多糖、猪苓多糖、云芝多糖、猕猴桃根多糖、红毛五加多糖等。

（2）抑制 HIV 作用

目前，已发现具有抗 HIV 活性的多糖主要来源于真菌、藻类、植物、动物和细菌。①真菌类多糖如香菇多糖、银耳多糖等具有抑制 HIV 作用。②藻类多糖如卡拉胶、聚甘古酯、硫酸多糖等具有抗 HIV 活性。③植物类多糖如松塔多糖、圆锥乌头多糖等具有抗 HIV 活性。④动物类多糖如肝素、硫酸软骨素等具有抗 HIV 活性。⑤细菌类多糖如链霉菌胞外多糖、大肠杆菌 K5 荚膜多糖（K5PS）等具有抑制 HIV-1 的复制和感染作用。

2. 生物碱

生物碱具有抑制 HIV 作用。栗树精胺能抑制 HIV 颗粒装配及成熟，秋水仙碱能抗逆转录酶活性。从罂粟中提取的罂粟碱，在体外可显著降低 HIV 蛋白成分的产生，使 gp120 的表达受到抑制。

3. 黄酮类

从抑制逆转录酶试验中发现黄芩苷元等 8 种黄酮具有活性。金丝桃蒽酮可明显抑制艾滋病病毒成熟过程的最后阶段。桑白皮中的黄酮有抗 HIV 逆转录酶作用。其他还有槲寄生黄酮、异黄酮等。

4. 萜类

萜类可抑制 HIV。从穿心莲的主要成分穿心莲内酯中得到的 DASM 体外有明显抑制作用，干扰 HIV 诱导的细胞融合，干扰 HIV 结合到 H9 细胞，干扰 HIV 的增殖。五味子茎的提取物三萜类化合物，体外抗 HIV-1 试验表明，其可抑制逆转录酶和多聚酶活性。甘草甜素有较强的抑制艾滋病病毒增殖作用，其抑制率达 98%，引入硫酸基可提高 4 倍效果；属于倍半萜的棉酚有抗 HIV 作用；大豆中的三萜皂素和三萜均有抑制 HIV 的作用。

5. 蛋白质类

蛋白质类作用是双重的，既有调节免疫作用，又有抑制 HIV 作用。芦荟中的糖蛋白能促进 T4 细胞和巨噬细胞增加，诱生干扰素和白细胞介素；天花粉中的天花粉素能切开核糖体，消灭被艾滋病病毒感染的巨噬细胞；苦瓜中的苦瓜素能使核糖体灭活；蓖麻毒蛋白 A 键有抑制 HIV 作用。

6. 皂类

山皂荚的提取物和肥皂荚的提取物可体外抑制 HIV-1 增值。另外，还有很多天然活性物质，如植物血凝素、金丝桃素、假金丝桃素、牛蒡草苷元、茶（决明子茶和杜仲茶）、鞣质（金银花的提取物）等对 HIV 也有抑制作用。

二、抗HIV单味中药

通过对单味药抗艾滋病病毒的筛选，发现许多中草药具有抗艾滋病病毒的作用。近年来，我国已经对超过 800 种的中药进行了抗 HIV 的体外筛选，其中 100 余种具有较为明确的抗 HIV 的作用，并且已有 20 余种中药作为科研用药进行过临床观察。如紫花地丁、蒲公英、白头翁、金银花、紫草、夏枯草、桑白皮、螃蜞菊、黄连、黄芩、黄柏、白花蛇舌草、鸦胆子、石榴皮、槐树、牡丹皮、大蒜、丹参、桔梗、射干、槟榔、防风、蔓荆子、巴豆、漏芦、人参、灵芝、蘑菇、番木瓜、淫羊藿、知母、乌梅、诃子、五味子等具有抗 HIV 作用。

治疗艾滋病免疫受损为主和增强免疫的药物有三类：①补气类包括人参、党参、灵芝、香菇、黄芪、绞股蓝、冬虫夏草、山药、薏苡仁、甘草等；②温肾壮阳类包括淫羊藿、附子、肉桂、仙茅、巴戟天、补骨脂、刺五加、菟丝子等；③滋阴类包括枸杞子、女贞子、地黄、天冬、银耳、墨旱莲、山茱萸、何首乌、玄参、阿胶、紫河车、天麻、鸡血藤、当归、黄精等。

艾滋病患者由于免疫功能低下，常并发感染和各种肿瘤，所以应选择抗感染和抗肿瘤的中药配合治疗。抗感染常用的药物有金银花、连翘、蒲公英、黄芩、栀子、黄柏、紫花地丁、蒲公英、败酱草、大青叶、板蓝根、鱼腥草、青黛等。抗肿瘤常用的药物有三棱、莪术、山慈菇、延胡索、龙葵、白花蛇舌草、半枝莲、水蛭、虻虫等。

下面简要介绍常用抗艾滋病病毒的中药。

1. 甘草

甘草中含有的多种化合物可以抑制 HIV 吸附、细胞融合，还可抑制蛋白激酶C。如甘草甜素可明显抑制HIV增殖，并具有免疫激活作用；甘草次酸及其衍生物具有抗艾滋病病毒作用，有望成为抗艾滋病的新药。

2. 黄芩

黄芩提取物及其主要成分黄芩苷，静滴可使艾滋病患者P24抗原下降，T4淋巴细胞上升。在体外细胞培养中抑制HIV–1病毒逆转录酶和细胞病变（CPE），抑制病毒荧光抗原（FA）、P24抗原和成人T淋巴细胞白血病病毒，抑制HIV–1在H9细胞中生长。

3. 桑白皮

桑白皮中分离到的乙酰化合物中黄酮类化合物桑根白皮素（Morusin）、桑酮H（Kuwanon H）和桑根皮素 – 4 – 葡萄糖苷（Morusin – 4 –glucoside) 具有一定的抗HIV活性。

4. 贯叶金丝桃

从金丝桃属植物的鲜花中提取出来的金丝桃素（Hypericin）具有抗HIV的作用。它在细胞培养中可抑制逆转录病毒的复制，并通过阻断病毒的脱壳、出芽或装配而干扰逆转病毒的复制，且与叠氮胸苷（AZT）、齐多夫定均有协同作用。

5. 苦瓜

从苦瓜中分离出的 α – 苦瓜素、β – 苦瓜素、MAP–30新型蛋白，能使艾滋病病毒核糖体灭活，抑制艾滋病病毒蛋白表面活性。目前，美国有许多艾滋病患者在接受苦瓜提取液的治疗。

6. 灵芝

灵芝的成分三萜烯对促进病毒增殖的蛋白酶具有抑制作用。灵芝提取液在体外对T4细胞具有免疫调节作用，其作用对受HIV感染的细胞较为显著。

7. 天花粉

天花粉蛋白在体外可选择性杀伤被HIV侵犯的T细胞和巨噬细胞，对正常T细胞有保护作用。

8. 大黄

大黄对艾滋病病毒有明显的抑制作用，其机制可能是鞣质分子直接参与阻止 HIV-gpl20 结合位点，抑制 HIV 逆转录酶，阻止病毒在细胞上吸附以及药物的抗病毒活性与收敛性。

9. 大蒜

大蒜含有大蒜素，具有杀菌和抗病毒的药理作用，大蒜提取物 G0889 有明显抑制 HIV 的作用。大蒜对控制部分 AIDS 关联症状，延长一些 AIDS 患者寿命有一定作用。

上述中药多为天然植物药，具有抗 HIV 作用及免疫调节功能，可改善 HIV 感染者免疫水平。从天然产物中发现具有开发成药的先导物是新药研究的一个重要方面，尤其是治疗疑难重症的药物更寄希望于天然产物。从天然药物中寻找活性成分和直接应用天然药物以及中药配方治疗艾滋病的前景广阔。

三、复方中药的研究

（一）实验研究

1. 研究方法

为了筛选有效的抗艾滋病新药，人们在猴 SIV 模型上做了大量的试验性治疗研究工作。药物治疗和观察常常集中在对血浆和血清中抗原、抗体及病毒滴度的检测，免疫活性细胞特别是 $CD4^+$ 及 $CD8^+$ 测定、$CD4^+/CD8^+$ 的观察以及细胞因子消长情况的研究。国外多采用预防性治疗，在 SIV 感染猴模型前或同时给治疗药物，观察药物对 SIV 的抑制作用，一些相关研究对中医药疗效判断及其机制研究亦有重要意义。虽然预防性治疗和感染性治疗间存在一定差异，但预防性治疗可以节省大量时间，对病毒作用易于观察，故被各实验室广泛采用。

2. 复方的筛选

国内外对复方抗 HIV 的研究较少，比较突出的是日本对小柴胡汤抗 AIDS 的研究，小柴胡汤能抑制 HIV 逆转录酶活性，提高 AIDS 患者的免疫功能，与 HIV 感染的单核细胞作用所诱导的白细胞介素 -1 可促进淋巴细胞产生白细胞介素 -2。美国加州大学对 56 种临床上常用的、无毒的中草药注射液筛选在 H9 细胞和 MOLT-4 细胞上抑制 HIV 的活性作用，发现其中的 10 种有抑制 HIV 感染作用，为复方丹参注射液、银黄注射液、复方黄连素注射液、冠心灵注射液、红茴香注射液、复方大青叶注射液、丹参注射液、丁公藤注射液、刺五加注射液和牛黄醒脑注射液。观察其50%和90%抑制剂量，以丹参注射液和银黄注射液为优，复方黄连素注射液、冠心灵注射液、丹参注射液、丁公藤注射液还有抑制90%以上的细胞融合作用。国内研制的唐草片、龙凤洗液、艾泰定、黄参苓、中研1号（紫花地丁、黄芪等8味中药）、红宝方（人参、当归、枸杞子）、扶正袋泡冲剂（黄芪、人参、刺五加、五味子等16味中药）、艾滋宁（黄芪、白术、当归等21味中药）、生命泉方（组成不详）、艾滋一号方（冬虫夏草菌等）、复方玉泉剂、免疫1号、免疫2号、复方SH（以桑白皮为主，包括艾叶、紫云英等5味中药）等，对抗HIV及治疗AIDS均有一定作用。

（二）临床研究

中药复方是由多种功效的中药组成的方剂，作用靶点复杂，因此有抗HIV、增强免疫力、改善症状、减毒增效的作用。一般说来，大部分清热解毒类中药具有抗HIV和抗感染的作用，补益类和健脾类中药具有增强免疫功能和减毒增效的作用。

大多数临床观察只是自身前后对照，采用随机、盲法、对照的研究较少。目前许多的中药制剂都在艾滋病患者身上进行了初步的临床观察，主要从病毒载量、免疫功能、症状体征三方面进行疗效的评价。从临床结果看，中药在阶段性稳定和提高免疫功能、消除和缓解症状体征、改善生活质量方面有较好效果，而对于降低病毒载量作用有限。

1. 扶正固本方类

（1）生脉饮

生脉饮出自《内外伤辨惑论》，由人参、麦冬、五味子组成，具有益气养阴功效。中国中医科学院艾滋病专家组在坦桑尼亚运用生脉饮治疗艾滋病，特别是用于艾滋发热原因不明型者，具有较好疗效。实验研究表明，生脉饮能明显提高T细胞亚群数，说明生脉饮具有免疫调节作用。

（2）艾达康颗粒

艾达康颗粒由黄芪、太子参、青蒿和鳖甲等中药组成，具有补益气血、滋阴壮阳作用。郭卫中等复制猴慢性艾滋病模型，进行灌胃治疗，连续 56 天，结果艾达康对猴艾滋病毒（SIV）慢性感染猴具有一定的免疫恢复和重建作用，但无明显抗病毒作用。

（3）喘可治注射液

喘可治注射液由巴戟天总黄酮、淫羊藿苷组成，有温阳补肾、平喘止咳作用。临床以喘可治与 ART 联合治疗艾滋病，比单用 ART 能增强 $CD4^+T$ 细胞数量并能降低 ART 不良反应，减少耐药发生。

（4）益爱康胶囊

益爱康胶囊由山药、红参、黄芪、防风、炒白术、白薇、茯苓、当归、白芍、黄芩等组成，具有健中补脾，兼有祛邪作用。徐立然等观察其对 HIV/AIDS 患者 T 淋巴细胞亚群变化的影响，结果治疗后患者 T 淋巴细胞亚群中 $CD4^+T$ 细胞有较显著的上升，$CD4^+/CD8^+$ 值明显上升。

（5）金生宝胶囊

金生宝胶囊由天然成分蘑菇菌多糖蛋白和锌、硒、锰、铁、钙等微量元素组成，经实验研究表明，它具有调节免疫功能、抗艾滋病病毒的作用。王健等对该药进行了 22 例 HIV 感染者和艾滋病患者的临床观察，总有效率为 54%，在改善症状和增加免疫功能两方面均有作用。

（6）新世纪康保

新世纪康保主要成分为含硒海藻多糖和甘草酸。吕维柏等观察本品治疗 43 例艾滋病患者 6 个月，结果 21 例免疫功能好转，总有效率 67%。

（7）五味灵芪胶囊

五味灵芪胶囊为中国中医科学院艾滋病专家的经验方，并利用现代医药技术制成复方胶囊。体外实验证明五味灵芪胶囊能抑制 HIV–1 复制，并有良好的协同抗病毒活性及明显的增强特异性免疫活性。

（8）再生丹

再生丹为中草药复方，其主药用于提高机体免疫力，辅药对症治疗。郑友文等用本方治疗 HIV 感染者，可明显改善临床症状，提高 $CD4^+T$ 细胞数，使病毒载量下降。

（9）温肾健脾方

温肾健脾方可增加 HIV 感染的免疫无应答者（INRs）中的 $CD4^+T$ 细胞计数，由人参、灵芝、白术、茯苓、菟丝子、巴戟天、枸杞子组成，具有益气温阳的功能。温肾健脾方通过增加 Toll 样受体（TLRs）的表达，显著促进 PLWH 和 INRs 中 $CD4^+T$ 细胞计数的恢复。

（10）免疫 2 号

免疫 2 号以黄芪、党参为君药，灵芝、枸杞子为臣药，以淫羊藿、巴戟天、莪术为佐使药。通过益气、补肾、补髓等方法提高机体免疫功能。对于既往接受抗逆转录病毒治疗且免疫功能恢复不佳的 HIV/AIDS 患者，免疫 2 号可以稳定患者 $CD4^+T$ 细胞计数并重建免疫功能。

（11）益气健脾颗粒

益气健脾颗粒由生黄芪、炒白术、茯苓、枸杞子、菟丝子、五味子等药物组成，具有益气健脾、扶正固本的功效。研究发现，经益气健脾颗粒治疗 6 个月后，艾滋病组 TLR4 和 TLR9 均较治疗前显著升高，$CD4^+T$ 细胞计数治疗后较治疗前有增加，提示中药通过影响 TLR 活化进而提高机体抗感染免疫防御能力。

（12）中研 4 号

中研 4 号是中国中医科学院基础理论研究所艾滋病专项课题组对中研 1 号和中研 2 号复方进行临床前和实验研究的基础上研制而成。以人参、黄芪益气，枸杞子滋阴，黄芩清热生津，紫花地丁清热解毒、凉血化瘀。该方具有益气养阴、清热解毒的作用，主要针对艾滋病早期、中期的发病过程。

2. 解毒祛邪方类

（1）双黄连粉针剂

双黄连粉针剂由金银花、黄芩、连翘制成，具有清热解毒、轻宣透邪功效。张妍玲等用本品治疗艾滋病 15 例 4 周，症状缓解率达 93.33%，治疗后 $CD4^+T$ 细胞数明显增加，血红蛋白和体重均有增加。

（2）金龙胶囊

金龙胶囊是由鲜守宫、鲜金钱白花蛇和鲜蕲蛇组成的抗癌中成药，具有破瘀散结、解郁通络作用。吕维柏等对 HIV 感染者予本品治疗，可增强免疫功能，但无明显的抑制 HIV 作用。

（3）苦瓜“阴速康”

苦瓜“阴速康”由苦瓜等组成，具有清热解毒、泻火散结、益气壮阳等功效。李湘云等研究表明，本品具有抗 HIV–1 作用，并有提高小鼠巨噬细胞功能和 T 淋巴细胞功能的作用。

（4）祛毒增宁（ZL-1）胶囊

祛毒增宁胶囊是根据抗 HIV 实验筛选出的具有抑制 HIV 复制的中药，在中医理论指导下，组合精制而成。李泽琳等经过体外和体内试验对猴的 SIV 及猩猩的 HIV 实验确证其有很好的抑制 HIV–1 复制的作用。本品对蛋白酶抑制剂有抗药性的 HIV 毒株也有明显的抑制作用。经临床观察证实，本品有较好的改善症状和提高免疫功能作用。

（5）小柴胡汤

小柴胡汤出自《伤寒论》，由柴胡、黄芩、党参、半夏、甘草、生姜、大枣组成，具有和解少阳作用。国内外大量研究证实，小柴胡汤中的黄芩成分黄芩黄素和黄芩苷抑制 HIV–RT 活性的作用最强，其类黄酮化合物也是较强的抑制物质；其提取液对淋巴细胞有调节作用，并与低浓度 AZT 有相乘的抗 HIV 活性作用；对 HIV 感染引起的免疫系统功能障碍有保护作用，能提高 AIDS 患者的免疫功能，可促进淋巴细胞产生白细胞介素 –2（IL–2）。

3. 益气解毒剂

（1）中研 1 号

中研 1 号由黄芪、甘草、金银花、黄芩、紫草、紫花地丁等组成，具有扶正祛邪作用，能够改善患者的免疫功能及临床症状。对坦桑尼亚 52 例艾滋病患者的观察，本药有效率为 51.92%。本制剂可提高 SIV 感染猴 T、B 细胞增殖，并有一定的抑制 HIV 逆转录作用。关崇芬等从病毒学、血清学、血液流变学和病理学观察该制剂对感染 SIV 3 个月猴的作用，结果显示本方具有某些防治猴艾滋病病变的发展和促进淋巴组织修复的作用。

（2）艾乃吉Ⅰ号

艾乃吉Ⅰ号由牛蒡子、黄芩、桑白皮、人参等十几味中药组成，具有疏风清热、化痰除湿，兼以补肺的作用。实验研究表明，本品对提高免疫抑制小鼠 $CD3^{+}T$ 细胞百分率和 $CD4^{+}T$ 细胞百分率有一定作用。经临床观察，本品能改善或维持早中期（$CD4^{+}T$ 细胞数为 100 ～ 400 mm^{-3}）HIV/AIDS 患者的免疫功能。

（3）复方三黄散

复方三黄散由黄芩、黄柏、蒲公英、白花蛇舌草、白头翁、黄芪、柴胡、防风、菟丝子及甘草等组成，具有清热解毒、扶正固本、抑制 HIV 复制、提高免疫功能等作用。黎明等观察本方颗粒治疗艾滋病 41 例，结果治疗组中 13 例 $CD4^{+}T$ 细胞数上升＞ 30%，2 例上升＞ 25%，11 例 HIV 载量下降＞ 0.5 log。药效学研究显示，本品对 HIV 逆转录酶和整合酶有一定抑制作用，并能使免疫抑制小鼠外周血 $CD4^{+}T$ 细胞数升高。急性毒性试验及长期毒性试验证明本品无明显毒性。姜海鸥等观察本方胶囊剂的作用，体外抗 HIV–1 活性实验结果显示，该制剂对 HIV–1 有一定抑制活性作用。

（4）爱康 1 号

爱康 1 号由太子参、黄芪、白术、茯苓、川芎、当归、生地黄、桂枝、柴胡、黄芩、黄连、干姜、半夏、甘草等组成，具有扶正祛邪作用。郭会军等用本方治疗艾滋病相关综合征（ARC）患者 15 例，可明显减轻和改善患者的症状和体征。

（5）扶正逐毒丸

扶正逐毒丸由人参、黄芪、紫花地丁、虎杖、甘草等组成，具有祛逐毒邪、扶助正气功效。刘宝录等研究表明，本方对免疫抑制小鼠机体的免疫功能有较好的调节作用。

（6）扶正排毒片

扶正排毒片由黄连、黄芩、黄芪、当归、西洋参、白花蛇舌草、连翘、甘草等 13 味中药组成，具有益气、养阴、健脾、排毒的功效。彭勃等进行临床疗效观察，结果本品早期干预 HIV 感染者可提高其免疫功能，对部分病例具有降低病毒载量的作用。张海燕等用本品治疗无症状 HIV 感染者，可降低病毒载量。

（7）艾泰定

艾泰定由人参、虫草、甘草、天花粉、柴胡、板蓝根、紫金皮等 10 多种民族民间药和中草药组成。倪燕萍等研究表明，该药在体外对鼠腺细胞、人 T 淋巴细胞有明显激活作用；在体内对巨噬细胞、天然杀伤细胞有明显激活作用，对 IL–2、干扰素有诱生作用。在临床应用上也取得了一定效果。

（8）康爱保生胶囊

康爱保生胶囊由紫花地丁、黄芩、人参等药组成，具有大补元气、解毒散结、清热消痈的功效。段萍等用本品治疗艾滋病 25 例，治疗后多数患者精神好转，饮食增加，症状体征明显改善，总有效率达 88%。段呈玉等用本品与 ART 合用治疗 334 例 AIDS 患者 3 个月，证实该药具有改善患者免疫功能，促进免疫重建的积极作用。

（9）克艾可

克艾可由甘草等提取制成。吕维柏等用本品治疗艾滋病毒感染者 60 例，有效率 35%，免疫功能及症状好转。实验研究显示本品既能抑制 SIV，也能增强免疫功能。

4. 益气活血方药

（1）唐草片

唐草片由老鹳草、金银花、瓜蒌皮、柴胡、香薷、黄芪、甘草、木棉花、鸡血藤、糯稻根、龙葵、白花蛇舌草等组成，具有益气补血、清热解毒、活血化瘀、除湿化痰的功效。研究表明，本品虽无明显的体内抗 HIV 作用，但具有提高 $CD4^{+}T$ 细胞计数的作用，可以改善乏力、脱发、食欲减退和腹泻等症状。

（2）艾通

艾通由黄芪、川芎、赤芍等组成，具有益气活血功效。黄卫平等用本方治疗 HIV 感染及艾滋病患者 15 例，显示该药对提高免疫功能和改善症状具有较好的作用。

（3）艾灵颗粒

艾灵颗粒由女贞子、黄芩、黄芪、土鳖虫等组成，具有益气活血等功效。危剑安等通过对 HIV/AIDS 患者观察，该药可显著改善艾滋病患者的症状，提高免疫功能，并在一定程度上抑制 HIV 的复制或使其处于稳定状态。

（4）乾坤宁片

乾坤宁片由栀子、茵陈、黄连、连翘、黄芪、黄精、蛇床子、茯苓、三棱、莪术、延胡索、玄参、制南星、五倍子组成，具有清热利湿、解毒散结、益气养阴、行气活血作用。经临床观察，可使 HIV 感染者 $CD4^+T$ 细胞维持一定水平，明显改善症状、体征，提高生存质量，并可降低血液中病毒载量，而未见明显毒副作用。

（5）艾可清胶囊

艾可清胶囊曾用名“抗艾灵”，由淫羊藿、虎杖、蒲公英、紫花地丁、夏枯草、黄芪、甘草、黄芩、丹参、骨碎补、紫草、莪术等组成，具有补肾益气、活血解毒功效。张奉学等以 SIV 猴和相应的 CEMx–174 细胞系为模型研究表明，本品在体外具有明显抑制 SIV 的作用。张苗苗等经临床观察发现，本品可使 HIV 感染者外周血 $CD4^+$、$CD8^+$ 细胞计数及 $CD4^+/CD8^+$ 值在保持稳定的前提下有所升高，患者症状、体征、体重、生存质量明显好转。

（6）中研 2 号（艾宁颗粒）

中研 2 号是由黄芪、人参、枸杞子、当归、升麻、柴胡、甘草等药物组成的颗粒剂，具有补中益气、养血滋阴作用。经临床观察，该药可有效提高或稳定患者的免疫功能，总有效率在 45%～55%之间，且未发现有毒副作用，并通过提高免疫功能而影响病毒载量。实验研究表明，本制剂可提高 SIV 猴 T、B 细胞增殖，并对动物免疫细胞有保护作用。

（7）克艾特胶囊

克艾特胶囊由西洋参、全蝎、乌梢蛇、土鳖虫、海马、海藻、当归、黄芪、五味子、丹参、金银花、鱼腥草、半边莲、紫花地丁组成，具有益气养阴、攻毒散结、清热消火、镇静止痛等功效。初步研究表明，克艾特胶囊具有提高免疫力、抑制 HIV 的作用，并可治疗 AIDS 机会性感染及多种并发症。

此外，中国中医科学院艾滋病专家组应用 801（茯苓多糖制剂）、802（冬虫夏草制剂）、803（赤芍制剂）、806（扶正中药为主）、809（甘草甜素制剂）、810（人参、白术、当归等）、89111（攻补兼施中药）、甘露消毒丹、生脉散、归脾汤、补中益气汤、龙胆泻肝汤、三黄解毒汤、人参养荣汤、金匮肾气丸、清营汤、白虎加人参汤、羚角钩藤汤等治疗艾滋病，均有不同程度改善症状、提高免疫功能及抗 HIV 作用。

第三章 动物模型

动物模型在中医治疗艾滋病的研究中具有特殊意义，良好的动物模型有助于中医对艾滋病发病机制的认识和有效的中医治疗方法的研制。不可否认，由于中医理论体系的特点，要创建出符合中医特征的艾滋病动物模型是一件比较困难的事。目前在中医治疗研究中大量使用的仍然是和西医研究一样的动物模型，这为中医药治疗艾滋病研究带来了一定的障碍，但目前仍未能得到很好解决。所以在中医治疗艾滋病的研究中，目前所采用的动物模型评价中医药疗效一般只作为参考。

一、非人灵长类艾滋病模型——猴艾滋病模型

人们已经从非人灵长类动物中分离出近 30 种猴免疫缺陷病毒。有人按其分离的来源和种系的发生，将其归为 5 大类，即白眉猴和恒河猴组（sooty mangabey monkeys，SIVsm）、非洲绿猴组（African green monkeys，SIVagm）、戴氏长尾猴组（Sykes monkeys，SIVsyk）、狒狒组（mandrills，SIVmnd）和黑猩猩组（Chimpanzees，SIVcpz）。目前，对 SIV 的研究多集中在 SIVmac（病毒株来源恒河猴）和 SIVsm（病毒株来源白眉猴）上，因为这两个病毒株能在多种猕猴属动物身上引发致死性免疫缺陷综合征，同时伴有 $CD4^{+}T$ 细胞下降，继发机会性感染。

最常用于艾滋病模型的非人灵长类为恒河猴、食蟹猴、豚尾猴。MHCI 类分子是影响猴感染 SIV 后疾病进展的重要因素之一。例如具有 Mamu-A*01、Mamu-B*08 的印度恒河猴感染 SIV 后 SIV 复制受到明显限制。最常用的 SIV

毒株为 SIVmac、SIVsm、SIVmne。$CD4^+$ 为主要受体，大部分以 CCR5 为主要辅助受体。SIVmac251 是未经克隆的 SIV 病毒，而 SIVmac239 是经过克隆改造的 SIV 毒株。

关于抗 SIV 的阳性对照药，SIV 与 HIV 的有着明显的差别，这种差别也表现在对抗病毒药物的反应上。很多常用的对 HIV 效果很好的抗病毒药或者人类常用的 ART 疗法药物组合对 SIV 在猴体内的复制作用甚微或者不起作用。目前尚未找到效果理想的抗猴体内 SIV 阳性对照药或药物组合。

（一）恒河猴模型

用于感染猴的病毒株常用 SIVmac、SIVsm 以及 SIVmne。这些病毒株都是以 $CD4^+$ 作为主要受体，CCR5 作为辅助受体的。目前国内常用 SIVmac251 和 SIVmac239 感染恒河猴以制备猴艾滋病动物模型。这两种病毒感染恒河猴后其病理表现过程类似，一般感染剂量为（5 ～ 10）×MID100（100% 感染剂量），感染后血浆病毒载量迅速上升，大约在感染 2 周时达到高峰（一般大约 1e6 ～ 1e7 Copies · mL^{-1}），然后迅速下降，大约在感染 4 ～ 6 周时降至低点（大约 1e3 ～ 1e5 Copies · mL^{-1}），此时也称为调定点（set-point），此后病毒载量基本保持稳定的波动。至出现明显症状时（如腹泻、精神萎靡、食欲不振等），病毒载量可能会迅速上升，以至于死亡。

1. 主要病理改变

在造模过程中，外周血的淋巴细胞亚群也有着显著的变化。$CD4^+$T 细胞计数在感染后显著升高，至感染 1 ～ 2 周时达到最高点，此后开始下降，至 3 ～ 4 周时 $CD4^+$T 细胞计数降至低点，并保持基本稳定，呈缓慢下降趋势。$CD8^+$T 细胞计数在感染后也显著升高，在感染 1 ～ 2 周时升至最高，此后开始下降，在第 3 ～ 4 周时降至低点，但此后仍保持高于感染前。$CD4^+/CD8^+$ 值在 SIV 感染猴开始迅速下降，至感染 2 周时降至最低点，此后开始上升，至第 4 周时升至高点，但仍低于感染前，此后略有下降，并保持基本稳定。在造模过程中，如果没有感染发生，外周血白细胞计数保持基本稳定。

在造模过程中外周浅表淋巴结也发生着显著变化。在 SIV 感染后 2 周时，可以摸到腋下和腹股沟浅表淋巴结明显肿大，此后基本保持肿大状态。卢耀增等人将SIV感染后的淋巴结病理改变根据其严重程度分为3个型，即增生型、退化型、耗竭型。

（1）增生型特点

增生型见于SIV感染后3～6个月，或延长至9个月，淋巴结肿大，个别见轻度肿大或不肿大，淋巴滤泡呈不同程度增大。套层和帽区的淋巴细胞受挤压，滤泡底部与副皮质相连，滤泡和生发中心的微血管畅通。少数血管闭合，血管旁有少量免疫球蛋白沉着，内皮细胞和平滑肌细胞无明显改变。

生发中心扩大，亮区中心细胞活跃呈圆形或椭圆形，细胞间距增大，内有固缩的淋巴细胞、吞噬凋亡小体的巨噬细胞、树状突细胞、网织细胞和网状纤维网络。血管开放，内皮细胞轻度肿大，生发中心有少量免疫球蛋白沉着。暗区中心细胞活跃，呈方形或菱形，细胞排列较紧密，细胞分裂相明显，树状突细胞、网织细胞和网状结构完好，巨噬细胞吞噬细胞碎片和凋亡小体，血管旁有球蛋白沉着，内皮细胞轻度肿大。免疫组化Ki–67染色，生发中心细胞可见多量棕黄色。

副皮质普遍增宽，并与淋巴滤泡接壤，微血管增多，血管开放，血管旁有少量球蛋白沉着，有个别的副皮质内见淋巴滤泡。

髓索略增粗，除淋巴细胞外，尚有浆细胞、少数中性多形核白细胞，网状结构受损，个别有纤维组织增加。

髓窦增宽，网状细胞增加，巨噬细胞吞噬1～4个红细胞，并有少量淋巴细胞。在淋巴结中，有个别滤泡呈退化性的改变。

（2）退化型特点

退化型见于感染后6～12个月或更长时间。淋巴结由肿大转向缩小，包膜皱缩。淋巴滤泡大小不等，也有消失的，滤泡套层淋巴细胞受压。也有淋巴细胞进入生发中心，称为滤泡溶解，滤泡两侧缘纤维组织增加，甚至侵入滤泡内，滤泡微血管部分开放，部分闭合，微血管旁有球蛋白沉着，血管内皮细胞中度肿大，血管呈闭合或开放。

生发中心变小，甚至消失，偶有个别增大，亮区中心细胞活跃，呈圆形或椭圆形。细胞间距增大，有固缩的淋巴细胞和巨噬细胞、树状突细胞和凋亡小体。沉着球蛋白呈云彩状，浓淡不均，此处原位的淋巴细胞、树状突细胞、网织细胞和吞噬细胞萎缩、消失。亮区网状结构松懈、断裂、消失，微血管有闭合也有开放，血管旁有少量免疫球蛋白沉着，内皮细胞肿大，生发中心的微静脉内皮细胞增生，呈菊花状，堵于管腔。Ki-67免疫组化反应：大多数淋巴滤泡阴性反应，仅剩下个别滤泡呈弱阳性反应。

副皮质变薄或消失，微血管增生。微血管有闭合也有开放，血管旁也有球蛋白沉着，内皮细胞肿大。

髓索变小。内有淋巴细胞、浆细胞和嗜酸性粒细胞，网状结构受损。

髓窦增宽，亦有变窄，网状细胞增加，组织结构尚保持完好。

（3）耗竭型特点

耗竭型见于SIV感染后11个月以上者和不同时期死亡猴，特点为淋巴结变小，质软，或包膜水肿，淋巴组织进一步受到破坏，呈现出多种形式。①急性耗竭：少数死亡猴出现淋巴组织内滤泡、生发中心、副皮质、髓索和髓窦全面破溃，组织结构模糊，淋巴结内弥散着破碎的细胞碎屑和核片，或偶见残存1～2个破损的滤泡。②渐进性耗竭：淋巴滤泡及生发中心消失，被纤维组织和淋巴细胞代替填充，呈大小不等的纤维组织或淋巴细胞小巢，副皮质消失，髓质紊乱。③细胞溶解灶：生发中心消失，在滤泡淋巴细胞中出现单个或多个细胞溶解灶，形成大小空泡或成串珠空泡，细胞溶解始于淋巴结皮质部边缘窦淋巴滤泡帽区，并沿滤泡旁窦延伸至髓窦内。

这3个分型不是截然分开的，它们之间有过渡，甚至同一淋巴结有增生、有退化或开始耗竭，而有些猴在退化阶段会出现淋巴组织自然恢复的现象，因此评判淋巴结病变时宜参照主要病变表现来评估。淋巴结的检查，基本上是反映机体病情的一个窗口，借此可以了解病情和预后，也可作为评价药品、疫苗、免疫调节剂疗效的一个比较客观的指标。

2. 恒河猴的选猴标准

恒河猴的选猴标准：①血常规、肝功、肾功、淋巴细胞亚群均参照人类标准。②病毒感染：无SRV、HTLV、SIV感染，无B病毒感染。③结核感染：

阴性。④菌痢：阴性。⑤遗传背景：Mamu–A*01、Mamu–B*08、Mamu–B*17阴性。⑥年龄、体重、性别：如用来中药治疗 HIV 感染效果的评价，则年龄一般 4 ～ 6 周岁，体重一般 4 ～ 6 kg，性别一般用雄性。

3. 恒河猴感染 SIV 后的病理变化

（1）SIV 感染猴一般情况

1）体征：浅表淋巴结感染前均可触及，一般为 0.4 cm×0.5 cm，个别达到 0.7 cm×0.8 cm。感染后 4 周，淋巴结开始增大，至感染后 8 周，即治疗前，增大至 0.7 cm×0.8 cm ～ 1.2 cm×1.5 cm 不等，个别到 1.5 cm×2.5 cm。

2）体重：在感染 10 周之内变化不明显，在 10 周之后体重逐渐减轻。

3）临床症状：SIV 感染 4 周之后会出现猴精神、食欲减退，逐渐消瘦，甚至恶病质，部分猴可能会出现腹泻等症状。

（2）外周血白细胞计数

SIV 感染后大部分猴的外周血白细胞计数并未出现显著变化。

（3）外周血 $CD4^{+}T$ 细胞比例

外周血 $CD4^{+}T$ 细胞比例在 SIV 感染 1 周时比感染前 1 天均显著升高，而第 2 周则明显下降，此后呈现稳定的波动状态。外周血 $CD4^{+}T$ 细胞计数在感染 1 周后升至最高，第 2 周时下降，此后呈现稳定的波动状态。

$CD8^{+}T$ 细胞比例也是在感染 1 周后显著升高，但第 2 周时则下降，此后也是维持稳定的波动状态。

（4）恒河猴外周血淋巴细胞亚群检测方法

采用流式细胞仪检测淋巴细胞亚群。采集 EDTA 抗凝血，取 50 μL 进行抗体标记，并同时进行血常规检测。或将 EDTA 抗凝血分离血浆后，取 50 μL 进行抗体标记。以 CD3/CD4 抗体标记 $CD4^{+}T$ 细胞亚群，以 CD3CD8 抗体标记 $CD8^{+}T$ 细胞亚群，标记荧光可采用 CD3–APC、CD4–FITC 及 CD8–PE，也可采用其他荧光。以淋巴细胞设门，然后分析 $CD4^{+}T$ 细胞和 $CD8^{+}T$ 细胞的比例。然后以血常规中淋巴细胞计数计算 $CD4^{+}T$ 细胞和 $CD8^{+}T$ 细胞的计数。

（5）恒河猴外周血 SIV 病毒载量检测

采集 EDTA 抗凝血 2 mL 以上，分离血浆，可立即检测。如不立即检测，可立即将血浆冻存于 -80℃冰箱。检测过程首先进行 SIVRNA 提取，提取试剂应采用一管式的提取试剂（如磁珠法或者一管式病毒核酸抽提试剂）以保证病毒载量检测的准确性和可重复性，避免在提取过程中换管造成检测结果不准确（如 Trizol 类的试剂）、重复性差的问题。

（6）恒河猴感染 SIV 后引起的免疫活化程度的检测

可采用流式细胞术检测淋巴细胞亚群如 $CD4^{+}T$ 细胞的 Ki67、HLA-DR 及 CD38 等免疫活化标志的表达量以代表免疫活化程度。

（二）平顶猴模型

平顶猴（pigtailed macaques），又称豚尾猴，是目前唯一报道可以被 HIV-1 感染的旧大陆猴。猴科猕猴属的平顶猴、猕猴（包括印度猕猴和中国猕猴）和食蟹猴是目前 HIV/AIDS 研究中应用最为广泛的非人灵长类动物。平顶猴在约 500 万年前与猕猴和食蟹猴从进化上产生了分歧，而猕猴和食蟹猴之间则在 240 万年后才出现分歧。

2001 年动物分类学家将平顶猴中的 3 个亚种提升为 3 个不同的种：巽他平顶猴（sunda pigtailed macaques，M.nemestrina）、北平顶猴（northern pigtailed macaques，M. leonina）和明打威猴（mentawai macaques，M.pagensis）。迄今为止，几乎所有 SIV/HIV 感染平顶猴模型的研究报道使用的平顶猴均为巽他平顶猴。

与猕猴和食蟹猴相比，平顶猴在 HIV/AIDS 动物模型方面具有许多优势。首先，在 HIV-1 性传播模型方面，平顶猴体型较大，生殖道组织结构及月经周期与人相似，全年均可繁殖，非常适合作为性传播疾病模型动物。其次，在 HIV-1 静脉传播模型方面，由于病毒限制因子 TRIM5α 的存在，猕猴和食蟹猴对 HIV-1 感染存在一种进入后限制感染的现象。与猕猴和食蟹猴不同，平顶猴可被 HIV-1 感染。平顶猴不表达限制 HIV-1 复制的 TRIM5α 蛋白，而是形成 TRIM5-CypA 融合模式，且融合产物不限制 HIV-1 的复制。

早在 1988 年，科学家就发现从 SIV 感染的平顶猴淋巴结中分离出的 SIVmne 能感染平顶猴，感染的平顶猴出现腹泻、贫血和消瘦等症状。迄今为止，研究者已利用多种 SIV 建立平顶猴感染模型。例如，SIVagm 感染平顶猴能引起其 $CD4^+T$ 细胞数减少，最终出现猴 AIDS 症状。同时，研究发现 SIVsmm 的变异株 SIVsmmPBj14 感染平顶猴后，在 10 ～ 14 日内平顶猴会出现 $CD4^+$ T 细胞数量快速下降、腹泻和消瘦等致死性综合征，而 HIV–1 感染者是在感染晚期由于免疫缺陷而出现各种 AIDS 临床症状。由于 SIVsmmPBj14 感染的平顶猴与人 AIDS 在发病时间和致病机制上不同，目前对该模型研究较少。与 SIVsmmPBj14 不同，SIVsun 和 SIVlhoest 静脉感染平顶猴能使平顶猴的外周血和淋巴结处 $CD4^+T$ 细胞数下降，出现鸟分枝杆菌和卡氏肺囊虫等机会性感染，但病毒载量与平顶猴的疾病进程无明显关联，与人 AIDS 情况不太一致。有些研究者发现 SIVmac 感染平顶猴后，血浆中最高的病毒载量与 HIV–1 感染人的相当，外周血 $CD4^+T$ 细胞逐渐下降，与人感染 HIV–1 的情况很相似。Klatt 等在对 SIVmac239 静脉感染平顶猴动态过程的研究中发现，平顶猴比猕猴的疾病进程要快，平均分别为 42.17 周和 69.56 周，可能是由于平顶猴感染 SIV 前的免疫活化水平高于猕猴。

Mason 等研究发现 SIV 感染前平顶猴中心记忆 $CD4^+T$ 细胞数的多少与 SIVmac251 感染平顶猴的疾病进程快慢有关，即感染前中心记忆 $CD4^+$ T 细胞数越少，感染后平顶猴的发病进程越快。此外，SIVmac 感染平顶猴后疾病进程的快慢可能与平顶猴的自身免疫遗传背景有关。例如，Smith 等研究发现平顶猴中 MHC–I 类分子 Mane–A*10（将 SIV Gag KP9 抗原肽呈递给效应 T 细胞）和猕猴中的 Mamu–A*01 一样会抑制 SIV 在猴体内的复制。这些结果均说明 SIV 感染平顶猴的疾病进程可能受多方面因素影响。

总之，SIV 感染的平顶猴发病症状较明显，与人 AIDS 相似。SIVmac 感染平顶猴模型现已被应用于 AIDS 发病机制、药物和疫苗等方面的研究。此外，有些 SIVmac239 感染平顶猴的疾病进程缓慢，类似 HIV–1 感染者中的长期无进展者，可作为 HIV–1/AIDS 研究中的长期不进展模型。

不足的是，SIV 与 HIV–1 间遗传差异较大，不能真实反映 HIV–1 蛋白在猴体内的功能。例如，SIV 不表达 HIV–1 的 Vpu 蛋白，从而限制了 Vpu 基因相关功能和靶标的研究。同样，SIV 表达的 Vpx 蛋白在 HIV–1 中不表达。由于序列的差异性，对 HIV-1 逆转录酶（RT）有抑制作用的非核苷类逆转录酶抑制剂（NNRTIs）对 SIVmac RT 无抑制作用。此外，由于囊膜蛋白及抗原表位的差异，猴体内对抗 SIV 复制的天然和获得性免疫反应（中和抗体，CTL 反应）与 HIV-1 感染人所引起的免疫反应不尽相同。因此，SIV 感染模型用于 AIDS 研究具有局限性。

1. HIV 感染平顶猴

在寻找建立 HIV/AIDS 动物模型的过程中，Agy 等研究者首次在体外使用不同的 HIV-1 感染平顶猴、猕猴和食蟹猴等的外周血单个核细胞（PBMC），发现仅平顶猴 PBMC 对 HIV-1 易感；用 HIV-1LAI 通过静脉成功感染的 2 只平顶猴在感染后能持续检测到 HIV-1 抗体并且从分离的 PBMC 中能培养出 HIV-1LAI。但是，令人遗憾的是 HIV-1 感染的平顶猴 $CD4^+$ T 细胞数基本不变，病毒载量很低且缺乏持续性，亦不表现猴 AIDS 症状。为使 HIV-1 在平顶猴体内持续复制，Agy 试图通过 HIV-1NL4-3 和 HIV-1LAI 在多只平顶猴体内传代以得到致病力更强的毒株，但未取得成功。Bosch 等将 HIV-1 在新生平顶猴中传代，结果 HIV-1 发生累积突变，毒力得到提高，但是猴 $CD4^+$ T 细胞数量无变化且病毒血症仍缺乏持续性。在免疫应答方面，Kent 等研究发现 HIV-1 感染平顶猴后 4 ～ 8 周就出现了针对 HIV-1 gag、env 和 nef 蛋白的细胞毒 T 细胞效应（CTL）并持续至 140 周。同时，他们得出 HIV-1 特异的 T 淋巴细胞反应与 HIV-1 不能持续感染平顶猴有关。这些研究结果说明细胞免疫对控制 HIV-1 在平顶猴中的复制发挥了重要作用。

与 HIV-1 感染平顶猴不同，HIV-2 静脉感染平顶猴后，$CD4^+$ T 细胞数明显下降且产生持续的病毒血症并出现人 AIDS 症状。强致病株 HIV-2287 静脉感染的平顶猴 $CD4^+$T 细胞数在 2 个月时开始下降，6 ～ 12 个月就发展到 AIDS 期。相比之下，SIVsm 感染的猕猴 $CD4^+$T 细胞数下降通常发生在感染后 4 ～ 12 个月，发展到 AIDS 期则需要 1 ～ 3 个月。HIV-1 感染者的 $CD4^+$ T 细胞数逐渐下降一般发生在感染后 7 ～ 10 个月，发展到 AIDS 期通常也在感染后 7 ～ 10 个月，而 HIV-2 感染者的病程很缓慢。HIV-2287 对平顶猴的致病力很强，可用于 AIDS 急性致病机制的研究。此外，Pullium 等采用 HIV-2GB122 分别通过静脉和直肠感染平顶猴，平顶猴精液中出现病毒的时间要比血液中出现病毒的时间晚 1 ～ 2 周，且在病毒载量上低 10 倍。同时，与通过静脉感染的平顶猴相比，通过直肠感染的平顶猴精液中病毒的持续时间较短。这对于 HIV–1 静脉和性传播的预防研究具有重要意义。

综上所述，迄今为止，研究建立的 HIV–1 感染平顶猴是一个急性过程，病毒血症缺乏持续性，尚不能应用于 AIDS 药物和疫苗的研究。HIV–2 感染平顶猴是目前 HIV 感染旧大陆猴中唯一出现 AIDS 样症状的动物模型。由于 HIV–2 仅在西非局部地区流行，致病力较弱，因此对 HIV–2/AIDS 动物模型的研究较少。平顶猴不表达 TRIM5 α 限制因子可能是其对 HIV 易感的一个重要原因。尽管已经发现宿主的细胞免疫对于控制病毒复制发挥重要作用，但是在 HIV–1 感染平顶猴的后期，病毒是否转为潜伏感染或是被宿主彻底清除仍有待进一步研究。

2. SHIV 感染平顶猴模型

由于 SIV 感染猕猴模型在评价艾滋病疫苗和药物的有效性方面存在较大局限性。因此，研究者采用分子克隆技术构建了以 SIVmac 为骨架嵌合 HIV–1env、tat、rev 和 vpu 基因的 SIV–HIV 嵌合病毒 Env–SHIV。为了评价逆转录酶抑制剂的有效性，Uberla 等构建了嵌入 HIV–1 RT 的 RT–SHIV，并成功感染猕猴。近年来，研究者通过将 SHIV 病毒在猴体内多次传代培养已经得到了诸如 SHIV89.6P（X4 型，env 来自 HIV–189.6）、SHIVKU–1（X4 型，env 来自 HIV–1IIIB）和 SHIVSF162P3（R5 型，env 来自 HIV–1SF162）等强致病株。SHIV 病毒可以通过静脉和黏膜两种途径感染平顶猴，感染猴出现 $CD4^{+}T$ 细胞数下降和腹泻、消瘦等重要艾滋临床指标。SHIVSF162P3 感染猴的疾病进程较缓慢，病毒载量与 HIV–1 感染人的较为接近，因而被大量用于 HIV/AIDS 研究。Vishwanathan 等研究了反复低剂量 SHIVSF162P3 阴道途径感染平顶猴与其月经周期的关系，发现在黄体后期（孕酮水平很高且局部免疫水平较低）平顶猴对 SHIV 易感。Polacino 等将 R5 型的 SHIVSF162P4 采用静脉和黏膜两种途径感染平顶猴和猕猴，发现平顶猴的病毒载量高于猕猴且病毒血症持续时间较长，说明 SHIV 病毒对平顶猴更易感。此外，Shehu–Xhilaga 等用 SIVmac251 静脉感染和SHIVmn229直肠感染平顶猴，发现在急性感染期后，平顶猴的睾丸和附睾组织均含有SIV和SHIV病毒。这对于研究HIV-1性传播机制和HIV-1传播的预防具有重要意义。Ambrose等则用SHIV89.6通过阴道和静脉两种途径感染平顶猴，发现通过阴道比通过静脉感染的平顶猴的前病毒载量峰值和$CD4^{+}T$细胞数下降出现的时间要晚1周；在黏膜免疫应答方面，阴道途径感染的平顶猴黏膜$CD8^{+}T$细胞反应更快，黏膜抗SHIV抗体水平更高，而在系统免疫应答方面无差别。这说明病毒通过阴道感染宿主时，宿主产生了更强的抗病毒免疫反应。在RT-SHIV感染平顶猴模型方面，Jiang等研究发现RT-SHIV（RT来自HIV-1HXB2）对非核苷酸逆转录酶抑制剂（NNRTIs）敏感且能够通过阴道途径感染平顶猴，可用于NNRTIs以及杀微生物剂和疫苗的研究。

总之，SHIV在基因序列上比SIV更接近于HIV-1，在抗体研究和以囊膜蛋白为抗原的疫苗评价中具有明显的优势。因此，SHIV感染平顶猴模型在AIDS发病机制、疫苗和杀微生物剂研究等方面得到了广泛应用。然而，SHIV是以SIV为骨架所构建，在序列上与HIV-1存在较大差异。因此，SHIV感染平顶猴模型在研究AIDS发病机制及药物和疫苗等方面仍然具有一定的局限性。有研究显示平顶猴的阴道菌群与正常女性的阴道菌群之间存在差异，这为阴道菌群如何影响SIV/SHIV通过阴道途径感染平顶猴的研究打下了基础。

Hatziioannou等以HIV-1为骨架将其表达衣壳蛋白（CA）的基因和vif基因替换成SIVmac的相应基因构建了stHIV-1（simian-tropic HIV-1）。他们发现stHIV-1在体外多次传代后能在猕猴外周血淋巴细胞（PBL）中复制。Kamada等则将HIV-1NL4-3的CA基因的一小段（HIV-1 cyclophilin A结合位点）和vif基因替换成SIVmac的相应基因并经体外传代后HIVNL-DT5R。体外结果显示平顶猴T淋巴细胞比猕猴T淋巴细胞HIVNL-DT5R更易感。平顶猴感染HIVNL-DT5R后能产生针对HIV-1蛋白的抗体，但平顶猴感染后的$CD4^{+}$ T细胞数没有下降，没有出现AIDS病症。此外，Kuroishi等在HIVNL-DT5R的基础上将HIV-1衣壳蛋白的α螺旋6和7之间的环序列替换成SIVmac L6/7 CA的序列，提高了其在食蟹猴细胞上的复制能力。随后，Saito等采用基因工程方法构建了HIV-1（MN4-5S），发现其在食蟹猴体内、外的复制能力强于 HIVNL–DT5R 的复制能力，与 HIVNL–DT5R 感染平顶猴的能力相当，而 MN4–5S 和 HIVNL–DT5R 均不能在猕猴细胞中复制。随后，他们对 stHIV–1 的 Gag–CA 的序列区进行改造得到了一系列的 HIV–1mt（macaquetropic HIV–1），体外实验发现 MN4Rh–3（Gag–CA 发生 Q110D 突变）在食蟹猴细胞中的复制能力得到提高，但与 TRIM5α 蛋白的抗病毒作用无关，这说明猴体内可能还存在其他蛋白与 Gag–CA 蛋白相互作用影响病毒的复制水平。上述研究结果表明 stHIV–1 病毒对宿主的易感性受猴的免疫遗传背景影响，stHIV–1 对不同猴的易感性排序为：平顶猴＞食蟹猴＞猕猴。

由于平顶猴细胞不表达限制 HIV–1 复制的 TRIM5α 蛋白，研究人员以 HIV–1 为骨架仅将 HIV–1 的 vif 基因替换成 SIV 的 vif 基因构建了 HSIV–vif 毒株。Hatziioannou 等在 HIV–1NL4–3 的基础上构建了 stHIV–1SV（vif 来自 SIVmac239，env 来自 SHIV–KB9）、stHIV–12V（vif 来自 HIV–2ROD，env 来自 SHIV–KB9）和 stHIV–1SCA+SV（在 stHIV–1SV 基础上将 CA 的序列替换成 SIVmac239 的 CA 序列），且它们在平顶猴细胞中均能很好地复制。同时，研究人员将 stHIV–1SV 和 stHIV–12V 混合感染平顶猴后发现感染急性期的病毒载量水平与 HIV–1 感染者急性期的病毒载量水平相当，且在感染后 0.5 年内均能在猴体内检测到病毒血症，而随后由于 $CD8^{+}T$ 细胞或其他免疫细胞和分子的抗病毒作用，病毒在平顶猴体内的复制受到了抑制。同时，采用鸡尾酒疗法对平顶猴进行感染前预防用药（pre–exposure prophylaxis，PrEP），发现 PrEP 可有效预防高剂量的 stHIV–1sv/2v 静脉感染平顶猴。与之类似的是，Thippeshappa 等在 HIV–1NL4–3 的基础上只将 vif 替换成 SIVmne027 的 vif 得到 HSIV–vif，通过静脉感染平顶猴后，也出现持续的病毒血症（＞1.5～2 年）和针对 HIV–1 的特异抗体反应。Humes 和 Overbaugh 在 R5 嗜性 A 亚型的 HIVAQ23 的基础上将其 vif 基因替换为 SIVmac239 的 vif 构建了 HIVAQ23/SIVvif 病毒。HIVAQ23/SIVvif 在平顶猴淋巴细胞中的复制能力较弱，但在体外传代过程中 gp120 处发生了 2 个独立的突变：G312V（V3 环）和 A204E（C2 区）。这 2 个突变显著提高了病毒 gp120 与平顶猴细胞 CD4 分子的相互作用，使得病毒复制水平明显上升。这为提高含 HIV–1A 亚型基因的 HSIV 病毒在平顶猴细胞中的复制水平提供了有用线索。与 SHIV（含 28%～30%的 HIV-1 序列）不同，stHIV-1 或 HSIV-vif 涵盖了≥90%的 HIV-1 序列，为针对 HIV-1 的药物、疫苗和杀微生物剂的研究提供了很好的平台。建立类似人 AIDS 症状的 stHIV-1 或 HSIV 感染平顶猴模型将是未来 AIDS 研究领域中的一个重要方向。目前，HSIV-vif 感染平顶猴模型解决了 HIV-1 不能持续感染平顶猴的问题，但是感染后的平顶猴 $CD4^+$ T 细胞数没有明显变化，平顶猴不出现艾滋病症。另外，当前大部分流行 HIV-1 病毒是 CCR5 嗜性的，因此构建 R5 型的 HSIV-vif 感染平顶猴模型具有重要的现实意义。Thippeshappa 等的体外实验结果表明 R5 型的 HSIV-vif 与 X4 型的 HSIV-vif 在平顶猴 PBMC 中的复制水平相当。然而，HSIV-vif 是否能通过黏膜途径感染平顶猴，R5 型的 HSIV-vif 是否能持续感染平顶猴等问题有待进一步研究。

2011 年，研究人员在髓系来源的单核细胞中发现了抗 HIV-1 限制因子 SAMHD1（sterile alpha motif and histidine/aspartic acid domain-containing protein 1），其在活化的 $CD4^+$T 细胞中不表达，而在表达 CCR5 受体的静息 $CD4^+$T 细胞、巨噬细胞以及树突状细胞中均有所表达。SAMHD1 是一种 dGTP 激活的三磷酸水解酶，通过降解 HIV-1 逆转录所需的 dNTPs 来抑制病毒的复制，且可被 HIV-2 和 SIV 编码的 Vpx 蛋白所拮抗。Vpx 蛋白在 SIV 有效感染平顶猴中发挥重要作用。猴和人的 SAMHD1 均能有效抑制 HIV-1 的复制水平。因此，R5 型的 stHIV-1 或 HSIV 病毒在平顶猴体内的复制会受到 SAMHD1 的抑制。由此可见，为使 HSIV-vif 感染的平顶猴发病进程与人 AIDS 相似，有必要对 stHIV-1 或 HSIV-vif 病毒在猴体内进行传代或进一步改造，如嵌入 SIV 的 vpx 基因、替换 HIV-1 的其他基因序列或对病毒质粒进行定点突变等。

（三）黑猩猩模型

SIVcpz 是黑猩猩的自然宿主，黑猩猩也可感染 HIV-1。虽然野外调查显示 SIVcpz 感染的黑猩猩死亡率较高，但在实验中用 HIV-1 或 SIVcpz 感染黑猩猩后很少见到发病。而且黑猩猩购买饲养价格高昂，同时存在伦理问题，所以用黑猩猩作为艾滋病动物模型并不现实。

（四）狒狒模型

狒狒及其他一些猕猴品种可以感染HIV-2，但感染不同的HIV-2毒株引起的病变差异较大，从$CD4^{+}T$细胞计数下降到无任何病变的都有。

（五）非洲绿猴

非洲绿猴是SIVagm的自然宿主，SIVagm与HIV-2比较接近，虽然SIV在非洲绿猴体内能够持续高水平复制，但并不引起发病。这显示该猴已进化到能够适应SIV的复制，SIV病毒能与猴的免疫系统共存共生。这种适应包括了$CD4^{+}T$细胞亚群表型的改变、较少的免疫激活以及黏膜免疫保护。这些因素共同引起了感染SIV而不发病。

（六）白颈白眉猴

白颈白眉猴是SIVsm的自然宿主，SIVsm与HIV-2比较接近，但SIV感染白颈白眉猴并不导致发病。虽然可维持慢性病毒感染以及高的病毒载量，但并无明显的$CD4^{+}T$细胞丢失。

（七）SHIV感染恒河猴模型

SHIV是以SIV基因为框架替换进HIV的相应基因构建成的嵌合病毒。SHIV可以有效感染灵长类动物，并在数月内诱导动物发生人AIDS样疾病。因此，自1990年日本京都大学的Shibata等人首次构建出SIVAGM /HIV-1嵌合病毒以来，这一模型受到全世界研究人员的广泛关注。目前，基于各种人免疫缺陷病毒（HIV）亚型所构建的SHIV病毒已有数十种之多。

SHIV感染细胞涉及胞膜蛋白、CD4分子和辅助受体之间的相互作用，辅助受体的改变影响病毒的致病性。

最初构建的SHIV均是非致病性的，经过动物体内适应和连续传代后病毒毒力等表型发生改变。与之相对应，基因序列出现许多特异性的突变。SHIV强毒株可以作为AIDS疫苗效果评价的攻击毒株，同时科研人员对SHIV减毒疫苗株进行了很多有意义的尝试。

SHIV 攻击毒株的选择及攻击方式的设计，由于各种研究的评价目的不同而略有区别。主要考虑的方面包括同源性保护和异源性保护效果、不同途径攻击效果等。比较常用的非致病性攻击毒株有 SHIVHXBc2、SHIV89.6、SHIVDH12 等，致病性攻击毒株有 SHIVKU1、SHIV89.6P、SHIV89.6PD、SHIVC2/1 等。攻击途径主要包括静脉途径、阴道黏膜途径以及直肠黏膜途径。

RT-SHIV/ 恒河猴模型在药物评价中具有优势。Rosenwirth 等人设计了将 RT-SHIV 感染恒河猴后用药物和治疗性疫苗联合治疗的方案，寻找到一种在药物治疗后的低病毒载量期诱导有效免疫应答并恢复 $CD4^{+}T$ 细胞水平的方法。Smith 利用 SHIVKU2/ 恒河猴模型来评价药物 PMPA 的抗病毒效果。观察到在病毒感染的 7 天后出现高水平病毒血症和严重的 $CD4^{+}T$ 细胞下降时，使用 PMPA 可以最有效地抑制病毒复制。

SHIV/ 恒河猴模型的构建和研究为艾滋病防治工作提供了一个良好的技术平台。在 HIV-1 致病机制、机体免疫机制等研究方面发挥重要作用，同时为新型疫苗和药物评价提供了合适的动物模型。但 SHIV 并非尽善尽美，该模型也存在一些不可避免的缺陷：① SHIV 感染恒河猴引起 $CD4^{+}T$ 细胞数量下调的动力学与 HIV 不同；② SHIV 毒力太强或太弱都难以客观地反映病毒感染的真实情况等。尽管存在不足，但其在 AIDS 研究模型方面是成功的。目前，各国科学工作者均致力于这一领域，希望从中得到有价值的发现和成果。

1. SIV/SHIV 在宿主组织中分步的研究概况

SIV/SHIV 感染非人灵长类后，病毒在体内的复制和定位会因毒种、攻毒方式、宿主类型、疾病进展阶段的不同而不同。

不同攻毒方式造成病毒在宿主体内分布不同，在 SIV 研究中常通过静脉、黏膜（口腔黏膜、阴道黏膜、直肠黏膜）途径攻毒。有实验通过静脉注射病毒液来感染恒河猴，在感染后第 4 天，可从某些猴的血浆中分离出病毒。在外周淋巴结、脾脏、肠系膜淋巴结中，通过 DNAPCR 的方法可监测出阳性，但存在个体差异。这时用 ISH 的方法在上述组织中均未检测到阳性细胞。在感染后第 7 天，可于肠系膜淋巴结中检测到大量阳性细胞，说明这时 SIV 已开始在胃肠组织中复制，而在脾脏和外周淋巴结中只有少量分布。肠道黏膜是淋巴细胞的主要储存地，在感染猴初期，肠道黏膜中特别是肠系膜淋巴结和派氏小结是病毒复制的主要位点。通过口腔扁桃体感染可观察到一些不同的现象。SIVmac251 经扁桃体感染恒河猴后第 3 天，只检测到少量有 SIV 复制活性的细胞，但在感染后第 4 ～ 7 天，受感染细胞达到高峰，主要分布于扁桃体小窝内专门负责运输抗原的上皮细胞。这个过程后，病毒再扩散到机体的其他免疫组织。通过静脉和黏膜途径攻毒，最初的病毒感染细胞不同，静脉接种是直接感染 $CD4^{+}$T 细胞，阴道中是感染郎格汉斯细胞、上皮细胞，直肠是感染 M 细胞、上皮细胞。直肠和阴道黏膜的构造也不相同，阴道主要是鳞状上皮细胞，直肠主要是柱状上皮细胞，而且上皮细胞的厚度也存在很大差异，阴道上皮细胞的厚度是直肠上皮细胞的十几倍。不同的感染途径免疫压力也不尽相同。有文献报道，黏膜感染病毒载量较静脉感染检出时间晚，有高峰期延迟现象。

2. 同一毒株病毒在不同宿主中的表现

SIV 包括许多亚型，大体上划分如前所述，用 SIVsm 感染非洲白眉猴和用 SIVagm 感染非洲绿猴后，不能使其发病，从而形成带毒不发病的状态，但令人不解的是如果用 SIVsm 或 SIVagm 感染亚洲猴（如恒河猴）后，可使其发展为 sAIDS。测定血浆病毒载量发现 SIV 在其自然宿主体内也有很高的数值，而 $CD4^{+}$T 细胞却不减少，与 SIV 造成的恒河猴 $CD4^{+}$T 细胞数下降、$CD4^{+}/CD8^{+}$ 比例倒置现象有很大差异。通过对全身组织的取样测定发现，病毒在免疫器官如脾脏、腋窝淋巴结、腹股沟淋巴结、肠系膜淋巴结和胃肠的各相关组织中都有分布，这就引出一个问题——为什么同一毒种在不同宿主体内表现会有如此大的差异？在感染初期，血浆病毒载量的高低是一个可以预测疾病的进展类型的很好的指标。持续高血浆病毒载量的个体比低血浆病毒载量的个体更容易发病，病情也更为严重，在 HIV 感染的患者中也发现类似的现象，但矛盾的是在 SIV 感染的自然宿主体内同样有高血浆病毒载量却不发病，说明自然宿主不发病的原因并不是因为病毒的复制受到抑制，通过对这两种动物模型的研究可使我们了解 SIV 在自然宿主中适应的机制，也将加深我们对 HIV 致病机制的认识。

SIVmac239 是一株致病株，用它来感染恒河猴可使其发展为 sAIDS。用

SIVmac239 感染恒河猴后，早期病毒在脾脏中主要分布于动脉周围淋巴鞘，在淋巴结中主要分布于副皮质区，在胸腺中主要分布于髓质。SIVmac239 感染的猴子会发展为较严重的病理损伤，包括各种机会性感染。

对不同病毒基因组的研究可以使我们了解不同基因的作用，完善我们对 HIV、SIV 的研究。

SHIV 与 SIV 相比，似乎更容易造成多器官的病毒分布在无症状期，SHIV 可在脑组织、胃肠道、生殖系统中存在 $1.0\times10^5\sim1.0\times10^6$ Copies · mL^{-1} 的病毒载量，而 SIVmac251 分布的组织相对少些。静脉途径感染与黏膜途径感染似乎更容易在机体内扩散，从而造成多系统受累。

二、鼠艾滋病模型

小动物模型是比较理想的选择，这类模型对于发展和评价艾滋病的治疗药物具有较大的潜在价值。

（一）鼠白血病病毒模型

鼠白血病病毒（murine leukemia virus，MLV）属于逆转录病毒科。将它接种于敏感鼠后，可以导致鼠的脾和淋巴结增大、免疫抑制和机会性感染等症状。有人称其为鼠艾滋病（murine aquired immunodeficieney syndrom，MAIDs）。MLV/MAIDs 模型系统已经被应用于发展和评价 AIDS 的治疗药物以及免疫调节剂。

LP-BM5 鼠艾滋病模型：LP-BM5/M 艾滋病模型是 Laterjet 和 Duplan 在 1985 年用 LP-BM5 病毒，腹腔注射 C57BL/6 小鼠，2 日后可以在小鼠的纵隔淋巴结找到病毒，之后 1 周左右，可在脾脏及腹股沟、颈部的淋巴结找到病毒。它主要攻击 B 淋巴细胞，同样它会影响细胞因子的表达，如肿瘤坏死因子、白细胞介素 2、白细胞介素 5、白细胞介素 10、白细胞介素 6 等。临床表现是中枢系统的损害，在感染 12 周后出现共济失调、肌力下降、震颤麻痹等。其主要用于评价药物疗效，如甘草甜素（Glycyrrhizin）、叠氮胸苷（AZT）和双脱氧肌苷（DDI）等。

Cas–Br–E 病毒是从瘫痪的野生鼠脑中分离出来的嗜神经病毒，也是第一个被证明通过性途径传播的逆转录病毒性疾病的致病病毒。敏感的新生鼠接种病毒后 3 ～ 5 个月内全部出现后肢瘫痪，但成鼠不发病。感染的新生鼠发展为免疫耐受，后者对病毒的复制和疾病的发展是必需的。Cas–Br–E 病毒感染初期在脾脏复制，随后感染中枢神经系统（CNS）。感染的鼠模型可以应用于研究 HIV–1 导致的 CNS 病变，也可以评价以 CNS 为靶标的抗逆转录病毒药物和围产期抗病毒药物的治疗效果。

Rauscher 鼠白血病病毒（Rauseher murine leukemia virus，RLV）和 Friend 鼠白血病病毒（Friend murine leukemia virus，FLV）基因 90%相同，这表明它们来自共同的鼠白血病病毒。成鼠对 RLV 和 FLV 易感，而新生鼠不敏感。敏感成鼠接种病毒 2 周后脾脏明显增大，大约于 4 ～ 6 周内死于红白血病。RLV 导致的 MAIDS 模型已经应用于评价抗逆转录病毒的药物。RLV/MAIDs 系统一般被用于鉴定对 AIDS 患者有改善作用的药物，诸如针对 AZT、干扰素、AZT + 干扰素等药物的研究和鉴定。但是也有人证明免疫调节剂能够明显地改善 RLV/MAIDs 系统的脾肿大和病毒血症。

Friend 鼠白血病病毒（FLV）感染的初期，敏感鼠红细胞系统增殖，未成熟有核红细胞浸润肝脾，而胸腺和淋巴结不受其影响。感染晚期发展为典型的鼠白血病，并于感染后 8 ～ 12 周内死亡。新生鼠及成鼠均可发病。F1 鼠被 FLV 感染以后，出现一些类似 HIV–1 感染人的症状，诸如：出现抗病毒抗体、持续性低水平感染性病毒，出现免疫抑制，如脾脏的辅助性、抑制性和细胞毒性 T 细胞功能障碍，$CD4^+/CD8^+$ 值和 PHA 应答降低等。AZT 可以明显地抑制 FLV/MAIDS 系统的脾肿大和病毒血症，预防 T 细胞总数下降并延长鼠的生存期。但是在一部分感染鼠中仍然可以测定到低水平的病毒，而这些低水平的病毒负荷可能在感染阈值以下。此外，免疫调节剂亚胺氮环已酮也可以改善 FIV/MAIDS 系统的 T 细胞功能障碍、脾大和病毒血症。

Moloney 鼠白血病病毒（Moloney murine leukemia virus，MoMuLV）是一种嗜 T 细胞病毒。敏感动物接种病毒后 3 ～ 6 个月内死于典型的 T 细胞白血病。将 MoMuLV 基因移植给胚胎期敏感鼠建立的 Mov 模型鼠可以在个体发生时和生后早期持续释放大量的感染性病毒。用 Mov 模型可以评价经胎盘代谢的药物和围产期抗病毒的治疗药物。针对从妊娠到哺乳期这一过程所进行的 AZT 治疗可以保护子鼠不受感染，但针对出生后的小鼠才开始进行的 AZT 治疗不能阻止其发病。

（二）人源化鼠模型

目前已阐明了 HIV 进入细胞及复制的关键步骤，因此人们能够采用分子细胞技术使 HIV 进入自然状态下无法进入的细胞中复制。

SCID 鼠首先是由美国 Bosma 等发现并培育成功的。它是由 Balb/C 系小鼠的同类系 CB-17 近交小鼠第 16 号染色体基因突变形成的。SCID 小鼠由于其免疫球蛋白（Ig）基因和 T 细胞受体（TCR）基因的重组受到破坏，导致体内缺乏成熟的功能性 L、F 淋巴细胞，血清中也很难检测到 Ig，从而成为联合免疫功能缺陷的小鼠。SCID 小鼠对体外移植物免疫排斥反应较低，是异体移植的良好动物模型；但同时由于免疫功能缺陷，易受微生物感染而死亡。因此，其饲育条件要求很高，需采用无特定病原体（specific pathogen free，SPF）屏障系统繁育，饲料、垫料、笼具及饮水等物品均需经 120℃、30 分钟高压蒸汽灭菌，且须严格按照 SPF 要求规范操作。

SCID-hu 小鼠现已广泛用于人体生理学、病理学、病毒学、免疫学和血液学等的研究。病毒学方面主要用于 HIV 病毒和肝炎病毒的致病性、致病机制、抗病毒药物筛选、疫苗效应与安全性试验。免疫学方面则主要用于研究人免疫系统的发育过程及功能、人单克隆抗体的制备等。血液学方面主要用于研究人类镰刀型贫血、白血病等。

目前认为接种 HIV 最可靠的方法是在移植物 Thy/Liv 胸腺内直接注射少量的病毒。该接种方法难度大，操作烦琐。移植物中接种病毒又使得外周血 HIV 感染的发生受到限制。因此有学者考虑改良 SCID-huThy/Liv 小鼠来提高外周血中人淋巴细胞的含量。具体改良的方法有：增加肾包膜下移植胸腺或胎肝组织的数量；在两个肾包膜下均移植 Thy/Liv；移植物 Thy/Liv 胎肝与胸腺组织进行优化。这些措施使改良后的嵌合小鼠外周血中人的淋巴细胞数量大大增加，病毒接种的成功率也随之升高。

由于一个供者的胎儿组织可以构建 40 ～ 50 只嵌合小鼠，因此 SCID-hu（Thy/Liv）模型用于临床前评价药物，可以扩大实验规模，其结果又能进行统计检验。一般实验设置 6 ～ 7 个不同剂量的药物处理组，每组 5 ～ 8 只小鼠。实验中还可设置 5 ～ 8 个 HIV 接种但没有用药的小鼠作为阳性对照，1 ～ 5 个未接种病毒且未用药物处理的小鼠作为阴性对照，药物毒性对照组（未接种 HIV 的用药组）。病毒接种前 1 ～ 5 天至接种后 1 ～ 7 天根据药代动力学选择不同的给药途径，包括腹膜内、静脉内、皮下注射用药及经口给药等多种方式。通过终点检测来判断抗 HIV 药物的治疗效果，包括细胞内 HIV-1p24 抗原 Elisa 定量检测、PCR 检测前病毒载量、流式细胞仪检测 $CD4^+$ 与 $CD8^+$ 细胞亚型的细胞数量、共培养分离病毒等。

SCID-hu（Thy/Liv）模型可以用来研究 HIV 感染的发病机制。如用来研究 $CD4^+$T 细胞缺失的机制；也可以用一些经过改造的 HIV 病毒感染 SCID-hu（Thy/Liv）小鼠以研究 HIV 的蛋白功能；也可用于研究 HIV 感染胸腺后的病理机制；SCID-hu（Thy/Liv）模型是研究 HIV 潜伏感染的很好的动物模型，可以提供大量的潜伏感染的细胞，确定各种刺激对潜伏感染的影响。

众所周知，很多化合物在体外有较好的抗 HIV 活性，但是在体内却没有多大的作用。其原因有多种，如代谢后不能形成有活性的物质、半衰期短、生物利用度差等，从而导致不能临床应用。SCID-hu（Thy/Liv）模型作为药物的临床前评价研究工具已经标准化且证实有效、可控、重复性好。该动物模型可用作评价治疗药物（单独用药或者是联合用药）的药效，检测先导药物的活性或毒性，确定最优化的用药途径和给药方案。

虽然抗 HIV 药物研究取得了一定的进展，但是由于不能根除病毒，存在很大的局限性。AIDS 基因治疗目前是一个很有前景的研究领域。建立人的造血干细胞（HSC）为基础的 HIV 基因治疗，在造血干细胞中引入外源性的抗 HIV 基因可以长效地治疗 HIV 疾病。用 SCID-hu 嵌合鼠模型可以成功地评定体内的基因治疗效果。

SCID-hu 嵌合小鼠作为 HIV 研究的模型之一，既有优点也有不足。它的不足之处主要在于：①该动物模型需要人工构建，构建的过程也较复杂。目前的技术仍不能提供充足的动物进行大规模的试验。②由于该模型移植的是人胎儿的组织，有些研究结果适用于 HIV 婴幼儿患者，可能与成人生理相差较大。③ SCID-hu 嵌合小鼠对外界环境中的病原微生物很敏感，需要在 SPF 级屏障系统中繁育，其饲养和维护费用较高。④人的 Thy/Liv0 移植物处在鼠环境中受到一些鼠细胞、鼠源因子等的干扰，而一些对人类细胞有重要作用的因子如激素、维生素等在小鼠体内可能缺乏，SCID-hu 嵌合鼠代谢和清除外源物质（如抗病毒制剂、细胞产物等）的方式与人体不同，因此有时检测的抗 HIV 制剂的体内活性也不能真实反映人体内的治疗效果。

还有一种人源化小鼠 HIV 感染模型，是用 PBMC 腹腔注射如 SCID 小鼠。PBMC 注射进入小鼠体内后大量激活增殖，HIV 辅助受体 CCR5 和 HLA-DR 表达显著上调。这种经过注射 PBMC 的小鼠也可以感染 HIV，但这种模型主要受到人类 PBMC 在体内持续分化很少的限制，受 HIV 感染的小鼠可能血中病毒持续时间很短或者小鼠很快死亡。

2004 年出现了一种新的人源化小鼠模型。将人类造血祖细胞（$CD34^+$ 细胞）移植入新生的免疫缺陷小鼠的肝内，移植 10 周后，这些移植小鼠发展出了人类来源的淋巴系统，生长出 T、B、NK、单核、树突状细胞等人类来源的免疫细胞。而且这些细胞表现为与人类极为类似的纯真、记忆表型及 Vβ 的全部功能，且与人类的一样，能够对外来抗原产生大量特异性抗体。这种模型也能感染 HIV，且能持续感染。这种模型是目前研究的热点，会是一个非常有前途的人源化小鼠感染 HIV 模型。

（三）转基因鼠模型

HIVTg 大鼠，是将 HIV 病毒蛋白除了 gag-pol 蛋白之外的其他蛋白均通过转基因技术转入大鼠体内，在体内可表达除 gag-pol 之外的所有 HIV 蛋白。该模型可用于抗病毒疗法效果的评价。

HIVTg26 小鼠与 HIVTg 大鼠类似，都是将 HIV 病毒蛋白除了 gag-pol 蛋白之外的其他蛋白均通过转基因技术转入小鼠体内。但与 HIVTg 大鼠比较，其病理改变有明显不同。其用途与 HIVTg 大鼠类似。

还有人设计了在 CD4 启动子控制下的 HIV 全基因转染小鼠模型，主要目的是将 HIV 限制在 $CD4^{+}T$ 细胞内复制。这种模型主要用来研究 HIV 的致病机制。还有一些单个 HIV 基因转染或者敲除的模型，如 HIVnef 的转基因小鼠模型、HIVvpr 的转基因小鼠模型，这类模型主要用来研究 HIV 蛋白的作用机制。

另外一类转基因模型是将 HIV 受体转入小鼠细胞中，用 HIV 病毒来感染。目前已有研究构建了表达 HIV 人类受体（CXCR4、CCR5 和 CD4）的转基因小鼠、大鼠和兔子，这些人类受体能够帮助 HIV 进入动物细胞，然而，由于必要缺乏 HIV 复制辅因子，加之动物体内会产生抑制 HIV 感染的蛋白，因此 HIV 虽然能够感染动物细胞，但很难实现病毒在体内进一步复制。有研究人员通过构建表达 HIV 全基因组或部分基因的转基因小鼠模型，对 AIDS 小动物模型进行了有益探索。有报道成功构建了在 HIV–1 靶细胞 CD4 启动子的调控下仅表达 HIV–1 或 HIV–1 阴性因子（Nef）整个编码序列的转基因小鼠，这种小鼠能感染、辅助 HIV–1，并出现了人类 AIDS 样症状。

（四）嵌合病毒感染普通小鼠模型

普通小鼠是 AIDS 研究的极有吸引力的候选对象，因为普通小鼠体型小，其遗传、免疫、代谢等机制已被研究得较清楚，靶细胞是 $CD4^{+}T$ 细胞，同时包括了血液、淋巴组织和脑组织，且价格低廉，饲养方便，易于观察。国外有研究者用来自小鼠白血病病毒的 gp80 编码区域替换 HIV–1 的 gp120 的编码区，形成一种新的病毒构建物，称为 EcoHIV，这种新的病毒构建物可以有效感染小鼠淋巴细胞，并能在淋巴组织和脑组织中检测到病毒，但是由于病毒无法在小鼠体内大量复制，故无法在小鼠外周血中检测到病毒。但是，研究表明，EcoHIV 和类似的病毒构建物可以作为研究 HIV–1 疾病的重要工具，同时可以作为一种多用途、方便的动物宿主的干预手段。这为通过 HIV 构建物感染小鼠以构建 AIDS 小鼠模型提供了新的思路和方法。

（五）基于裸鼠的 SIV/HIV 感染模型

近年来研究人员构建了利用 SIV 感染 TZM-b1 等细胞然后腹腔注射 Balb/C 裸小鼠动物模型。这类模型有类似人源化小鼠模型的特点，其外周血病毒载量有较长的平台期，裸鼠 NK 细胞、B 细胞及 IgG 抗体总量等免疫学指标也有类似 HIV 感染的病理改变，为抗 HIV 药效评价提供了参考，且具有易于操作、经济、安全的优点（不需要从人体内提取细胞或组织，造模成本低，易于操作）。

三、猫模型

猫免疫缺陷病毒（feline immunodeficiency virus，FIV）和人类免疫缺陷病毒同属于慢病毒类，同其他逆转录病毒一样分为 env、gag 和 pol 基因。猫免疫缺陷病毒首先于 1987 年在美国加利福尼亚州的一群免疫功能低下的 Petaluma 家猫身上发现。随后的研究表明其在全球都有分布。感染猫免疫缺陷病毒的猫可能很多年（超过 8 年）不表现出临床症状，初期可表现为流感样症状如间隙热、腹泻、脱水，以及淋巴结肿大、白细胞减少症、贫血、厌食、消瘦、口腔溃疡、动作迟缓等症状。和猴免疫缺陷病毒及人类免疫缺陷病毒相比较，猫免疫缺陷病毒除了对 $CD4^+$、$CD8^+$ 单核或是巨噬细胞有趋向性以外，对 Ig^+/B 细胞有着更广泛的趋向性。在急慢性感染中，可以在 $CD4^+$、$CD8^+$ 及 B 细胞检测到猫免疫缺陷病毒前病毒，而急性期的 $CD4^+$ 的病毒载量是最高的，慢性感染期 B 细胞中病毒载量最高。作为宿主的猫会由于 $CD4^+$ 的耗尽，因感染其他病原体而死亡。猫免疫缺陷病毒通常通过唾液传播（撕咬），家猫如果不经常在户外活动一般不易感染。猫免疫缺陷病毒和人类免疫缺陷病毒一样不管在体内还是在体外，对中和抗体介导的免疫反应都有抵抗力，其原因还不清楚。该特点提示，对猫免疫缺陷病毒疫苗的研究可以为人类免疫缺陷病毒疫苗的研究提供参考。另外，猫免疫缺陷病毒对抗病毒药品的敏感谱和人类免疫缺陷病毒基本一致，故可以利用猫免疫缺陷病毒建立一个非常有价值的系统来评价人类免疫缺陷病毒药物的治疗效果。

猫免疫缺陷病毒在中枢神经系统疾病研究中的应用：猫免疫缺陷病毒感染

中枢神经系统常常伴随其他多种症状，如持续的两侧瞳孔不等大或对光反射不敏感，间断性迟发型反应减退，视觉和听觉障碍，睡眠形式明显改变。在大脑皮质，中脑和小脑中可以分离出病毒，在脑脊液中可以找到猫免疫缺陷病毒的特殊抗体。此外，会产生神经胶质瘤病，星形（胶质）细胞和小胶质（细胞）过度增生，在额部和基底部的神经节调节失控。因此，根据这种特性人们正在通过猫免疫缺陷病毒进行中枢神经系统疾病的研究。

猫免疫缺陷病毒在抗病毒药物和疫苗研制方面的应用：猫免疫缺陷病毒用于摸索抗病毒药物的各种特性，如动力学、与其他药物的关系等等。如叠氮胸苷（AZT），叠氮胸苷 / 拉米夫定（AZT/3TC），扎西他滨和植物提取物 Hypericum caprifoliatum，新型蛋白酶抑制剂 TL–3 等，以上药物试验的结果经过临床检验是有效的。所以用猫免疫缺陷病毒作为人类艾滋病抗病毒药物疗效评价模型是十分必要的。

默克公司的新型艾滋病疫苗研制失败的事件，对人类艾滋病疫苗的研制工作是一个巨大的打击，人类免疫缺陷病毒疫苗依然是世界性难题，和人类免疫缺陷病毒不同，猫免疫缺陷病毒疫苗获得了许多成功：全灭活疫苗（WIV），其中的一种，Fel–O–Vax，在对所有的慢病毒疫苗进行的长期效果评比中，该疫苗是免疫效果最好的疫苗，在试验中，用 18 只猫免疫接种该种疫苗，其中有 14 只产生了对病毒的抵抗力达 78%。该疫苗已分别于 2002 年在美国，2004 年在澳大利亚上市销售。猫全灭活疫苗的成功表明该方法有可能用于人类免疫缺陷病毒疫苗的研制中，帮助人们去寻找更好更有效的人类免疫缺陷病毒疫苗。猫免疫缺陷病毒是一种对猫致病的病毒，但在研究猫免疫缺陷病毒的同时，人们对人类免疫缺陷病毒的发病机制、疫苗制备、抗病毒药物等方面的研究取得了很大进展。不过猫免疫缺陷病毒毕竟不同于人类免疫缺陷病毒，因此把猫免疫缺陷病毒的经验应用于人类免疫缺陷病毒防控上还需要很长的时间。目前国内把猫免疫缺陷病毒用于艾滋病研究领域还是一片空白。

第四章 病因病机

一、病因病机的概念

中医病因学说是中医理论的重要组成部分，是关于疾病发生原因的一种学说。中医学认为，任何疾病的发生都具有一定的原因。病因指破坏人体自身及其与外界环境之间相对平衡状态而引发疾病的各种原因。

“病机”一词首见于《黄帝内经》。《素问·至真要大论》载“审察病机，无失气宜”，又云“谨守病机，各司其属”。张介宾提出“机者，要也，变也，病变所由出也”的观点，表明病机是指由各种致病因素作用于人体引起疾病的发生、发展与变化的机制，是从整体和动态的角度对患者所呈现的病理状态和病理变化的高度概括，是在辨别、分析、归纳所有四诊（望、问、闻、切）资料的基础上对疾病的本质做出的结论，它揭示了疾病发生、发展与变化、转归的本质特点及其基本规律。

二、中医对传染病病因病机的认识

（一）先秦至两汉时期

先秦至两汉时期是中医病因病机理论的形成期，《黄帝内经》中对湿热病的阐述，为后世温热学派的形成和发展奠定了理论基础。其首先提出“疫”的概念，且指出其具有传染性，比如《素问·刺法论》有言：“五疫之至，皆相染易，无问大小，病状相似。”在病机变化方面，则提出了伤于“寒”而病“热”，比如《素问·热论》说："今夫热病者，皆伤寒之类也""人之伤于寒也，则为病热"。《伤寒论》的六经辨证则反映了外感热病的病机变化规律。

（二）两晋隋唐时期

两晋隋唐时期是中医病因病机理论取得重大突破的时期。隋代巢元方所著的《诸病源候论》和孙思邈都对传染病的病因病机做了详细论述。

巢元方认为传染病是因"乖戾之气"而发病，这已近似于对生物性致病因素的认识，并指出可以提前服用药物或用其他方法来预防，成为传染病早期防治医学的先驱。"伤寒之病，但人有自触冒寒毒之气生病者，此则不染着他人。若因岁时不和，温凉失节，人感其乖戾之气而发病者，此则多相染易，故须预服药及为方法以防之。"因麻风杆菌引起的麻风病，巢元方仔细观察后发现是因接触而得："凡癞病，皆是恶风及犯触忌害得之，初觉皮肤不仁，或淫淫苦痒如虫行，或眼前见物如垂丝，或隐轸辄赤黑，此皆为疾始起……久而不治，令人顽痹，或汗不流泄，手足酸疼……或身体遍痒，搔之生疮，或身面肿，痛彻骨髓，或顽如钱大，状如蚝毒，或如梳，或如手，锥刺不痛……眉睫堕落……鼻柱崩倒。"其对麻风病的症状、病因、发病过程等做了详细的说明，对后世的温病学说也有很大的启发。

《诸病源候论》中还论述了毒的病机涉及伤寒、蛊毒、五官、时气、温病等各病类。其病机可分为两种情况：一是由于正气不足致毒发病，此为内因；二是毒邪侵及人体使体内气血阴阳紊乱，此为导致脏腑病变的先决条件和根本原因。

唐代孙思邈著有《千金要方》和《千金翼方》，在病因病机研究方面也有重要的成就，在传染病方面有"脏腑温病阴阳毒"，即四时瘟疫病的病因病机的详实论述，病因方面指出阴阳毒系由伤寒传变进而结成的变证或误服吐下药物衍生的变证。

（三）宋金元时期

宋代钱乙《小儿药证直诀》在传染病的病机方面做出了很大贡献。对于痘疹（天花）、水痘、麻疹等发疹性的儿科传染病，做了进一步鉴别。

陈言《三因极一病证方论》阐述了“三因致病说”，将复杂的病因分为三类，一为内因，即喜、怒、忧、思、悲、恐、惊，内伤七情；二为外因，即风、寒、暑、湿、燥、火，外感六淫；三为不内外因，即六淫之外的外因，包含饮食饥饱、虎狼虫毒、金疮烧溺及其他偶然性因素之类。三因分类的原则，一直为后世病因理论所遵循。

（四）明清时期

明清时期中医传染病病因病机理论发展趋向于完善。吴又可提出“邪在膜原”的病因病机理论，对传染病的病因病机做出了新的解释;《瘟疫论》中对瘟疫的病原、病理、症状及治疗等各方面，都进行了深入研究，病理上提出“邪在膜原”的假说，为中医学传染病学的发展做出了突出贡献。对当时的流行病吴又可独辨其为瘟疫，而非伤寒，由此创立一套新的辨证论治方法，另辟新径，且大获奇效。他指出疫病乃天地之疠气，自口鼻而入，伏于膜原，表里分传，而感之浅者，阻遏营卫；若感之深者，中而即发，故而治宜表里分消。

三、艾滋病的病因病机

机体得病不外乎正虚邪实，疾病的发生发展亦取决于邪正盛衰、阴阳平衡等因素，阴阳平衡则机体无病，阴阳失调则机体得病。邪为各类致病因素，因邪伤正，正邪交争造成邪正盛衰变化。

艾滋病是一种慢性传染病，可累及多脏腑、多系统，病情复杂而深重，缠绵难愈，有其独特的病因病机、传变规律及预后转归等。中医古代文献无此病记载，但根据其传播方式、发病特点、流行情况、临床表现及预后转归等，与中医的某些病证、病名、基本理论有相似之处。近年来文献报道了不少学者的观点，归纳起来如下：艾滋病病因，外因“邪毒入侵”，内因“正虚”；艾滋病属中医学“疫病”“虚劳”“伏气温病”“阴阳易”等范畴。根据其传播途径——性传播，艾滋病属中医学“阴阳易”范畴；从其发病过程和流行情况来看，应属中医学“疫病”“伏气温病”“虚劳”等范畴。因而艾滋病的病因病机主要是由房事不洁、吸毒成瘾、胎毒等伤精耗气，导致正气亏损，疫毒乘虚侵入人体，循精窍、血络而伏于脏腑，潜伏日久乃发病。本病初起时邪尚在表，可见肺卫证候；病久则见肺、脾、肾等一脏或多脏亏虚证候；疫毒化热生风，扰乱心神，蒙蔽清窍，则见多脏器受损的危急重症，甚至阴阳离决而死亡。同时在疾病发展过程中，疫毒阻滞血脉，入里化热，灼津炼液，继而产生瘀血、痰浊等病理产物，痰瘀互结，又可引发多发性肿块；加之正气日虚，常一邪未已，又感他邪，多邪兼感于一身，病情更为复杂、多变，最终精、气、神俱竭而亡。

第五章 治则治法

艾滋病的演变过程，从邪正关系来说，是正气与邪气双方互相斗争的过程。邪正斗争的胜负决定疾病的转归和预后。通过扶正祛邪，可以改变邪正双方的力量对比，有利于疾病向痊愈方向转化，故这是治疗中的一个重要法则。扶正与祛邪，两者相互为用，相辅相成。扶正使正气加强，有助于机体抗御和祛除病邪；祛邪能排除病邪的侵害和干扰，使邪去正安，有利于正气的保存和恢复。疾病的发生发展，无非是邪正斗争的过程，所以治疗上或扶正，或祛邪，或扶正与祛邪兼顾。

一、扶正

正，指人体的功能活动（包括脏腑、经络、气血等功能）和抗病、康复能力，是正气的简称。正气不足是发病的内在因素。正气旺盛，脏腑功能正常，气血充盈，卫外固密，则病邪难以侵入，病无以发生，正所谓“正气存内，邪不可干”（《素问·刺法论》）。只有在正气相对虚弱，抗邪无力的情况下，邪气方能乘虚而入，使人体阴阳失调，脏腑经络功能紊乱，才能发生疾病，正如《素问·评热病论》所说：“邪之所凑，其气必虚。”

扶正，即扶助正气，增强体质，提高机体的抗邪能力。扶正多用补虚方法，包括用药、针灸、气功、身体锻炼、精神调摄、饮食调养等。扶正一般适用于“精气夺则虚”（《素问·通评虚实论》）的虚证，此时正气不足为主要矛盾，邪气不盛。如血虚、阴虚病证，采用补血、滋阴的方法。

艾滋病潜伏期无明显特征性临床表现，从邪正虚实辨证着眼为邪实正亦未虚，即邪毒（HIV）侵入损害机体，人体正气尚盛，还能支持机体正常生命活动，病情进展缓慢。但此期正气已处于逐步削弱之境地，治疗原则多采用扶正培本，以扶正为主进行治疗，提高机体免疫力，从而延缓发病和延长患者生命。

二、祛邪

邪，泛指各种致病因素，为邪气的简称。疾病的发生和变化，是在一定条件下邪正斗争的反映。邪气侵袭是发病的重要条件。邪气可引起疾病的发生，在一定的条件下，有时甚至可能起主导作用。如烧伤、冻伤、疫病、毒蛇咬伤、食物中毒等，此时即使正气强盛亦难逃伤害。

祛邪，即是祛除病邪，减轻或消除邪气的毒害作用，使邪去正安。祛邪多用泻实方法，由于邪气不同，部位有异，其治法亦不一样。祛邪在临床上多用于“邪气盛则实”（《素问・通评虚实论》）的实证，此时邪气亢盛为主要矛盾，正气亦不衰。如表邪亢盛、痰涎壅塞、食物中毒、食积胀满等，分别用解表祛邪、消导化痰、吐、下等法治之。

HIV 感染初期，由于正气未虚，艾滋病病毒侵入人体为外邪致病，辨证多属于邪实，故治疗上重在祛邪，即以祛邪为主。但就其发展规律来看，日后逐渐形成正气虚弱，因此，在辨证时应予祛邪之法以扶正。

三、扶正祛邪兼顾

扶正与祛邪兼顾，适用于正虚邪实病证，扶正而不留邪，祛邪又不伤正。但在具体应用时，还应分清是正虚为主，还是邪实为主，酌情有所偏重。患者以正虚为主，治疗应以扶正为主，辅以祛邪，反之，应以祛邪为主，辅以扶正。

艾滋病期属虚实夹杂，正邪交争。正虚以气虚、阴虚或气阴两虚为多见，涉及脏腑主要在肺、脾、肾。邪实情况比较复杂，可见气滞血瘀、湿热壅盛、痰浊内盛、热盛痰蒙等证；临床表现可有皮肤黏膜、神经系统、呼吸系统、消化系统等表现，病情复杂，呈现多病原体多系统多器官的复合感染。治疗原则为扶正与祛邪兼顾。

第六章　辨证体系

一、八纲辨证

八纲，即阴、阳、表、里、寒、热、虚、实八个既相对对立又密切联系不可分割的辨证纲领，是指导医者分析归纳判断病证的基本思维纲领，是方证对应应用的内在思辨机制。《伤寒论》全文虽然未言“八纲”之名，但确已形成了八纲辨证的初始体系，《素问·阴阳应象大论》曰：“阴胜则阳病，阳胜则阴病。”艾滋病的发病过程也可简单用八纲辨证理论来解释：当 HIV 病毒进入人体后，不仅加重感染 $CD4^{+}T$ 细胞，还能诱导旁观 $CD4^{+}T$ 细胞损伤，使人体免疫系统遭受破坏。阴阳双方互根互用，有学者认为自噬的降解属于阴，供能属于阳，二者的平衡维持人体稳态。另有中医学者认为艾滋病毒邪进入体内后其攻击目标直指心肾元阳，渐进性地消耗机体元气，毒邪潜伏于营血和津液之中，正邪交争而致精血受损，血为气之母，阳气的化生受到阻碍而不足，而使正气更伤，无力驱邪毒外出，导致多脏腑气血阴阳进行性损伤，毒邪伤元，阴阳失衡，最终气血阴阳俱虚；艾滋病在感染初期，可出现发热、全身不适、头痛、恶心、咽痛、出汗、肌痛、关节痛、皮疹、淋巴结肿大、纳呆、腹泻等症状，多数表现为轻症或无症状，符合中医外感表证的特点，疾病初期，正气奋起抵抗，如不加以干涉，随着病情不断发展，疾病由表及里，伤及脏腑及经络，逐步发展成为里证；艾滋病患者的临床表现极为广泛、复杂，涉及五脏六腑、三焦内外，病性属寒热错杂，有学者做过统计发现该病表现最多的症状依次为乏力、发热、咳嗽、胸痛、腹泻、腹痛、精神抑郁、瘰核、头痛、盗汗、自汗、腰酸疼等；舌质以舌质红（舌红、舌嫩红）和舌质淡（舌淡、舌嫩）为主，但舌红类比舌淡类出现频率稍多，裂纹舌、舌胖嫩或有齿痕出现频率比较高，证属温热邪毒，热毒不断耗损阴血，致使五脏无以得血液滋养，进一步出现形寒肢冷等症状，此属艾滋病寒热变化过程；人体感染 HIV 后要经过较长的潜伏期才能发展为艾滋病，潜伏时间长短不一，其发病过程就是一个由实致虚的过程。病毒为实邪，侵袭人体后，人体正气与之抗争，正胜则邪退，正虚则邪进，纵使大部分患者在感染初期，无任何症状，但随着正气逐渐消耗，其乏力、消瘦等虚弱症状也逐渐表现出来，后世多位学者也证实，艾滋病在中医证候上，以虚证为主、虚实夹杂；从古至今，机体患病不外乎正虚邪实，疾病的发生发展亦取决于邪正盛衰、阴阳平衡等因素。阴阳平衡则机体无病，阴阳失调则机体患病。邪为各类致病因素，因邪伤正，正邪交争造成邪正盛衰变化。因此，艾滋病的发生发展是由内外因共同导致，八纲辨证可应用于艾滋病整个发病过程，可以用中医最基本的辨证理论来诠释其整个过程，体现了祖国医学的精妙之处。

二、六经辨证

《伤寒论》独创了三阴三阳辨证体系，用来解释外感疾病的变化过程和其变异规律，并在此基础上辨病证、断转归、论方药，被后世医家泛称为“六经辨证”。艾滋病从其传染途径来看属于直中少阴与厥阴。其由溺窍而入者，因肾司二阴，肾又属少阴之地，故而属少阴。其由血液注射而入者，因肝藏血，肝又属厥阴之地，故而属直中厥阴、少阴。少阴与太阴相邻，少阴病常会导致太阴病。因此厥阴、少阴、太阴三阴俱病。又因艾滋病潜伏期长，又属于中医“伏邪”的范畴。因此艾滋病是 HIV 之邪毒伏于三阴之病。三阴之地，乃阳元收藏之所，气血化生之根，艾滋病之邪毒伏藏于此，阴经正常生理功能被扰乱和降低，动摇人体生命的根本，阻碍气血化生，故而属难治之症。大抵艾滋病患者多因纵欲或吸毒，使阴经的阳气亏虚，故而无力驱艾滋病之邪毒外出，呈正虚邪实之势，故而其病位较深，较阳经之病难治，病程较阳经之病程长，因此在患病初期，邪已深伏少阴与厥阴，传及根本，仅是三阴之功能损伤的气分病。然而“卧榻之侧，岂容他人酣睡”，三阴之阳气奋起与艾滋病之邪毒相抗，会出现驱邪三阴出阳，表现出太阳病与少阳病。但是即使患者出现了太阳病与少阳病的外感证候，立法用方应以祛邪外出为主，固护三阴阳气为本。在潜伏期内，患者出现太阴与少阴病证，如纳呆、下利、神疲、寐差、消瘦等。在这个阶段是人体的阳气已无力抗邪外出，与病邪妥协，因此艾滋病之邪毒会慢慢耗损人体的阳气，使人体的机能渐渐减弱。这也是三阴病由功能损伤的气分病，发展到身体结构损伤的血分病的过程。病至发作期，病邪深藏于三阴，三阴之血分已伤，人体的组织结构已受到严重损伤与破坏。阳气已耗损殆尽，所余无几，重者出现阳气外脱的危重病情，中医注重整体观，五脏六腑是一个整体，六经总体来说也是一个整体，曾有“六经还是一经”的说法，从张仲景发病理论出发，从六经辨证论治艾滋病，也是治疗的创新点。

三、卫气营血辨证

艾滋病首先侵袭的是人体肌表，然后逐渐深入而引起后续病证。中医认为疾病的发生是卫—气—营—血，逐渐向里传变的过程。卫分证是指温邪初犯人体肌表，引起卫气功能失调而出现的证候类型。气分证是指温邪入里，未传入营（血）分，影响人体气的生理功能所出现的一类病变。营分证是指温邪深入营分，劫灼营阴，扰神窜络而出现的证候类型。血分证是指温邪深入血分，引起耗血动血，瘀热互结所出现的证候类型。艾滋病的发病也类似于此，虽中医无此病名，但归咎其病因系感染疫毒之邪。感染初期，疫毒侵犯肌表可出现发热、头痛等类似感冒的卫分症状，然后病邪继续深入，进入感染期，可出现全身无力、腹泻、口干、盗汗、失眠等营分症状，继之邪毒深入血分，发展为各种严重机会性感染和恶性肿瘤，成为艾滋病。

而现代病理学认为，病在卫气阶段，主要表现为功能障碍，实质脏器显示混浊肿胀及功能紊乱；病在营血阶段，主要是物质的损伤，表现为多种重要脏器，如中枢神经系统和心、肝、肾等实质性脏器严重损伤，也初步阐释了艾滋病由表及里的病变过程。

四、脏腑辨证

艾滋病病毒与一般六淫不同，又与传统温病学中的疠气不同，它兼具湿、热、毒、疠等特点，致五脏气血阴阳虚损，元气大伤，进而使毒邪留恋、内陷，具有复杂性、难治性、多系统性等特点。正所谓“留得一分正气，便有一分生机”，这便需要根据脏腑辨证的方法明确疾病各阶段脏腑虚损之所在，进而“虚则补之，实则泻之”。《金匮要略》有言：“见肝之病，知肝传脾，当先实脾。”确诊感染后，患者难免出现震惊、焦虑、恐惧等心理变化，致肝气郁结，肝疏泄不利，进而影响脾脏的运化功能，即肝病传脾。脾脏受损，运化水谷功能失司，导致气血生化乏源。此外脾失健运，运化水湿功能失常，可致湿邪内生，逐渐阻碍五脏正常功能的运行，尤以负责水道通调的脾、肺、肾三脏受损贯穿艾滋病全过程。又因精血同源，肝藏之血与肾藏之精相互转化，精不足以血补，血不足以精充。肝郁久滞，则使肾脏精气流失，精血两亏。肾虚不足，肾气虚则正气弱，HIV 潜伏于人体，伺机发病。部分患者房劳过度，以妄为常，以欲竭其精，造成精枯液耗，真气散失，所谓“至虚之处，便是留邪之所”，抗病能力下降，邪气乘虚而入，留而不去。再者元气虚损，脾运化功能失司，气血生化乏源，肾脏之精不得补充，则见脾肾两虚之象。

艾滋病病程长，证候复杂，在疾病发展过程中，可以通过临床表现采用脏腑辨证。艾滋病急性期以痰湿困脾、肝郁气滞及热毒内蕴为主，可见发热、头晕、乏力、咽痛、关节疼痛、皮疹、全身浅表淋巴结肿大等症状。无症状期虚实夹杂，正邪交争，毒邪逐渐侵入肺、肝、心、脾、肾等脏腑，虽然未达到西医的“症”，但从中医学角度已出现相应的证候，可以及时干预，减缓进入艾滋病期的进程。在无症状期一般无明显症状，但无症状后期部分患者可能出现易感发热、咳嗽、泄泻、疲劳等症状，根据研究表明以气阴两虚、湿热蕴结、肝胃不和、脾虚湿盛、肝郁气滞、肝肾阴虚、热扰心神等证候明显。艾滋病期，伏邪已发，正气衰败，瘀毒损络，肝、心、脾、肺、肾五脏阴阳俱虚，脾肾阳虚明显。全身症状表现为长期发热、持续性全身淋巴结肿大、慢性泄泻、肌肤麻木不仁、白斑、各种机会性感染、卡波西肉瘤等肿瘤。在大样本艾滋病中医证候研究中发现，HIV 入侵人体首先犯脾及肾，而后及肺、肝、心等脏，最终致肾元亏虚，五脏气血阴阳俱损。临床可以演变规律为参考，并结合临床表现确定脏腑，辨证治之。

第七章　疗效评价

艾滋病临床治疗有效性评价主要包括病毒学、免疫学及临床疗效三方面：首先是血清学 HIV 载量得到抑制，实现病毒学治疗成功；其次是免疫功能获得重建，主要体现在外周血 $CD4^{+}T$ 细胞计数的上升或恢复正常值，实现免疫学成功；第三是在血清病毒学、免疫学成功的基础上，患者临床常见的机会性感染或恶性肿瘤等事件的显著下降，即获得临床学成功。艾滋病治疗最理想的结果是此三类评价指标均获得成功。

中医临床医生对疾病的认识更多的是在采集的患者四诊信息资料基础上利用中医理论进行辨证论治，同步给予中草药、健康指引和（或）心理支持等综合干预措施，多关注的是患者接受施加干预措施后的整体状态变化，评价疗效指标多选择患者症状体征或功能状态方面的变化（如采取中医症状积分、生活质量评价等）。此外，中医药疗效也体现在实验室指标的变化（如 $CD4^{+}T$ 细胞计数、HIV 血清病毒载量等），特别是患者的免疫学指标改变。

相比西医学治疗艾滋病疗效评价指标，中医药治疗艾滋病的疗效指标可分为临床有效性（整体机能改善、临床症状体征恢复或接近正常、机会性感染或恶性肿瘤事件的减少或消失等）、$CD4^{+}T$ 细胞计数为代表的免疫学指标（$CD4^{+}T$ 细胞数量的恢复或趋于稳定）及 HIV 血清学病毒载量（减低或持续阴转）。

中医药治疗艾滋病的干预研究，从多维度、多靶点、多重效应阐释了中医药的有效性。依据切入点不同，有研究者已经使用了包括中医症候积分、生存质量量表（如 WHO 生存质量量表、Karnovsky 评分等）、患者报告结局（PRO）量表、机会性感染病症有效性（如口糜、腹泻、肺部感染等）、心理状态测评量表、$CD4^{+}T$ 细胞计数和（或）HIV-RNA 病毒载量等疗效评价指标。

包括生物学、社会学、心理学等多维度的评价指标已经在既往艾滋病中医药研究中被使用，但是不同研究中的中医临床结局指标差异大、相近研究结果相比性较低、指标科学性期待提升、指标重要性和实用性不强、指标选择性报告存在偏倚等影响研究结果的真实性，干扰临床医生决策，甚至导致中医药治疗艾滋病的疗效在行业外获得认可较低，妨碍艾滋病中医药适宜技术的推广及应用。

一、评价内容

（一）延缓 HIV 感染者发病

徐立然等通过对 1200 名 HIV 感染者的临床观察，探索中医药早期干预对 HIV 感染者发病率的影响，结果显示：相比于对照组，治疗组发病期延缓 4 年，发病率降低 7.6%。王健等人通过对中药治疗的 26109 例艾滋病患者为期 10 年的临床观察发现，Kapplan Meier 生存分析显示：与中西医疗法结合组相比，中医治疗组在延缓患者的疾病发展进程方面具有更好的临床疗效。王莉等人开展的一项随机对照研究评估康爱保生丸联合 ART 治疗 535 例 II.B 期 HIV/AIDS 的临床疗效，结果显示，康爱保生丸联合 ART 治疗可延缓艾滋病的疾病进程。

（二）促进免疫重建

王健等人研究发现，与对照组相比，中药免疫 2 号颗粒可使 189 例 ART 后免疫重建功能不全的艾滋病患者各时点 $CD4^{+}T$ 细胞水平与基线比较升高 ≥ 50 mm^{-3}，治疗组患者 $CD4^{+}T$ 细胞水平提高 16.1%，且 $CD4^{+}T$ 细胞计数上升 ≥ 100 mm^{-3} 的治疗组（20.3%），比对照组（9.9%）提高 10.4%，证实了免疫 2 号颗粒可显著改善患者的 $CD4^{+}T$ 细胞水平，明显提高患者机体免疫功能。另有研究观察了 269 例艾滋病免疫重建功能不全患者，结果显示，青蒿琥酯片 A 剂量（青蒿琥酯片 50 mg，每日 1 次）和 B 剂量（青蒿琥酯片 50 mg，每日 2

次）治疗 24 周和 48 周，均可明显增加患者 $CD4^{+}T$ 细胞计数水平，且青蒿琥酯片 B 剂量治疗疗效较好，提示青蒿琥酯片可改善 ART 后免疫功能重建不全人群的 $CD4^{+}T$ 细胞含量，且其具备良好的用药安全性。梁碧颜等人观察中医药治疗 HIV/AIDS 患者的临床疗效，通过对 8946 例 HIV/AIDS 患者为期 4 年的临床研究，结果显示免疫功能稳定患者的人数达到总病例数的 2/3；无症状期感染者 $CD4^{+}T$ 细胞水平随疗程的延长而逐渐下降，而艾滋病期的患者 $CD4^{+}T$ 细胞计数随时间的增加而提高，治疗第 12 个月、第 24 个月、第 36 个月和第 48 个月与基线相比均得到显著提升，该结果表明中医药可阶段性改善并持续稳定 HIV/AIDS 患者的免疫功能。

艾灸可在多环节和多靶点的整合调节效应影响下，疏通脏腑经络，调节阴阳，进而调和稳定机体内环境稳态，而对艾滋病患者发挥免疫调节作用。有研究将 20 例艾滋病患者予中医辨证施治和艾灸治疗，结果显示，$CD4^{+}T$ 细胞水平与对照组比较可明显升高。另有研究运用艾灸（足三里等）联合中药辨证论治艾滋病患者，证实该疗法可显著提高患者 $CD4^{+}T$ 细胞水平，患者的临床症状体征总积分明显下降，感冒等临床症状发生的次数也明显减少。另有学者采用艾灸双侧足三里联合中医辨证论治艾滋病患者，治疗 12 个月后患者 $CD4^{+}T$ 细胞水平得到显著提升，与治疗前相比具有显著的统计学差异。

（三）减少 ART 不良反应

董继鹏等人开展 536 例艾滋病患者的多中心、随机、双盲对照临床试验研究，将患者随机分为治疗组［ART 联合艾可清胶囊（脾肾阳虚证为主）或艾复康胶囊（热毒蕴结证为主）］和对照组（ART 联合治疗组药物模拟剂），观察中医药治疗对 ART 后不良反应的有效性及安全性方面的影响，结果显示，ART 联合中药治疗可明显减少抗病毒西药造成的不良反应的发生，间接改善了患者在接受 ART 疗法中的依从性。王健等人将 286 例 ART 后脂代谢异常患者随机分为治疗组和对照组，其中治疗组采用 ART 联合使用降脂颗粒，而对照组采用 ART 联合降脂颗粒模拟剂，疗程为 6 个月，结果显示，治疗组患者的总胆固醇和甘油三酯水平的下降程度显著高于对照组，表明中药降脂颗粒对 ART 引起的脂代谢异常具有更好的临床疗效。朱东红等运用小四五汤治疗艾滋病血脂异常患者，研究结果显示受试者血脂显著降低，且受试者抗病毒治疗的依从性提高。郭会军等人将 226 例艾滋病 ART 后血液毒性的患者随机分为治疗组（ART+ 西药基础治疗 + 八珍汤或肾气丸合人参养荣汤）149 例和对照组（ART+ 西药基础治疗）77 例，评估中医辨证联合西药对 ART 引发的血液毒性不良反应的有效性及安全性。研究显示，治疗组患者的临床疗效总有效率为 77.7%，明显高于对照组，差异具有显著统计学意义，提示中医辨证联合西药治疗能够减轻 ART 血液毒副作用。邓鑫等人将 380 例 HIV 感染者随机分为对照组（ART 联合西医对症治疗）和治疗组（ART 联合西医对症治疗联合清毒胶囊），观察和评估 15 天的中医药治疗对 HIV 感染者在常规 ART 治疗方案下引发的常见不良反应的临床疗效，结果显示中药可有效降低常规 ART 治疗方案引发的药物不良反应的发生率。

（四）改善临床症状

有学者采用临床队列研究观察中医健脾祛湿法（健脾止泻颗粒，102 例）、补肾固涩法（泻痢康胶囊，106 例）治疗艾滋病相关腹泻的临床疗效及安全性评价，并与西药盐酸洛哌丁胺胶囊对照（103 例），密切观察三组受试者在治疗 2 周后与治疗前相比腹泻量表得分、大便次数及慢性腹泻临床有效率的变化。研究显示，健脾祛湿组（健脾止泻颗粒）有效率 88.5%，补肾固涩组（泻痢康胶囊）有效率 79.1%，对照组（西药盐酸洛哌丁胺胶囊）有效率 56.6%。提示健脾止泻颗粒与泻痢康胶囊在改善艾滋病相关腹泻方面具有良好的疗效。张润田等人观察中西医结合方法在治疗艾滋病瘙痒性、丘疹性皮疹（HIV–PPE）方面的临床有效性。随机将 66 例符合纳入、排除标准的受试者分为试验组（外用糠酸莫米松霜联合中医辨证治疗）和对照组（外用糠酸莫米松霜联合氯雷他定片、维生素 C 片），研究表明，中西医结合方法在治疗 HIV– PPE 方面的临床疗效明显较单纯应用西药治疗收效显著，能更迅速地改善相关临床症状和体征。姜枫等人观察消糜颗粒对艾滋病患者口腔念珠菌病的临床疗效，该研究中试验组 40 例患者使用消糜颗粒治疗，对照组（40 例）使用制霉菌素片，两组均接受 2 周的治疗。结果显示，治疗组有效率、复发率分别为 90.0% 和 11.1%，对照组为 72. 5% 和 31.0%，提示消糜颗粒在治疗 HIV/AIDS 患者的口腔念珠菌病方面具有明显的临床症状改善作用，可提高有效率、降低复发率。孟鹏飞等人观察甘草泻心汤对 78 例艾滋病患者脾胃湿热型口腔溃疡的主要症状影响，结果显示，与对照组相比，治疗组在溃疡数目、疼痛指数以及面积等方面的改善优势更明显。

有学者观察 60 例艾滋病腹泻患者在艾灸联合常规中医药治疗中的疗效，结果显示患者的临床有效率可高达 95.0% 以上。针对艾滋病脾气虚弱型慢性腹泻患者，艾灸组（15 例）与对照组（15 例）的有效率分别为 86.7% 和 66.7%。热敏灸可明显提高艾滋病脾气虚弱型腹泻患者的症状体征改善比，并使患者的生存质量得以明显改善。吴涛观察发现艾灸疗法联合中药敷脐可较好地改善患者食欲和食量的变化情况，对艾滋病患者纳呆症状治疗作用良好。张雪等采用随机对照临床试验，观察艾灸治疗组与西药对症治疗对艾灸治疗艾滋病并发周围神经病变的影响，结果显示，艾灸治疗组临床有效率可达 90.0%，比对照组明显提升，差异具有显著统计学意义。蓝怡通过观察 69 例艾灸对艾滋病患者 ART 后免疫重建功能临床疗效的影响，经过 12 周的治疗，结果显示艾灸组患者临床症状得分明显降低，畏寒肢冷、纳差、五更泄泻等症状评分下降明显，具有较好的临床疗效。

（五）降低耐药性

董继鹏等人通过观察 600 例中药对降低 ART 初始 HIV/AIDS 患者耐药性的有效性，分为治疗组（ART+ 艾可清或艾复康）300 例和对照组（ART+ 艾可清或艾复康模拟剂）300 例，疗程 72 周，结果显示：治疗组耐药率为 6.35%，对照组为 10.58%，在核苷类耐药位点 M184V、K56R 和非核苷类耐药位点 V108I 的出现率方面，治疗组的出现率明显比对照组低。分层分析研究结果表明，当患者的 $CD4^+T$ 细胞≥ 350 μL^{-1} 时，中医药可产生更显著的降低耐药性的效果。

二、评价方法

疗效研究是中医药防治艾滋病研究的重点内容之一，初期多采用病例报告、临床观察等方法，采用的研究方法较单一。如苏诚炼采用临床报告方法，开展中医药试治艾滋病研究；黄世敬等采用病例报告方法，探讨艾滋病症状特征及病机演变，总结中医治疗经验；王融冰等采用病例对照方法，分析中医药治疗艾滋病及感染者疗效分析；冀爱英等开展中医药治疗艾滋病慢性腹泻临床观察。其中随机对照试验（randomized controlled trail，RCT）的方法已被全世界公认为评价干预措施效果的金标准方案。

近年来随着中医药广泛应用于艾滋病防治，大数据、真实世界研究及系统生物基因组学、蛋白质组学和代谢组学等多种现代生物技术整体研究方法的出现，艾滋病中医药防治研究采用的方法多种多样。有学者采用真实世界研究方法开展中医药治疗艾滋病疗效评价研究；金艳涛等采用模型预测方法分析中医药治疗对艾滋病患者死亡的影响因素；原海珍等通过网络药理学方法研究黄芩治疗艾滋病的作用机制；陈莉华等提出利用现代科学技术结合中医药自身特点开展艾滋病中医药治疗；赵玉凤课题组针对中医药防治艾滋病，开展基于多示例多标记学习发现艾滋病“方－证－效”动态靶关系的方法研究，采用多示例多标记学习方法，揭示艾滋病疗效评价的内涵，为临床发现艾滋病有效治疗方案提供数据支持，也为艾滋病群体研究时可重复显著个体疗效提供一条可行途径。此外，基于时间序列的中医药治疗艾滋病“方－证－效”靶关系的动态趋势研究，以 11 366 例中医药治疗艾滋病免费救助试点项目数据库中的数据，揭示了中医药对艾滋病患者 $CD4^{+}T$ 细胞计数保持平稳甚至缓慢提高和改善患者的生存质量（症状体征和健康状态）有一定的优势，以及提示影响艾滋病中医药治疗的影响因素。

（一）症状体征积分评价

参照《艾滋病中医药治疗手册》中 HIV 感染者中医诊疗方案，根据症状体征积分法（表 3.7.1）记分，将疗效分为有效、无效。

表 3.7.1 症状体征积分表

主要症状积分方法（0、2、4、6 积分法）		
发热	0 分：无	2 分：经常发热，最高 T ≤ 37.9℃
	4 分：时常发热，最高 T 38.0 ～ 38.5℃	6 分：反复发热，最高 T ≥ 38.6℃
咳嗽	0 分：无	2 分：偶尔，不影响正常日常生活
	4 分：经常，对日常生活有一定影响	6 分：持续，严重影响日常生活
乏力	0 分：无	2 分：精神不振，尚能从事体力活动
	4 分：精神疲倦，四肢乏力，勉强从事日常活动	6 分：精神极度疲乏，周身乏力，不能从事日常活动
纳呆	0 分：无	2 分：食欲较差，食量减少 1/3
	4 分：食欲不佳，食量减少 1/2	6 分：终日不想进食，食量减少 2/3 以上
腹泻	0 分：无	2 分：偶尔，每日 2 ～ 3 次，不影响生活
	4 分：经常，每日 2 ～ 4 次，未超过 1 个月	6 分：持续，每日 4 次以上，超过 1 个月
呕吐	0 分：无	2 分：能忍受，不治可自行好转
	4 分：食后即吐，难以进食	6 分：剧烈，甚至呕吐黄水
次要症状积分方法（0、1、2、3 积分法）		
气短（胸闷）	0 分：无	1 分：活动后发作
	2 分：稍动则甚	3 分：静息时就有发作
恶心	0 分：无	1 分：偶尔，不影响饮食
	2 分：经常，自觉恶心，不愿进食	3 分：恶心厉害，难以进食
自汗	0 分：无	2 分：平素皮肤微潮，稍动更甚
	3 分：平素皮肤潮湿，动则汗出	3 分：稍动则汗出，如水渍状
盗汗	0 分：无	1 分：汗量不多或偶见
	2 分：汗量较多，衣被潮湿	3 分：汗量极多，湿透衣被，屡屡出现
头痛	0 分：无	1 分：偶尔，时间较短，可自止
	2 分：时有发作，持续时间较长，但可忍受	3 分：发作频繁，痛不可忍
脱发	0 分：无	1 分：头发脱落较多
	2 分：无其他原因，头发成片脱落	3 分：头发大面积脱落，无再生迹象
胸痛	0 分：无	1 分：偶尔，可以自止，不影响日常生活
	2 分：经常，影响日常生活	3 分：持续，严重影响日常生活
腹痛或腹胀	0 分：无	1 分：偶尔，可以忍受
	2 分：时有发生	3 分：经常发生，难以忍受

续表

肌肉痛或关节痛或腰痛	0 分：无	1 分：偶尔酸痛，无其他原因
	2 分：时有发作，活动不便	3 分：经常发作，不能忍受
皮肤瘙痒	0 分：无	1 分：偶尔，可以忍受
	2 分：时有发作，影响生活	3 分：持续不解，难以忍受
月经失常	0 分：无	1 分：按时而至，痛可忍受
	2 分：经来不定，时有疼痛，夹有血块	3 分：经来不定，痛不可忍，夹有大量暗紫色血块
主要体征积分法（0、2、4、6 积分法）		
皮疹	0 分：无	2 分：局部发生，持续时间较短
	4 分：多处发生，时间不超过 1 个月	6 分：全身泛发，迁延不愈，时间超过 1 个月
黏膜溃疡	0 分：无	2 分：有 2 处以下小面积溃疡
	4 分：3 ～ 5 处溃疡	6 分：有 6 处以上或是大面积溃疡
口糜	0 分：无	2 分：舌面布有白霉
	4 分：口腔舌面均有白霉	6 分：口腔、舌面布满白色腐糜
疱疹	0 分：无	2 分：局部发生，治疗后即愈
	4 分：多处疱疹，治疗困难	6 分：反复发生，疼痛难忍，病程迁延难愈
卡波氏肉瘤	0 分：无	2 分：有 1 处
	4 分：有 2 ～ 3 处	6 分：有 4 处以上
淋巴结肿大	0 分：无	2 分：1 处以上肿大，大于 0.5 cm
	4 分：2 处以上肿大，大于 1 cm	6 分：多处肿大，大于 2 cm

有效：临床症状体征改善明显，总积分下降 2/3。

无效：临床症状体征无改善或加重，总积分不下降，或增加。

（二）病毒学指标评价

在中西医结合治疗的基础上，观察血浆中病毒载量水平在一定时间内的变化情况。

有效：血浆 HIV-RNA 在 4 周内下降 1 log · mL^{-1} 以上，或 3 ～ 6 个月病毒载量低于检测下限。

无效：治疗 6 个月后，血浆 HIV-RNA 水平持续上升或未低于检测下限。

（三）免疫学指标评价

$CD4^+T$ 细胞是 HIV 感染最主要的靶细胞，HIV 感染人体后，出现 $CD4^+T$ 细胞进行性减少，因此定期监测 $CD4^+T$ 细胞计数，有助于了解机体免疫状态和病程进展，确定疾病分期，判断治疗效果。

根据 2016 年国家中医药管理局发布的《艾滋病（成人）中医诊疗方案》，中医药治疗艾滋病的免疫指标评价标准，分为有效与无效。

评价标准：

有效：①治疗半年后，$CD4^+T$ 细胞计数上升≥ 30% 或 50 mm^{-3}，并保持稳定；②治疗 1 年后，$CD4^+T$ 细胞计数与基线水平一致。

无效：治疗半年后，$CD4^+T$ 细胞计数下降≥ 30% 或 50 mm^{-3}。

（四）患者报告结局和生存质量评价

1.《HIV/AIDS 患者报告结局评价量表》（简称《HIV/AIDS PRO 量表》）

评价观察患者一定时间内的病情变化情况（详见本章附 1）。

测评方法：每半年或 1 年测评 1 次，比较不同时间患者自我感受的变化情况。

评价标准：《HIV/AIDS PRO 量表》分为躯体状况、生活状况、总体评价等 3 个部分，计算治疗前后各部分积分情况，经 t 检验，$P < 0.05$ 或 $P < 0.01$ 为有效，无统计学差异为无效。

2.《世界卫生组织艾滋病患者生存质量量表（中国版）》（简称《生存质量量表》）

评价观察患者一定时间内的生活质量情况（详见本章附 2）。

测评方法：每半年或 1 年测评 1 次，比较不同时间患者对生活状态的满意度变化情况。

评价标准：《生存质量量表》分为生理、心理、独立性、环境、社会关系、精神支柱 / 宗教 / 个人信仰等六个部分，计算治疗前后各部分积分情况，经 t 检验，$P < 0.05$ 或 $P < 0.01$ 为有效，$P > 0.05$ 无统计学差异为无效。

（五）服药期间治疗安全性评价

主要从患者安全性指标监测及药物使用的不良反应监测入手，观察患者在服药期间治疗安全性。

1. 安全性指标监测

安全性指标监测包括：①一般体检检查；②血、尿、便常规项目检查；③心、肝、肾功能检查；④可能出现的不良反应，包括不良反应的症状与体征、实验室检查结果、严重程度及解决办法等。

2. 不良反应监测

为了全面反映药品不良反应监测情况，提高安全用药水平，更好地保障中医药治疗艾滋病患者的用药安全，参照国家《药品不良反应报告和监测管理办法》中附表 1 制作《药品不良反应 / 事件报告表》（表 3.7.2），报告患者服药期间药品不良反应 / 事件，切实保护和促进患者健康。

表 3.7.2　药品不良反应 / 事件报告表

<table>
<tr><td>患者姓名：</td><td>性别：男□女□</td><td colspan="2">出生日期：</td><td>民族：</td><td>体重（kg）：</td><td>联系方式：</td></tr>
<tr><td colspan="4">家族药品不良反应 / 事件：有□ 无□ 不详□</td><td colspan="3">既往药品不良反应 / 事件情况：有□ 无□ 不详□</td></tr>
<tr><td colspan="2">不良反应 / 事件名称：</td><td colspan="3">不良反应 / 事件发生时间：</td><td colspan="2">病历号 / 门诊号：</td></tr>
<tr><td colspan="7">不良反应 / 事件过程描述（包括症状、体征、临床检验等）及处理情况：</td></tr>
<tr><td colspan="2">制剂名称</td><td>批号</td><td colspan="2">用法用量</td><td colspan="2">用药起止时间</td></tr>
<tr><td>怀疑药品</td><td></td><td></td><td colspan="2"></td><td colspan="2"></td></tr>
<tr><td>合并用药</td><td></td><td></td><td colspan="2"></td><td colspan="2"></td></tr>
<tr><td></td><td></td><td></td><td colspan="2"></td><td colspan="2"></td></tr>
<tr><td colspan="7">不良反应 / 事件的结果：治愈□　好转□　有后遗症□表现：　死亡□直接死因：
死亡时间：　年　月　日</td></tr>
</table>

续表

<table>
<tr><td colspan="8">原患疾病：</td></tr>
<tr><td colspan="8">对原患疾病的影响：不明显□ 病程延长□ 病情加重□ 导致后遗症□ 表现：
导致死亡□</td></tr>
<tr><td colspan="8">发生不良事件后的转归：恢复□ 正在恢复□ 未恢复□ 恢复但有后遗症□
导致死亡□ 未知□</td></tr>
<tr><td colspan="8">国内有无类似不良反应（包括文献报道）：有□ 无□ 不详□
国外有无类似不良反应（包括文献报道）：有□ 无□ 不详□</td></tr>
<tr><td>关联性评价</td><td colspan="7">报告人：肯定□ 很可能□ 可能□ 可能无关□ 待评价□ 无法评价□ 签名：
报告单位：肯定□ 很可能□ 可能□ 可能无关□ 待评价□ 无法评价□ 签名：</td></tr>
<tr><td>严重不良反应/事件</td><td colspan="7">引起死亡□ 危及生命□ 导致住院或者住院时间延长□ 导致永久或者严重伤残□ 导致先天畸形形成出生缺陷□</td></tr>
<tr><td>报告单位</td><td></td><td>部门</td><td></td><td>电话</td><td></td><td>报告时间</td><td></td></tr>
<tr><td>报告人</td><td></td><td>电话</td><td></td><td>报告人职业</td><td></td><td>报告人职称/职务</td><td></td></tr>
</table>

新的□ 严重□ 一般□ 医疗卫生机构：

三、中医药治疗依从性管理

治疗依从性是指患者接受治疗用药与医嘱的一致性，而从药物治疗的角度看，药物依从性是指患者对药物治疗方案的执行程度。影响治疗依从性的因素众多，涉及患者、医务人员、社会、家庭等各方面。提高治疗依从性是个系统工程，需要多方面的密切配合才能得到根本解决。

（一）中医药治疗依从性教育

中医药治疗开始前，接诊医护人员应向患者介绍艾滋病防治的基本常识，告诉患者及家属做好防护工作，防止传染。

医务人员根据患者病情制定中医药治疗方案并告知患者，让患者（或/和家属）清楚知道治疗的目的、治疗药物、疗效、服药时长（长期或阶段性）、服药可能出现的不良反应及如何处理等。

与患者确定下次复诊的时间和地点，提醒患者按时复诊。

医务人员或社会组织工作人员要有一定沟通、咨询技巧，与患者建立互相尊重、信任、和谐的关系。

做好用药指导，尤其对毒副作用较大的药品以及一些特殊用药方法应反复详细地交代患者。

（二）中医药治疗随访管理

医务人员按照要求定期记录治疗患者的随访、检查、治疗情况。

新入组患者按照0、1、3个月，进行随访，期间随访评估是否存在病情加重或危急情况，如有则给予相应治疗或转诊。若患者病情平稳，可每3个月复诊1次。

每次随访应了解患者服药情况（包括服药是否规律，是否有不良反应），询问上次随访至此次随访期间的症状，如无特殊情况，则约定下次随访时间。

（三）分类干预

对于能够按时服药，无不良反应的患者，则继续督导服药，并预约下一次随访时间。

患者未按医嘱服药，要查明分析原因。若是药物不良反应引起的，则给予相关处理和治疗；若由其他原因引起，则要对患者强化健康教育。

对出现药物不良反应、并发症的患者，根据病情给予相应治疗或转诊上级医疗机构救治。

对于长期服药的患者，应及时提醒并督促患者按时到定点医疗机构进行复诊。

四、疗效评价研究展望

（一）构建艾滋病中医疗效评价核心指标集

疗效评价核心指标集（core outcome set，COS）是健康或卫生保健特定领域中所有临床试验必须测量报告、标准化的最小结局指标集。缺少中医药治疗艾滋病的 COS 直接导致同类临床研究荟萃分析结果信度较低，无法降低试验报告的偏倚风险，无法优化结局指标，浪费研究成本等。亟须遵从国际或国内相关 COS 形成指南，建立艾滋病中医药临床核心指标集。

（二）探索中医证候的疗效评价

1. 加强对“证”的研究和评价

目前对中医中药进行临床疗效评价时，只停留在中医临床症状的改善方面，没有证候的变化，难以体现中医的优势和特色，因此亟待建立或完善中医辨识证候的标准。

艾滋病是一种新发现的传染病，古代文献中没有关于艾滋病的记载，对于艾滋病的证候特征和演变规律还没有大规模的临床资料支持，所以建立艾滋病中医证候标准是亟待解决的问题之一。

2. 建立证候疗效评价方法

“证”是中医诊断与疗效评价的核心所在。作为中医治疗艾滋病的疗效评价体系和度量客观事物的标准，“证”必须具备准确性、可靠性、系统性。艾滋病证候多为复合证、兼夹证、转化证、危重证，类型纷杂繁多，对艾滋病证候的研究要在中医理论指导下，借鉴临床流行病学、循证医学、数理统计学等方法，确定艾滋病主要证候因素，分析艾滋病证候演变规律，确定主要、基本的证候，找出各证候的构成要素，从而建立较为客观、可行的证候诊断标准，对证候的症状、体征进行客观量化研究，从而构建一个科学、客观的艾滋病中医证候疗效评价标准体系，为中医证候评价奠定基础。

（三）建立整体综合评价

根据中医药治疗艾滋病主要以对宿主机体免疫功能增强与调整作用为主的特点，客观、公认、有针对性地对中医药疗法具有多靶点药理作用和整体综合疗效的特点进行评价。因此，以免疫功能为主，病毒载量、临床症状体征为辅的综合评价体系较为符合目前的临床实际。结合患者的生活质量、主观感受、终点指标等因素，在评价体系中不妨增加必要的相应的微生态学检测指标，以增强评价的全面性。在多层面探索中医药治疗艾滋病的疗效评价标准，使之既符合临床实际又能体现中医特色，还能与西医艾滋病学术界沟通，共同探讨疗效评价方法和标准，将为中医药治疗艾滋病事业的发展带来契机。

在中医药标准化、规范化的基础上，充分利用信息网络技术、数理统计、数据挖掘等方法建立以患者为中心，以结构化电子病历作为手段，以数据为导向，以假说和模型为驱动，将临床研究和计算机模拟研究相交替，整合数字化、规范化医院信息资源，高效管理和分析利用中医临床的复杂海量数据，用科学数据展示中医药优势特点，提高中医药防治艾滋病的能力和水平。开展中医药防治艾滋病的临床疗效评价方法研究，建立适合我国国情的疗效评价标准，符合当前中医药研究艾滋病领域的发展和趋势，对推动中医药标准化和国际化进程具有重要意义。

附　1

HIV/AIDS 患者报告结局评价量表

HIV/AIDS Patient Reported Outcome Scale（HIV/AIDS PRO 量表）

卷首语

尊敬的患者：

您好！

我们本次与您交流，是想对您的健康状况进行动态观察，帮助您更好地了解和维护自己的身体健康。

以往您的治疗效果多是由医生进行判断的，但我们知道，疾病的痛苦和治疗的效果只有您更能切身感受到，如果将您的感受与医生的判断相结合，对治疗效果的判断就会更加真实准确。

这份量表测试的目的就是让您自己来评价治疗后的效果，您的积极配合将有助于及时了解您的病情或完善对您的治疗方案。我们希望您能接受随访，如果您同意参加，请如实填写有关问题，我们将对您的个人信息严格保密。

填写说明

填写这份量表的时候，请您不要有任何顾虑，从您自身真实感受的角度独立回答所有问题。如果某个问题您不能肯定选择哪个答案，就选择最接近您自己真实感觉的那个答案。如果您确定某个答案，请在该答案相对应的“□”内画“√”。

注意：您对所有问题的回答都是您最近 4 周内的感受。

例如：您经常睡不着吗？□完全没有　□很少有　☑有　□多数有　□几乎总有

下面请您先填写您的基本情况，在相对应的“□”内画“√”，然后逐条阅读作答。

谢谢您的参与！

量表正文

一般信息（必填项）

性别：□男 □女 年龄： 岁 民族：□汉族 □其他民族

婚况：□未婚 □已婚 □丧偶 □离婚 □其他

职业：□干部 □工人 □知识分子 □自由职业 □农民 □其他

最高学历：□文盲 □小学 □中学 □大专 □本科 □研究生或以上

HIV 抗体阳性确证时间： 年 月

感染途径：□有偿供血 □输血 □静脉吸毒 □性接触 □母婴传播 □不明

治疗情况：□ ART 治疗 □中医药治疗 □ ART 联合中医药治疗 □尚未治疗

躯体状况（请您根据自己的情况填写 4 周来的感受）

1. 您感到疲乏无力吗？□完全没有 □很少有 □有 □多数有 □几乎总有
2. 您经常感冒吗？□完全没有 □很少有 □有 □多数有 □几乎总有
3. 您感到发热吗？□完全没有 □很少有 □有 □多数有 □几乎总有
4. 您感觉比一般人容易出汗吗？□完全没有 □很少有 □有 □多数有 □几乎总有
5. 您感到头晕吗？□完全没有 □很少有 □有 □多数有 □几乎总有
6. 您感到心慌吗？□完全没有 □很少有 □有 □多数有 □几乎总有
7. 您感到气短吗？□完全没有 □很少有 □有 □多数有 □几乎总有
8. 您感到气喘吗？□完全没有 □很少有 □有 □多数有 □几乎总有
9. 您有咳嗽吗？□完全没有 □很少有 □有 □多数有 □几乎总有
10. 您有咯痰吗？□完全没有 □很少有 □有 □多数有 □几乎总有
11. 您咽喉疼痛吗？□完全没有 □很少有 □有 □多数有 □几乎总有
12. 您长口疮吗？□完全没有 □很少有 □有 □多数有 □几乎总有
13. 您有恶心吗？□完全没有 □很少有 □有 □多数有 □几乎总有
14. 您有呕吐吗？□完全没有 □很少有 □有 □多数有 □几乎总有
15. 您肚子疼吗？□完全没有 □很少有 □有 □多数有 □几乎总有
16. 您肚子胀吗？□完全没有 □很少有 □有 □多数有 □几乎总有

17. 您有腹泻吗？□完全没有　□很少有　□有　□多数有　□几乎总有

18. 您大便干燥吗？□完全没有　□很少有　□有　□多数有　□几乎总有

19. 您有皮疹吗？□完全没有　□很少有　□有　□多数有　□几乎总有

20. 您有皮肤瘙痒吗？□完全没有　□很少有　□有　□多数有　□几乎总有

21. 您身体有疼痛吗？□完全没有　□很少有　□有　□多数有　□几乎总有

22. 您感到腿脚麻木吗？□完全没有　□很少有　□有　□多数有　□几乎总有

生活状况（请您根据自己的情况填写 4 周来的感受）

23. 您心情愉快吗？□非常愉快　□愉快　□一般　□不愉快　□极不愉快

24. 您容易发火吗？□完全没有　□很少有　□有　□多数有　□几乎总有

25. 您感到忧虑吗？□完全没有　□很少有　□有　□多数有　□几乎总有

26. 您很在乎别人说您患艾滋病吗？

□根本不在乎　□有点在乎　□一般　□比较在乎　□极在乎

27. 您有睡不着的情形吗？□完全没有　□很少有　□有　□多数有　□几乎总有

28. 您好忘事吗？□完全没有　□很少有　□有　□多数有　□几乎总有

29. 您吃东西有胃口吗？□完全没有　□很少有　□有　□多数有　□几乎总有

30. 您生活能自理吗？□完全能　□多数能　□一般　□很少能　□几乎不能

31. 您能正常做事情吗？□完全能　□多数能　□一般　□很少能　□几乎不能

32. 患病影响了您的性生活能力吗？（单身者可不回答）

□根本不是　□很少是　□一般　□有时是　□几乎总是

总体评价（请您根据自己的情况填写 4 周来的感受）

33. 总地来说，您感觉身体状况大不如前吗？

□根本不是　□很少是　□一般　□有时是　□几乎总是

34 您对目前治疗的效果满意吗？（未治疗时不回答）

□根本不满意　□不满意　□一般　□满意　□很满意

签名________________　　　填写日期：________年______月______日

《HIV/AIDS PRO 量表》使用说明

所有测试条目均为5级量化，测试患者近4周的自我感受，填写的答案由前向后表示由最好的状态到最差的状态，分别记为1、2、3、4、5分，最好状态为1分，最差状态为5分。本量表总分数在40～200分之间。最后2条为总体评价和治疗满意度测量，不计入总分。在临床疗效评价时，建议将治疗前的测量积分与治疗后每次测量的积分按照统计学检验有无差异进行分析，并且考虑在量表总积分和各领域积分层次与治疗前比较。该量表可以用于治疗前后总体疗效的分析评价，也可用于药物或疗法之间的疗效比较。

《HIV/AIDS PRO 量表》条目解析

1. 您感到疲乏无力吗？——该条测量的中医术语是“乏力”，其含义指自觉肢体懈怠、软弱无力的表现。
2. 您经常感冒吗？——该条测量的中医术语是“感冒”，其含义指感受外邪，以发热恶寒、头身疼痛、鼻塞流涕、喉痒咳嗽为主要表现的疾病。
3. 您感到发热吗？——该条测量的中医术语是“发热”，其含义指体温升高，超出正常范围；或虽体温正常，但自觉身热不适。
4. 您感觉比一般人容易出汗吗？——该条测量的术语是“汗出”，其含义指非活动性汗出及夜卧出汗。
5. 您感到头晕吗？——该条测量的中医术语是“头晕”，其含义指头脑昏沉，视物昏花旋转，严重者张目即觉天旋地转，不能站立。
6. 您感到心慌吗？——该条测量的中医术语是“心慌”，其含义指心中有恐慌感，不能自制的表现。
7. 您感到气短吗？——该条测量的中医术语是“短气”，其含义指呼吸短促而急，自觉气息不能接续的表现。
8. 您感到气喘吗？——该条测量的中医术语是“气喘”，其含义指呼吸急促困难，严重时张口抬肩，鼻翼煽动，不能平卧的表现。
9. 您有咳嗽吗？——该条测量的中医术语是“咳嗽”，其含义指以咳嗽、咯痰为主要表现的疾病。

10. 您有咯痰吗？——该条测量的中医术语是“咯痰”，其含义指痰液由咳嗽而吐出。
11. 您咽喉疼痛吗？——该条测量的中医术语是“咽痛”，其含义是咽喉疼痛的感觉。
12. 您长口疮吗？——该条测量的中医术语是“口疮”，其含义指以口腔内的唇、舌、颊及上腭等处肌膜见单个或多个淡黄色或灰白色如豆大的溃烂点，灼热疼痛反复发作为主要表现的疾病。
13. 您有恶心吗？——该条测量的中医术语是“恶心”，其含义指感觉胃中有物上拱，急迫欲吐的表现，常是呕吐的先兆。
14. 您有呕吐吗？——该条测量的中医术语是“呕吐”，其含义指胃内容物，甚至胆汁、肠液通过食道反流到口腔，并吐出的反射性动作。
15. 您肚子疼吗？——该条测量的中医术语是“腹痛”，其含义指腹部疼痛，是脐腹疼痛、小腹疼痛、少腹疼痛的总称。
16. 您肚子胀吗？——该条测量的中医术语是“腹胀”，其含义指腹中胀气感。
17. 您有腹泻吗？——该条测量的中医术语是“腹泻”，其含义指粪便稀薄，排便次数增加的表现。
18. 您大便干燥吗？——该条测量的中医术语是“便秘”，其含义指粪便干燥坚硬，排出困难，排便次数减少的表现。
19. 您有皮疹吗？——该条测量的中医术语是“皮疹”，其含义指发生于皮肤表面的斑丘疹，粟粒状高出皮肤的疹子，抚之碍手，疹色可与皮肤颜色相同，亦可发红，疏密不一，甚则融连成片。
20. 您有皮肤瘙痒吗？——该条测量的是全身或局部皮肤瘙痒的状况。
21. 您身体有疼痛吗？——该条测量的中医术语是“疼痛”，其含义指身体各处的疼痛感觉，包括头痛、关节痛、腰背痛、四肢痛等，有一项即可。
22. 您感到腿脚麻木吗？——该条测量的中医术语是“肢体麻木”，其含义指肢体肌肤局限性知觉障碍的表现，“麻”指自觉肌肉内有如虫行感，按之不止；“木”指皮肤无痛痒感觉，按之不知。
23. 您心情愉快吗？——该条测量的是情志状况，相当于中医“七情”的“喜”。
24. 您容易发火吗？——该条测量的是情志状况，相当于中医“七情”的“怒”。

25. 您感到忧虑吗？——该条测量的是情志状况，相当于中医“七情”的“忧”。
26. 您在乎别人说您患艾滋病吗？——该条测量的是患者的自卑感觉。
27. 您有睡不着的情形吗？——该条测量的中医术语是“失眠”，其含义指不易入睡或睡眠短浅易醒甚至整夜不能入睡的表现。
28. 您好忘事吗？——该条测量的中医术语是“健忘”，其含义指记忆力减退，遇事易忘的表现。
29. 您吃东西有胃口吗？——该条测量的是患者的饮食状况。
30. 您生活能自理吗？——该条测量的是患者的自理能力。
31. 您能正常做事情吗？——指日常家务、工作等事务，该条测量的是患者的劳动能力。
32. 患病影响您的性生活能力吗？——该条测量的是患者的性能力，单身者可不回答。
33. 总地来说，您感觉身体状况大不如前吗？——该条测量的是患者的自觉身体状况。
34. 您对目前治疗效果满意吗？——未治疗者不作答，该条测量的是患者对治疗效果的认识。

签名________________　　　填写日期：________年______月______日

附　2

世界卫生组织艾滋病患者生存质量量表（中国版）
WHOQOL-HIV BREF（Chinese Version）

卷首语

尊敬的朋友：

您好！这份问卷是要了解您对自己的生存质量、健康状况以及日常活动的感觉如何，请您一定回答所有问题。请在仔细阅读问题后，根据您自己的情况填写。

在填写过程中，如您有任何疑问，请随时咨询我们的调查员。

感谢您花费宝贵的时间填写问卷。

填写说明

下列问题是要了解您对自己的生存质量、健康情况以及其他生活的感觉如何，请您一定回答所有问题。如果某个问题您不能肯定如何回答，就选择看上去最适合的那个，那通常是您的第一反应。我们要求您考虑您最近 4 周内的情况。请阅读每个问题，请在相对应的“□”里画“√”。

例如：您怎么评价您的生活质量？

□非常差　□差　□既不好也不差　☑好　□很好

量表正文

1（G1）您怎么评价您的生活质量？

□非常差　□差　□既不好也不差　□好　□很好

2（G4）您对自己的健康状况满意吗？

□非常不满意　□不满意　□既非满意也非不满意　□满意　□非常满意

下列问题是问您在最近 2 周内经历了多少特定事情

3（F1.4）您觉得疼痛在多大程度？

□一点也不妨碍 □有点妨碍 □有妨碍（一般） □比较妨碍 □极妨碍

4（F50.1）您在多大程度上为 HIV 感染所带来的身体不适所困扰？

□一点也不困扰 □有一点困扰 □有困扰（一般） □比较困扰 □极困扰

5（F11.3）您对医疗服务的依赖程度如何？

□完全不依赖 □很少依赖 □有依赖（一般） □比较依赖 □极依赖

6（F4.1）您热爱生活的程度如何？

□一点也不热爱 □有一点热爱 □热爱（一般） □比较热爱 □极热爱

7（F24.2）您觉得您的生活有意义吗？

□完全没有意义 □有一点意义 □有意义（一般） □比较有意义 □极有意义

8（F52.2）您因为别人指责您是 HIV 患者而困扰吗？

□完全没有 □有一点 □有（一般） □比较大 □极大

9（F53.4）您对自己的未来感到恐惧吗？

□完全不 □有一点 □有 □比较大 □极大

10（F54.1）您对死亡的担忧程度如何？

□完全不害怕 □有一点害怕 □害怕（一般） □比较害怕 □极害怕

11（F5.3）您能集中注意力的程度如何？

□根本不能 □很少能 □能（一般） □比较能 □极能

12（F16.1）日常生活中您的安全感如何？

□根本不安全 □很少安全 □安全（一般） □比较安全 □极安全

13（F22.1）您周围的环境好吗？

□根本不好 □很少好 □一般 □比较好 □极好

下列问题是关于您最近 2 周所经历的事或特定的感受

14（F2.1）在日常生活中您的精力充沛吗？

□完全没有 □有一点 □有（一般） □多数有 □完全有

15（F7.1）能接受您的体型吗？

□完全不能 □有一点接受 □基本能接受 □大部分能接受 □完全能接受

16（F18.1）您的钱能够满足您的需求吗?

□根本不能　□很少能　□能（一般）□多数能　□完全能

17（F51.1）您感觉在多大程度上能被熟人所接受或认可?

□完全不能　□很少能　□基本能　□多数能　□完全能

18（F20.1）您日常生活中容易得到所需要的信息吗?

□完全不容易　□偶尔容易　□一般　□多数容易　□极容易

19（F21.1）您进行休闲活动的机会有多少?

□根本没机会　□很少有机会　□有机会（一般）□多数有机会　□完全有机会

20（F9.1）您的身体活动能力怎样?

□非常差　□差　□既不好也不差　□好　□很好

下列问题是问您最近 2 周感觉您生活的不同侧面有多好或多满意

21（F3.3）您对自己的睡眠满意吗?

□非常不满意　□不满意　□既非满意也非不满意　□满意　□非常满意

22（F10.3）您对自己处理日常事情的能力满意吗?

□非常不满意　□不满意　□既非满意也非不满意　□满意　□非常满意

23（F12.4）您对自己工作的能力满意吗?

□非常不满意　□不满意　□既非满意也非不满意　□满意　□非常满意

24（F6.3）您对自己满意吗?

□非常不满意　□不满意　□既非满意也非不满意　□比较满意　□极满意

25（F13.3）您对自己的人际关系满意吗?

□非常不满意　□不满意　□既非满意也非不满意　□满意　□非常满意

26（F15.3）您对自己的性生活满意吗?

□非常不满意　□不满意　□既非满意也非不满意　□满意　□非常满意

27（F14.4）您对从朋友那得到的帮助满意吗?

□非常不满意　□不满意　□既非满意也非不满意　□满意　□非常满意

28（F17.3）您对自己的居住环境满意吗?

□非常不满意　□不满意　□既非满意也非不满意　□满意　□非常满意

29（F19.3）您对得到卫生保健服务的方便程度满意吗?

□非常不满意　□不满意　□既非满意也非不满意　□满意　□非常满意

30（F23.3）您对自己的交通状况满意吗?

□非常不满意　□不满意　□既非满意也非不满意　□满意　□非常满意

下列问题是问您经常感觉或经历特定事情

31（F8.1）您经常有消极情绪吗?（如情绪低落、绝望、焦虑、压抑）

□从来没有　□很少有　□时有时无　□经常有　□总是有

有其他人帮助您填写本表吗?　□有　□没有

签名____________　　　　填写日期:　　　年　　　月　　　日

第四部分　调护篇

第一章　饮食调护

饮食健康是健康生活的基础，饮食干预是健康管理非常重要的组成部分。良好的饮食营养管理能够有效延缓 HIV/AIDS 患者的疾病进程，降低各类艾滋病相关或非相关疾病的患病率，并提高艾滋病患者的生活质量。

不良的饮食习惯是增加艾滋病患者特定慢性病发生概率的因素，常见慢性病多与饮食不当有关，比如高盐高脂饮食是形成肥胖的因素，而肥胖则为高血压的危险因素之一，体重越重患有高血压病的危险程度越高，所以不良饮食习惯是一种不能被忽略的危险因素，在日常生活中应该加以干预。但饮食是一种复杂的暴露因素，人们的一餐中可能含有数十种营养物质和数百种其他生物活性物质，我们还不清楚这些物质之间的相互作用机制。此外，如果在受试者的饮食中增加某一个特定食物类别的摄入量，可能会使之减少其他食物类别的摄入量，因而很难将结果归因于某种特定的饮食成分。所以科学研究要找到这种复杂暴露因素中某种特定的饮食因素以确定其为慢性病的危险因素，并在日常生活中加以控制以减轻慢性病发生率，是一个非常大的挑战。

既往研究中，临床医生对艾滋病患者提供个性化饮食指导，使艾滋病患者在生活中遵循适合自身身体状况的饮食模式，对缓解症状或者减轻病情均有好处；如果没有制定或遵循适合自身病情的饮食模式，养成不良的饮食习惯，则会对病情不利。但什么才是适合自身身体状态的饮食模式，这需要对饮食干预、营养学等相关知识有所了解，对前沿研究进展有所跟踪。不同人群的需求不同，即便是同一种疾病，在不同的阶段需求也不同，所以不能一概而论，而应该具体情况具体分析。

目前，抗病毒疗法已经成为预防和控制艾滋病最有效的方法，其能够将HIV病毒载量控制在低水平，降低艾滋病相关疾病的发生率和死亡率，但随着药物治疗时间的延长，会出现耐药性增加、毒副作用增多的情况，脂肪代谢综合征是其不良反应之一。抗病毒治疗方案中核苷类逆转录酶抑制剂（NRTIs）、非核苷类逆转录酶抑制剂（NNRTIs）、蛋白酶抑制剂（PIs）等药物种类有升高血脂的不良反应，患有AIDS的高脂血症人群有着更高的心血管疾病患病率。

艾滋病患者高脂血症的病情与患者缺乏健康的饮食观念有着密切的联系。经常以高脂、高胆固醇、高饱和脂肪酸和反式脂肪酸等食物为主要饮食的人，其患血脂异常的概率增高。临床医生对HIV/AIDS患者进行饮食健康宣教和制定个性化营养方案，能有效降低艾滋病患者血脂水平，减少临床血脂调节药物的应用，减少冠心病和脑卒中的患病风险，从而提高患者生命质量，减轻患者经济压力。

一、健康饮食模式研究

饮食会对我们的健康产生深远的影响，遵循健康的膳食模式不仅可以满足基本营养需求、保持机体健康，还可以降低营养相关的慢性疾病发生风险。近年来关于饮食干预的科学研究越来越被民众重视，各国政府卫生部门、农业部门等相关部门不仅出资资助专业研究院所研究如何饮食是适合本国民众的饮食方式，更重视研究饮食干预对预防慢性病的策略，以降低慢性病的发生率。膳食指南是把健康的膳食科学证据转化成日常膳食实践建议的一种指导手册，从而可以有助于居民明智地选择食物，做出合理的膳食安排。世界许多国家和地区都制定了适合本国或本地区的膳食指南，如美国政府基于营养学、医学等相关研究结果和专家共识编写膳食指南并每5年更新1次。为了方便本国居民更加简单直观地了解膳食指南的内容，并落实到日常生活应用当中，各国（地区）在发布膳食指南时还会制作相匹配的图形版本为居民们提供一个膳食模式框架。膳食指南的图画版一般分为3类表达形式：金字塔、圆形、其他形式。

除各国政府定期发布的居民膳食指南之外，各国媒体会定期评选适合大众的饮食榜单，如美国《美国新闻与世界报道》（*U.S.News&World Report*）公布上一年全年度的最佳饮食模式榜单。评选专家分别从7个层面给每一种饮食进行评价：短期减肥效果、长期减肥效果、易于长期执行、安全、营养、可预防糖尿病及可预防心血管疾病。接下来详细介绍前 3 种的饮食模式，分别是地中海饮食（Mediterranean diet）、达舒饮食（DASH diet）、弹性素食（the flexitarian diet）。

纵观世界各国的膳食指南图，虽然各大洲不同地区的具体饮食内容会根据当地饮食习惯有所调整，但也有其共同点，具体提炼其健康膳食模式的核心要素包括：各种类型的如深绿色、红色和橙色蔬菜，大豆和杂豆在内的豆类，淀粉类蔬菜和其他蔬菜；水果，特别是全果；谷物，至少有一半为全谷物，杂粮、玉米、薯类不少于精粮；乳制品，脱脂或低脂牛奶、酸奶、奶酪和（或）无乳糖版本、强化的大豆饮料作为替代品；富含蛋白质的食物，如瘦肉、家禽和蛋类、海产品、豆类（大豆和杂豆）、坚果、种子和豆制品；油，植物油和食物中的油，比如海鲜和坚果。

新北欧风格饮食（芬兰、丹麦等国家）：全粒谷物（如燕麦和黑麦）、当地产的水果和浆果（野玫瑰果、越橘和野生蓝莓）、十字花科和根茎类蔬菜（球芽甘蓝、花椰菜、萝卜、防风草和甜菜）、菜籽油、以植物油为基础制成的人造黄油和低脂乳制品（如牛奶、发酵牛奶和奶酪）。肉类则包括牛肉、猪肉、羔羊肉和驯鹿肉，海产品包括鲱鱼、鲭鱼和鲑鱼。北欧人也食用少量的甜点，如用燕麦麸皮制成的烘烤食品，或是果酱。他们常用的药草包括西芹、芥末、山葵和细香葱。

二、常见饮食模式

（一）地中海饮食模式

地中海饮食模式主要流行于希腊、意大利和西班牙、法国南部等国家或地区。在这些国家的饮食结构中我们可以分析出来均以水果、蔬菜、全粒谷物、豆类、坚果和橄榄油占主要地位，配以适量的鱼肉、家禽肉和红葡萄酒，食用少量的红肉、盐和糖。

在 20 世纪 90 年代中期，由哈佛大学营养科学系主任、医学博士沃尔特·威利特（Walter Willett）研究发现地中海地区的冠心病发病率远远低于世界上其他国家的发病率，而冠心病与饮食息息相关，所以该团队就深入调查当地居民的饮食习惯，发现地中海饮食有其独有特点，故而提炼出其饮食模式，并命名为地中海饮食模式，将其推广到世界。地中海地处亚洲、欧洲、非洲大陆的交界处，交通便利，随着流行病学研究的盛行，科学家发现，当地居民的膳食结构有非常多的优势，比如加工食物的方式主要是清蒸或者是凉拌，低温炖煮，很少煎炸，食物也选用以当季和当地产的应季食物为主，主要食用油脂摄入为橄榄油，每天进食适量的奶酪和酸奶，每周吃一定量的鱼、禽肉和蛋，在饮食中含糖量低，水果是糖的来源，严格控制了糖的摄入。但地中海饮食的理想饮品并不排斥红酒，也可以喝少量的咖啡，当然，喝水是最好的。这种饮食方式推广开来之后相比于别的饮食方式，我们发现虽然不是快速减脂，控制血糖或者控制血脂，但易于执行又健康安全，执行起来感觉良好，非常利于减脂的持续，而不是在快速减脂后又快速回弹。

（二）达舒饮食模式

达舒饮食模式是 DASH 的音译，而 DASH 是 Dietary Approaches to Stop Hypertension Trial 的缩写，直接翻译过来叫“防治高血压饮食对策”，这是一种为预防高血压而设计的长期健康饮食方式，中文音译为“达舒饮食”。

达舒饮食方式有 4 个需要坚持的原则：第一，进食足够的瓜果、蔬菜以及低脂奶制品；第二，减少摄入饱和脂肪、反式脂肪、胆固醇含量较多食物；第三，摄入适量鱼、禽肉和干果类的食物，在每天的三顿饭中的两顿尽量选用未经精制加工的全谷类，多吃粗粮，少吃精粮；第四，控制盐、甜点、含糖饮料和红肉的摄入。重点要求：减少食盐和调味品的使用，控制甜点、含糖饮料和高脂肉类的摄入。在调味料中有大量的盐，比如味精、鸡精、酱油、蚝油，这其中都是有盐的，而风干的腊味其实也含大量的盐，这些细节都需要注意。

这种饮食模式主要还是为高血压、高血脂等人群打造的饮食模式，具有一定的针对性，所以高血压人士可以参考，如符合自身的需求可以按需进食。其他有特殊需求的人倒也不必完全遵照此方式进食，还应该找到自己需求，选择适合自己的饮食方式。

（三）弹性素食模式

弹性素食也被称为灵活素食，是指1周当中某几天只吃素食，一般要求1周3天不吃肉。

弹性素食没有门槛，没有固定的饮食模板，也不需要专业的饮食搭配，只是在原来的饮食基础上少吃肉，多食素，减少身体负担。周一素食日，也是弹性素食的一种。即使1周只吃1次素食也可以降低很多慢性病的发病率。植物蛋白质的来源有很多，比如坚果、植物种子、果仁酱、豆类、豆制品、藜麦等，都是优质蛋白。

三、艾滋病相关饮食干预调护研究

（一）艾滋病患者科学饮食

艾滋病作为慢性消耗性疾病，可以引起患者营养不良，进一步降低身体对疾病的抵抗能力，加快疾病的发展。合理饮食的健康宣教，不仅会增强患者身体的营养支持，从而维持人体器官功能，还能促进药物治疗效果。戴芬等研究者认为艾滋病患者应以高能量、高蛋白饮食为主，遵循“多样、少量、均衡”的饮食原则。有益的高蛋白质食物有鱼虾类、家禽类、蛋类、豆类、牛奶和乳制品及其他肉类。多吃一些富含维生素A、胡萝卜素、维生素C的新鲜蔬菜和水果以及含维生素E的食物以补充维生素和矿物质。

艾滋病患者饮食不当容易出现腹泻的症状。因此艾滋病患者应特别注意饮食卫生，进食前一定要洗手，保持饮食环境的清洁。患者一旦发生腹泻，应积极补充水分，多喝水和不含柠檬酸的果汁，禁止饮用含咖啡因的饮料（如咖啡、可乐）和奶制品的饮料以及油炸食品和新鲜的水果。适当进食白米饭、水煮白面条、白面包等食物。当腹泻得到控制以后注意补充含有丰富钾离子的食物如香蕉、马铃薯、鱼和肉类。对饮食困难的患者，建议少食多餐，定时进餐，尽量补足热量；口腔或咽喉疼痛时以流质食物为主；嘴中有异味时注意变化饮食；恶心呕吐更应按时就餐。

极低碳水化合物饮食近年来在我国开始逐渐应用推广，该方法对普通人群体重控制效果显著，对降低血脂同样有效。极低碳水化合物饮食可以通过减少体质量、腰围、血压、甘油三酯、空腹血糖及 CRP 等水平，减少心血管事件的发生风险。张德发等研究发现短期极低碳水化合物饮食干预可减轻艾滋病患者 ART 相关高脂血症，降低血脂的效果较持久。在营养师监督下完成干预，同时给予患者心理支持，干预措施如下：①饮食干预，根据患者从事体力劳动强度及基础体重，按照如下标准计算每天摄入热量：体重 ×（20 ～ 25）×0.7 $kcal \cdot d^{-1}$，其中碳水化合物＜ 20 $g \cdot d^{-1}$，肉类蛋白质 100 ～ 150 $g \cdot d^{-1}$，饮水＞ 1.8 $L \cdot d^{-1}$。②运动干预，建议患者快步走，尽可能在饭后 1 ～ 2 小时进行，运动时间为 60 分钟，每分钟 150 ～ 180 步。

研究发现，不同饮食习惯 HIV/AIDS 患者血脂异常发生率有所不同。摄入高油、高糖饮食的患者血脂更高，而饮食清淡、不喜油炸和甜点、在外就餐次数少的患者，血脂更倾向于正常，说明饮食习惯与 HIV/AIDS 患者血脂水平密切相关。

（二）中医饮食疗法

中医饮食疗法从脏腑辨证出发，根据艾滋病患者临床不同个体症状，进行指导建议。具有肺系病证的患者，如感冒、鼻塞、咳嗽、咯痰、哮喘等，饮食避免辛辣刺激食物，如葱、姜、蒜、韭菜、辣椒等，适宜食用百合、鲜藕、银耳、荸荠、蜂蜜、梨、橘皮等补益肺气，止咳化痰；具有心系病证的患者，如贫血、心悸，可食用红枣、龙眼肉；具有脾系病证的患者，如腹痛、恶心、呕吐、腹泻等，常食用扁豆、薏苡仁、紫米、大枣、莲子、山药、花生、鸡肉、鸭肉以健脾利湿；具有肝系病证的患者，如头痛、眩晕、烦闷不寐、胁痛耳鸣等，饮食上应予以清淡芳香的食品，如芹菜、海蜇、白萝卜等；具有肾系病证的患者，如腰酸、消瘦、乏力、头昏、阳痿、闭经、小便不畅、水肿等，因肾病多为虚证，饮食以补法为主，肾阴虚者，可食用甲鱼、银耳、核桃、黑芝麻、枸杞子、海参等，肾阳虚者，可食用羊肉、狗肉、公鸡、龙眼肉、荔枝、鹌鹑、茴香等以补肾阳纳肾气。

1. 粥类

（1）莲子粥

材料：嫩莲子 20 g，粳米 100 g。

制作：将嫩莲子发胀后，在水中用刷子擦去表层，抽去莲子心，冲洗干净后放入锅中，加清水在火上煮烂熟备用；将粳米淘洗干净，放入锅中，加清水煮成薄粥，粥熟后掺入莲子，搅匀，趁热服用。

用法：空腹服或当饭吃。

功效：具有健脾补肾功效，适用于脾虚食少、便溏、乏力、肾虚带下、尿频、遗精、心虚失眠、健忘、心悸等症，为病后体弱者的保健膳食。艾滋病患者发病后出现以上症状者可以服用。

（2）黄芪粥

材料：黄芪 30 g，粳米（或大米）100 g。

制作：将黄芪水煎 40 分钟后去渣取汁，代水加入粳米（或大米）煮成粥。

用法：每日分 2 次服。

功效：具有健脾补肺、升阳举陷、益气固表功效，适用于头晕、乏力、自汗、易感冒、疮疡久溃不收口等。艾滋病患者出现乏力、自汗症状明显者宜服。湿热脘腹闷痛、腹胀者不宜服用。

（3）山药粥

材料：山药 150 g，白面粉 80 g，葱、姜、红糖各少许。

制作：将山药、面粉加水煮粥，快熟时加入葱、姜、红糖，稍煮沸即可。

功效：具有健脾和胃、益气补肾功效，适用于艾滋病患者脾胃虚弱、慢性腹泻。

（4）山药枸杞粥

材料：大米 1 杯，山药 300 g，枸杞子 2 大匙，水 8 杯。

制作：大米洗净沥干，山药去皮洗净切小块；锅中加水 8 杯煮开，放入大米、山药、枸杞子续煮至滚时稍搅拌，改中小火熬煮 30 分钟即成。

用法：代饭服。

功效：枸杞子补血明目，可增加白细胞数量，使抵抗力增强，预防疾病；

山药可促进食欲，有效消除疲劳，增强体力及免疫力。体弱、容易疲劳的患者多食用此道粥品，可助常保好气色，病痛不侵，增强免疫力，补血明目。艾滋病患者没有食欲、体力下降者可以服用。

（5）黑芝麻什锦粥

材料：黑芝麻（研末）20 g，葡萄干 20 g，枸杞子 20 g，莲子 15 g，大枣（掰开）7 枚，黑米 150 g。

制作：以上材料加水煮粥。

用法：代饭服，分服，日 2 次。

功效：具有养肝补血、健脾补肾功效，适用于头昏眼花、面黄唇淡、皮肤干燥等症。艾滋病患者出现贫血症状时可用于辅助治疗。

（6）桑椹粥

材料：桑椹 20 ～ 30 g（鲜桑椹 30 ～ 60 g），糯米 60 g，冰糖少许。

制作：以上材料加水煮至粥熟。

用法：代饭服，分服，日 2 次。

功效：具有补益肝肾、滋阴养血、生津润燥功效，适用于头昏眼花、腰酸腿软、口鼻皮肤干燥、大便干燥等。艾滋病患者出现便秘时可服用以润肠通便。

（7）苁蓉羊肉粥

材料：肉苁蓉 30 g，精羊肉 100 g，粳米（或大米）100 g，食用盐、姜末、胡椒各适量。

制作：将肉苁蓉水煎 30 ～ 40 分钟后去渣取汁备用；将羊肉（切细末）、粳米（或大米）、药汁、适量水一同入锅煮至粥熟。

用法：空腹食用或代饭服，日 2 次。5 ～ 7 日为 1 个疗程。

功效：具有补肾助阳、添精强壮、健脾养胃、润肠通便等功效，适用于肾阳虚衰证，表现为久病体虚、形寒肢冷、腰膝酸痛、久病咳喘、胃腹冷痛、尿频阳痿、女性宫寒、月经不调、阳虚便秘等。HIV 感染者服用可以在一定程度上预防性功能下降。

（8）葛根粥

材料：葛根粉 30 g，粳米 50 g。

制作：粳米浸泡 12 小时，与葛根粉同时放入砂锅中，加水 500 mL，用小火煮成粥。

用法：分服，日 2 次。

功效：具有解肌透表、清热生津功效，适用于外感发热、头痛、项背痛、皮肤疹出不畅等症。

（9）糯米人参粥

材料：人参 3 g，葱白 2 茎，薄荷 5 g，糯米 250 g。

制作：人参破碎放入砂锅中，加水适量，煎煮 30 分钟，放入葱段、薄荷煮沸 5 分钟，去渣取汁备用；糯米加水适量，煮粥，至八成熟，兑入药汁，继续熬煮至全熟。

用法：分服，日 2 次。

功效：具有疏风解表、扶正补虚功效，适用于艾滋病患者感冒后出现气虚外感表证，如头痛鼻塞、气短乏力等症。

（10）绿豆粥

材料：绿豆 25 g，粳米 100 g，冰糖适量。

制作：将绿豆、粳米放入砂锅中，加水适量，小火熬煮至熟烂，放入冰糖即可食用。

用法：分服，日 2 次，3 日为 1 个疗程。

功效：具有清热解毒消暑功效，适用于热毒壅盛的疮痈肿毒及暑热烦渴等症。

（11）鲜马齿苋粥

材料：鲜马齿苋 60 g，粳米 60 g。

制作：将洗净切段的马齿苋、粳米放入砂锅中，加水适量，大火煮沸后用小火煮熟成粥。

用法：分服，日 2 次，3 ～ 5 日为 1 个疗程。

功效：具有清热解毒、凉血止痢功效，适用于热毒内蕴大肠之痢疾，表现为腹痛、里急后重、下痢脓血、赤多白少等症。

（12）银莲知母粥

材料：银柴胡 5 g，胡黄连 3 g，秦艽 3 g，鳖甲 3 g，地骨皮 3 g，青蒿 3 g，知母 3 g，甘草 2 g，粳米 200 g。

制作：将以上前 8 味放入砂锅中，加水适量，开锅后小火煮 30 分钟，滤出药汁备用；另将粳米加水适量煮粥，至五成熟加入药汁，继续煮熟成粥。

用法：每次服 1/2 ～ 1 剂，日 2 次。

功效：具有清退虚热功效，适用于艾滋病患者出现阴虚内热所致低热盗汗、自觉从体内发热、颧红消瘦、舌红少苔等症。

（13）干姜花椒粥

材料：干姜 5 片，高良姜 4 g，花椒 3 g，粳米 100 g，红糖 15 g。

制作：将干姜、高良姜切片与花椒一同用纱布包扎，将粳米放入砂锅中加水适量熬煮至五成熟；加入药包同煎煮 20 分钟，至粥熟烂，取出药包，加红糖即可。

用法：分服，日 2 次，长期服用可见效。

功效：具有温化寒湿、散寒止痛功效，适用于艾滋病患者寒湿阻滞中焦所致的胃腹冷痛、恶心呕吐、口吐清水、肠鸣腹泻、舌苔水滑等症。

（14）苏子降气粥

材料：紫苏子 10 g，前胡 10 g，制半夏 10 g，生姜 10 g，当归 10 g，陈皮 6 g，厚朴 6 g，炙甘草 4 g，肉桂 1.5 g，粳米 50 ～ 100 g，红糖适量。

制作：将以上前 9 味煎煮 30 分钟，去渣取汁，加入粳米熬煮成粥，放入红糖即可。

用法：分服，每日早晚温服，5 日为 1 个疗程。

功效：具有止咳化痰、降气平喘功效，适用于艾滋病患者痰涎壅盛、上实下虚所致的咳喘气短、动则喘甚、痰多腹胀、腰酸肢冷等症。

（15）加味豆蔻粥

材料：砂仁 5 g，肉豆蔻 5 g，陈皮 1 片，姜 2 片，粳米 50 g。

制作：先把砂仁、豆蔻捣碎备用；粳米加水适量，熬煮至八成熟，加入砂仁、肉豆蔻、陈皮、姜，同煮约 5 ～ 10 分钟煮烂即可。

用法：分服，每日早晚温服，3 ～ 5 日为 1 个疗程。

功效：具有温中行气、消食和胃的功效，适用于艾滋病患者因脾胃寒凝气滞所致的胃腹疼痛、嗳气呕吐、宿食不消等症。

（16）芡实山药粥

材料：芡实 20 g，山药 20 g，薏苡仁 20 g，白萝卜 20 g，核桃仁 10 g，蜂蜜适量。

制作：芡实、薏苡仁用清水浸泡，白萝卜切丁，上述材料加水适量，煲粥至芡实、薏苡仁熟软，加蜂蜜调味。

用法：分服，每日早晚温服，可长期服用。

功效：该方补肾纳气，肃肺化痰，适用于久病肺肾亏虚，咳嗽痰喘。

（17）参苓橘姜粥

材料：党参 10 g，橘皮 10 g，茯苓 20 g，生姜 5 g，粳米 100 g。

制作：将党参、橘皮、茯苓、生姜水煎 2 次，各 30 分钟，过滤取汁，以药汁代水同粳米熬煮成粥。

用法：分服，日 2 次，与早、晚餐同服。

功效：具有益气补虚、健脾养胃功效，适用于气虚体弱、脾胃不足、倦怠无力、面色㿠白、食欲不振、恶心呕吐、大便稀薄等症。

（18）薏仁荷叶粥

材料：薏苡仁 30 g，山药 30 g，莲子 30 g，荷叶 1 角。

制作：莲子去芯，与薏苡仁、山药、荷叶同时放入锅内，加水适量，小火煎煮成粥。

用法：与饭同食。

功效：具有健脾升清、渗湿止泻功效，适用于脾虚湿滞所致的慢性腹泻、水肿带下等症。

（19）薤白粥

材料：薤白 15 g，粳米 100 g。

制作：将薤白与粳米一同入锅，加水 1000 mL，煮沸后改小火熬成粥。

用法：分服，每日早晚温服。

功效：具有通阳燥湿、行气止痛功效，适用于寒湿积滞阻于肠胃所致的腹部冷痛、肠鸣腹泻、下痢色白、舌苔白腻等症。

（20）胡萝卜粥

材料：新鲜胡萝卜 1 ～ 2 根，粳米 100 g，植物油、葱花、姜末适量。

制作：先将胡萝卜 1 ～ 2 根（按个人喜好定）洗净切成细丝，沸水稍微煮过后，与植物油、葱花、姜末等作料炒后待用。用粳米加水煮粥，快熟时，加入炒好的胡萝卜同煮熟即可。

用法：早晚餐温热食。本粥味甜易变质，需现煮现吃，不宜多煮久放。

功效：健脾和胃，下气化滞，明目，降压利尿。胡萝卜粥富含维生素 A，凡食欲不振或消化不良、皮肤干燥、夜盲症、高血压者，可经常食用此粥。适用于高血压以及消化不良、久痢、夜盲症、小儿软骨病、营养不良等。

（21）莲子桂圆粥

材料：莲子 20 g，龙眼肉 10 g，糯米 50 g。

制作：取莲子、龙眼肉、糯米同煮成粥。

用法：每日 2 次，温热食用。

功效：补心脾，益气血，适用于失血性贫血。龙眼肉大补，不宜久用；莲子平补不峻，可以久服。伏案诵读、劳伤心脾、记忆力减退、纳谷不香者，可常吃莲子粥。艾滋病伴贫血者可长期服用。

（22）八宝粥

材料：芡实 6 g，薏苡仁 6 g，白扁豆 6 g，莲子肉 6 g，山药 6 g，红枣 6 g，龙眼肉 6 g，百合 6 g，粳米 150 g。

制作：先取上述前 8 味药煎煮 40 分钟，再加入粳米继续煮烂成粥。

用法：分顿调糖食用，连服数日。

功效：健脾胃，补气益肾，养血安神，适用于失眠以及体虚乏力、虚肿、泄泻、口渴、咳嗽少痰等。八宝粥超市有卖，温热服用效果较好，HIV 感染者食用可强身健体，预防保健。

（23）柏子仁粥

材料：柏子仁 15 g，粳米 100 g，蜂蜜适量。

制作：先将柏子仁去除皮、壳、杂质，捣烂，与粳米一同煮粥，待粥将熟时，兑入蜂蜜，稍煮开锅即可。

用法：每日 2 次，连服 3 天。

功效：润肠通便，养心安神，适用于心悸、失眠、健忘、长期便秘或老年性便秘。柏子仁甘平，有养心安神、滋阴养肝、益脾润肠、美颜乌发等作用。柏子仁含脂肪油 14%及少量挥发油、皂苷等物质，为常用的滋补安神药。HIV 感染者心神不宁、睡眠欠佳时可服用。

（24）白木耳粥

材料：白木耳 60 g，糯米 100 g，冰糖适量。

制作：白木耳先用清水泡发洗净。糯米淘净后，置入锅内加水烧开，再放入银耳，熬煮成粥，调入一些冰糖即成。

功效：滋阴生津，润肺养胃，益气和血，可治虚劳咳嗽、痰中带血、阴虚口渴。

2. 汤类

（1）当归生姜羊肉汤（《金匮要略》）

材料：当归 15 g，生姜 30 g，羊肉 250 g。

制作：羊肉洗净、切块；当归、生姜分别用清水洗净，生姜切片。将上 3 味一同放入砂锅内，加水适量，大火煮沸后，改用小火煲 2 ～ 3 小时，待羊肉熟烂，调味食用。

用法：佐餐食用。

功效：温中养血，祛寒止痛。主要用于寒疝，虚劳，产后血虚有寒，腹痛，胁痛，喜温喜按，腹中拘急，苔白，脉沉弦而涩。本方是医圣张仲景治疗虚寒腹痛之名方。张仲景提出，如寒多者，加重生姜的用量；痛多而呕者，加陈皮、白术，可作本汤运用参考。阴虚有热、湿盛中满者不宜用本汤。本汤大多数人都可食用，尤其是年老体弱者，但发热、上火、咽喉疼痛的人忌用。

（2）黄芪蒸鸡（《隋圆食单》）

材料：嫩母鸡 1 只，黄芪 30 g，绍酒 15 g，食盐 1.5 g，葱 10 g，姜 10 g，胡椒粉 2 g，清汤 500 mL。

制作：将鸡去内脏，鸡腹内塞入黄芪，放入砂锅，加入绍酒、食盐、葱、姜、清汤，上笼旺火蒸 2 小时，至鸡肉煮烂，出笼，去黄芪，撒胡椒粉。

用法：分服，日 2 次，空腹食用。

功效：具有健脾补肺、升阳举陷、益气固表功效。

（3）红枣乌鸡（验方）

材料：乌鸡 1 只，怀山药 30 g，枸杞子 10 g，大枣（掰开）6 枚，陈皮 10 g，生姜 2 片，食盐适量。

制作：乌鸡切成大块，将全部材料放入陶瓷锅内，加水炖煮约 3 小时，调味即成。

用法：佐餐食用。

功效：具有补益气血、滋补肝肾功效，适用于头晕眼花、疲乏无力、面黄唇淡。

（4）归芪汤（《中国药膳大辞典》）

材料：黄芪 50 g，当归 15 g，枸杞子 15 g，瘦猪肉 200 g。

制作：以上 4 味加水 500 mL，小火炖至猪肉熟烂，加适量盐调味，即可食用。

用法：佐餐食用。

功效：具有大补气血功效，实热证者不宜服用。

（5）归参炖母鸡（《乾坤生意》）

材料：当归 15 g，党参 15 g，母鸡 1 只，葱、姜、黄酒、食盐各适量。

制作：将当归、党参、葱、姜、黄酒、食盐放入鸡腹内，放入砂锅，加水适量，炖至鸡肉熟烂即可。

用法：佐餐食用。

功效：具有养血益气、健脾补虚功效，湿热证者不宜食用。

（6）二母元鱼汤（《妇人良方大全》）

材料：元鱼（甲鱼）500 g，川贝母 6 g，知母 6 g，前胡 6 g，杏仁 6 g，银柴胡 6 g，食盐、黄酒适量。

制作：将甲鱼宰杀去内脏，洗净切碎块，川贝母、知母、前胡、杏仁、银柴胡用纱布包扎，一起放入砂锅中，加水、食盐、黄酒，同煮至肉熟烂，食肉喝汤。

用法：可代饭食。

功效：具有滋阴补肾、润肺止咳功效，适用于干咳或咳嗽少痰、低热盗汗、腰酸腿软、眩晕耳鸣、咽干声嘶等肺肾阴虚、燥热伤肺证者。

（7）玉竹沙参焖老鸭（《饮食疗法》）

材料：玉竹 50 g，沙参 50 g，老鸭 1 只，葱、姜、黄酒、食盐各适量。

制作：将上 7 味放入砂锅中，加水适量，先大火煮沸，在用小火焖煮 1 个小时以上，使老鸭熟烂，食肉喝汤。

用法：顿服。

功效：具有滋阴润肺、养胃生津功效，适用于咳嗽少痰、心悸烦闷、胃部隐痛、大便秘结、咽干口渴等心肺胃阴虚证。

（8）荷叶冬瓜汤

材料：鲜荷叶 50 g，鲜冬瓜 250 g，食盐适量。

制作：取鲜荷叶、鲜冬瓜放入锅内，熬汤至熟，加食盐调味即可。

用法：日 2 次，2 ～ 3 日为 1 个疗程。

功效：具有祛暑利湿功效，适用于暑邪夹湿所致的发热烦闷、头昏口渴、小便不利等症，可以用于尿路感染辅助食疗。

（9）荠菜鸡蛋汤

材料：荠菜 250 g，鸡蛋 1 枚，食盐、食用油等适量。

制作：荠菜切断，加清水煮汤，煮沸打入鸡蛋成蛋花，加少量食盐、食用油。

用法：分服，日 2 次。

功效：具有清热利湿、凉血止血、清肝明目功效，适用于湿热内蕴所致痢疾腹泻、小便淋沥涩痛、血淋尿血、目赤肿痛。

（10）金钱草鲤鱼汤（《本草纲目拾遗》）

材料：金钱草 50 g，鲤鱼 1 条（约 250 g），姜、盐、料酒、味精、菜油等各适量。

制作：取炒锅加菜油煎鲤鱼，加适量水，放入金钱草、姜、料酒，煮沸改小火将鲤鱼焖熟，加盐、味精调味即可。

用法：食肉喝汤，代饭饮。

功效：具有清热利湿、退黄排石功效，适用于湿热内蕴所致的黄疸、小便淋沥涩痛、尿路和胆道结石等症。

（11）三七炖鸡蛋（《百病饮食自疗》）

材料：三七 3 g，丹参 10 g，鸡蛋 2 个。

制作：上 3 味加水适量同煮，待鸡蛋熟后，剥去蛋壳，继续煮约 15 分钟即可。

用法：食蛋饮汤，日 1 次。

功效：具有补益气血、活血化瘀功效，适用于慢性疾病出现的舌质紫暗或瘀斑等瘀血证。

（12）紫菜豆腐海蜇汤（《艾滋病中医调摄手册》）

材料：紫菜 5 g，豆腐 60 g，海蜇 40 g，生姜 1 片，盐少量。

制作：紫菜、海蜇用清水浸透，豆腐、海蜇切小块，生姜切片，砂锅内加适量水，放入以上材料，小火炖 90 分钟左右，加盐调味。

用法：佐餐食用。

功效：具有清热解毒、软坚散结功效，适用于艾滋病患者出现痰核瘰疬、瘿瘤包块、咳吐黄痰、大便不畅等症。

（13）萝卜豆腐汤（《艾滋病中医调摄手册》）

材料：白萝卜 250 g，豆腐 300 g。

制作：先将萝卜切丝，与豆腐同煮汤，再加入味精、盐等调料即可。

用法：日 1 次。

功效：具有健脾和胃、降气消胀功效，适用于 HIV 感染者胃脘腹胀、食欲不振。

（14）莲子马齿苋汤（《艾滋病中医调摄手册》）

材料：莲子 15 g，马齿苋 100 g，大蒜 10 g，瘦猪肉 100 g。

制作：先将莲子去芯、打碎，马齿苋去除根、老茎，清水洗净切断，大蒜切末，瘦猪肉切丝，一起放入瓷煲内煮 1 小时，放入少许盐、鸡精、香油即可。

用法：佐餐食用，分服，日 2 次。

功效：具有解毒止痢、健脾止泻功效，适用于湿热内蕴、脾胃虚弱所致的痢疾、腹泻。

（15）砂仁炖鲫鱼（《饮膳正要》）

材料：大鲫鱼 4 条（约 1000 g），砂仁 6 g，陈皮 6 g，小茴香 6 g，荜茇 6 g，辣椒 6 g，胡椒 3 g，葱 50 g，姜 20 g，蒜 2 粒，盐 10 g，花生油 500 g。

制作：鲫鱼去内脏洗净，鱼腹内装入药物和调料，再将花生油放入砂锅，烧至七成热，油煎鲫鱼，待鱼黄至熟，捞出沥油；另起热锅加熟油少许，煸姜、葱，注入清汤，将煎熟的鲫鱼下汤内炖煮 5 分钟即可。

用法：佐餐食用。

功效：具有健脾温中、燥湿行气功效，适用于艾滋病患者寒湿困脾、湿阻气滞所致食少腹胀、腹部冷痛、大便溏泻、小便不利、舌苔白腻等症。

3. 茶饮类

（1）姜糖苏叶饮（《本草汇言》）

材料：生姜 15 g，紫苏叶 10 g，红糖 10 g。

制作：将姜切丝，紫苏叶洗净，一同装入茶杯，开水冲泡，密封浸泡 10 分钟，调入红糖搅匀即可。

用法：趁热顿服，日 2 次，3 日为 1 个疗程。

功效：具有解表散寒、和胃宽中功效，适用于外感风寒、胃气不和所致的恶寒发热、头痛无汗、鼻塞清涕、胸闷恶心等症。

（2）五神汤（《惠宜堂经验方》）

材料：紫苏叶 10 g，荆芥 10 g，茶叶 6 g，生姜 10 g，红糖 30 g。

制作：将荆芥、紫苏叶、生姜切成粗末，与茶叶一同放入瓷缸内，用开水冲泡，盖严；将红糖放入另一个盅或碗内，用开水浸泡后的药液趁热倒入，与红糖拌和，置小火上煮沸，即可趁热饮下。

用法：分服，日 3 次，3 日为 1 个疗程。

功效：具有解表散寒、行气止呕功效，适用于外感风寒、胃气不和所致的风寒表证；并且本汤温而不燥，口感甜美，悦神爽志。

（3）薏苡防风饮（《食物与食治》）

材料：生薏苡仁 30 g，防风 10 g。

制作：将生薏苡仁放入砂锅中，加水适量，小火熬制八成熟，再将防风用布包放入薏苡粥锅内，继续煮至薏苡粥熟烂，去防风布包即可。

用法：分服，日 2 次，3 日为 1 个疗程。

功效：具有解表散寒、祛风除湿功效，适用于外感风寒夹湿的表证，见恶寒发热、无汗身痛、头身困重、鼻塞流清涕等表现。

（4）茅竹桑菊茶（《中国药膳学》）

材料：桑叶 5 g，菊花 5 g，竹叶 30 g，白茅根 30 g，薄荷 30 g。

制作：取桑叶、竹叶、白茅根水煎至沸，继冲泡菊花、薄荷，密封浸泡 5 分钟，加蔗糖调味，即可。

用法：作为饮料随时服用，3 ～ 5 日为 1 个疗程。

功效：具有疏散风热、清肝明目、清心利尿功效，适用于外感风热、心肝火盛所致的发热头痛、目赤肿痛、咽痛口渴、尿黄涩痛等。

（5）桑菊浙贝茶（《中华临床药膳食疗学》）

材料：桑叶 100 g，菊花 50 g，浙贝母 50 g。

制作：上几味共研末，用纱布袋分装，每袋 15 g。

用法：每次 1 袋，每日 2 次，沸水冲泡，温服，3 ～ 5 日为 1 个疗程。

功效：具有疏风散热、化痰止咳功效，适于风热犯肺所致的发热头痛、鼻塞浊涕、咳嗽痰多等症。

（6）银花青叶饮（《中国药膳大全》）

材料：金银花 10 g，大青叶 10 g，板蓝根 10 g，薄荷 5 g。

制作：先将大青叶、板蓝根加水适量煎煮，开锅后小火煮 30 分钟，加入金银花、薄荷继续煮 10 分钟，过滤取汁即可。

用法：代茶频饮，每日 1 剂，3 ～ 7 日为 1 个疗程。

功效：具有疏风清热、解毒消肿功效，适用于艾滋病患者外感风温毒邪所致的腮腺炎、丹毒、扁桃体炎、单纯疱疹、带状疱疹等。

（7）翠衣凉茶（《药茶与药露》）

材料：鲜西瓜皮 9 g，赤芍 6 g，炒栀子 3 g，黄连 1 g，甘草 1 g，白砂糖 10 g。

制作：将以上药物放入砂锅中，加入水适量煎煮，开锅后小火煮 20 分钟，过滤取汁，加入白砂糖即可。

用法：代茶饮，每日 1 剂，3 日为 1 个疗程。

功效：具有清心解暑功效，适用于先兆中暑或中暑轻症，表现为头晕头痛、身热面红、精神疲惫、汗出口渴。

（8）平肝清热饮（《中国药膳大全》）

材料：龙胆 3 g，夏枯草 3 g，甘菊花 3 g，生地黄 3 g，川芎 3 g，柴胡 2 g。

制作：先将生地黄、川芎、柴胡放入砂锅内，加水适量煎煮，开锅后小火煮 30 分钟，再加入龙胆、夏枯草、甘菊花继续煮 10 分钟，滤出药汁即可。

用法：代茶饮，每日 1 剂，3 ～ 5 日为 1 个疗程。

功效：具有清肝火、平肝阳功效，适用于艾滋病患者肝火偏盛、肝阳上亢所致的眼睛红肿、头痛口苦、尿赤便干等症。

（9）三子养亲茶（《韩氏医通》）

材料：紫苏子 3 g，白芥子 3 g，莱菔子 3 g。

制作：上 3 味放入砂锅中微炒，研粗末，纱布包扎，加水适量煎煮，开锅后小火煮 30 分钟，去渣留汁。

用法：代茶饮。

功效：具有降气化痰、止咳平喘功效，适用于痰涎壅盛、肺气上逆所致的咳嗽气喘、痰多胸闷、纳少腹胀等症。

（10）鱼腥枇杷饮（《中国药膳辨证治疗学》）

材料：鱼腥草 60 g，白萝卜汁 100 g，制枇杷叶 20 g，白砂糖 20 g。

制作：将白萝卜绞汁；鱼腥草、制枇杷叶加水煎煮 30 分钟，取汁 300 mL，加入白萝卜汁、白砂糖混匀即可。

用法：代茶饮。

功效：具有清热解毒、化痰止咳功效，适用于肺热咳嗽、咳痰黄稠、口干渴、舌红、苔黄腻、脉滑数等。

（11）玫瑰菊花茶（《艾滋病中医调摄手册》）

材料：玫瑰花 6 g，菊花 6 g，合欢皮 10 g，冰糖适量。

制作：合欢皮加水适量煎煮20分钟，滤汁冲泡玫瑰花、菊花，放入冰糖即可。

用法：代茶饮。

功效：具有疏肝解郁、安神除烦功效，适用于情绪抑郁、胸闷胃胀、胁肋胀痛、食欲不振、女性月经不调等症。

（12）橘茹饮（《医宗金鉴》）

材料：橘皮30 g，竹茹30 g，柿饼30 g，姜3 g，白糖20 g。

制作：橘皮洗润后切成约1厘米宽的长条，竹茹挽成10个小团；干柿饼切成约0.2～0.3 cm厚的片；生姜洗净，切成0.1 cm厚的薄片待用；将橘皮、竹茹、柿饼、生姜同时放入锅内，掺入清水约1000 mL，置中火上烧沸煮约20分钟，倒出药汁，再煎一次，合并煎液，用洁净的细纱布过滤得澄清的液体待用；药液加入白糖，搅匀即成。

用法：代茶饮，温服。

功效：具有理气和胃、降逆止呕功效，适用于艾滋病患者出现脾胃气滞、胃气上逆所致的胃腹胀满、嗳气呃逆、恶心呕吐等。

（13）参苏饮（《艾滋病中医调摄手册》）

材料：党参10 g，紫苏叶10 g，橘皮10 g，生姜10 g。

制作：将姜切薄片，与党参、紫苏叶、橘皮一起放入砂锅内，加清水约500 mL，小火煮沸5分钟，离火取汁；同法再煎煮1次，2次取汁混匀即可。

用法：每日1剂，分3次服，3～5日为1个疗程。

功效：具有疏散外邪、补气宣肺功效，适用于艾滋病患者出现发热、恶风寒、流清涕、咳嗽痰白、自汗乏力，或大便软、舌淡、苔白、脉细滑弱等。

第二章　环境调护

人不能脱离环境而单独存在，健康的一大基础就是顺应、适应环境，主要包括人自身的生理特征以及所处的自然环境和社会环境。21 世纪进入网络发达的时代，艾滋病话题也一直备受讨论。世界卫生组织已经将艾滋病定义为可防、可控、可管理的慢性传染性疾病。2022 年世界艾滋病日主题为“共抗艾滋，共享健康”，消除艾滋病患者歧视问题，是我们共同的责任。从环境调护的角度来看，认为需要从自然环境、社会环境和家庭环境等三方面入手，对艾滋病患者进行调护。

中医学“天人合一”的整体观念认为人与自然界的运动变化息息相关，人的生命来源于自然，是自然的一种现象，生长壮老死是生命自然过程。“天人合一”不仅是一种思想，而且是一种状态，强调人要顺应自然。顺应自然主要是通过人体顺应天地四时规律，让人体内环境与外界自然环境相适应，达到内外环境的协调统一，保养正气，使外来邪气不可干，从而保持健康的状态。

中国的防艾抗艾已经有近 40 年的发展历程，社会环境在艾滋病防控领域发挥着至关重要的作用，消除艾滋病歧视问题，提高全社会防艾意识，达到全社会共同抗艾的目标。在我国，艾滋病以性传播途径为主，性伴侣过多、私生活过于糜烂以及和同性有不洁的性生活等，都可能会导致艾滋病发生概率大大提升。艾滋病的传染性和传播途径的特殊性，使其具有了社会属性。2002 年中央财政设立国家艾滋病防治社会动员项目，自 2003 年开始，我国实行对艾滋病患者的“四免一关怀”政策，2006 年《艾滋病防治条例》由国务院正式颁布实施。提高对艾滋病患者个体在社会结构中的关注度，有助于减轻社会环境对其造成的心理负担。

家的意义不仅在于血缘、亲情、依赖、归宿，更包括健康层面。越来越多的人了解到个人健康规划的重要性，但对家庭健康管理的概念还很模糊。其实，相对于个人和社会的健康管理来说，家庭才是最关键的环节和最重要的单位，既为艾滋病患者个人健康创造了环境，又为社会健康提供了基础。“大健康”是随着时代发展而提出的一种理念，它涉及人的衣食住行和生老病死，关乎到人生活中的方方面面。它所追求的不仅仅是身体健康，更是心理、社会、环境等方面的健康。而家庭作为人类社会的基本组成单位，也是人类社会化中的最小单位，所以保证一个家庭的健康便显得尤为重要。

一、自然环境调护

（一）自然环境与疾病的关系

地理环境、气候环境对艾滋病患者健康有着很大的影响。《灵枢·决气》有言：“两神相搏，合而成形，常先身生，是谓精。”先天禀赋是个人体质的基础，只有清楚地认识不同性别、不同年龄的人具有的个体性差异，才能顺应人的生理特性，达到因人制宜。在《素问·疏五过论》中就有相近的观点，要求医者“凡欲诊病者，必问饮食居处”。

“天人合一”观突出人与自然的和谐统一。老子说：“人法地，地法天，天法道，道法自然。”人禀天地之气生，人的生长壮老已受自然规律的制约，也随着自然的变化而产生相应的变化。人应当积极主动地适应自然，同时还要加强人性修养，培养“和”之道。但是，人的适应能力始终有限，一旦外界环境变化过于剧烈，或个体适应调节能力较弱，不能对社会或自然环境的变化做出相应的调整，人就会进入非健康状态。中医关于健康认知的理论源于《黄帝内经》，《素问·阴阳应象大论》所说的“善诊者，察色按脉，先别阴阳”就是对人体状态判断的总纲，《素问·生气通天论》所言“阴平阳秘，精神乃治”，是中医对健康的整体概括。中医将健康之人称为“平人”，即阴阳平衡、气血脏腑调和之人。健康不是静止的，不是局限在某个层面的某一种状态，而是由一系列符合“阴平阳秘”标准的状态所构成的连续的、不断运动变化的、时序的过程，甚至包括可能导致不健康状态的各种潜在因素。健康是一个动态的，以生理、精神和社会潜能为特征的完好状况，能够满足与年龄、文化和个人责任相当的生活需求，如果潜能不足以使这些需求得到满足，便容易产生疾病。“未病先防”“既病防变”“瘥后防复”的中医“治未病”思想，体现的是注重人体整个身体变化的动态过程，而不仅仅是疾病时的某种状态。

以健康促进与疾病预防为目的中医学是关注生命全周期、健康全过程的健康医学，阴平阳秘、形神统一、气血调和、脏腑相安、谨和五味、天人相应、终其天年是中医学所认识的健康观。在健康促进方面，讲求“保养身体、减少疾病、增进健康、延年益寿”。在疾病预防方面，倡导“治未病”，强调“未发”“未传”与“未复”时间窗进行祛邪固本，达到维持“精神内守，真气从之”的健康状态和“正气存内，邪不可干”的疾病预防目的。健康管理促健康与防疾病的宗旨，就是要阻止不良的个人生活方式及行为、社会生活文化氛围、自然环境、经济、社会状况等引发疾病的风险因素的出现。

（二）顺时养生，形神兼备

“人与天地相参”是道法自然的前提，可以帮助人们了解疾病发生的机理，指导摄生保健。中医重视气候、地理、人文及时空对人体的影响。《素问·至真要大论》云：“夫五味入胃，各归所喜，故酸先入肝……久而增气，物化之常也。”万物禀赋天地之气而生，五色五味濡养身体脏腑，促进气血津液的生成，使身体强壮，延年益寿。《内经》中多处提及地理环境对人体的影响，如《素问·五常政大论》云“是以地有高下，气有温凉，高者气寒，下者气热”，《素问·六元正纪大论》云“故至高之地，冬气常在，至下之地，春气常在”。摄生保健要注意地理环境的特点，避免外邪的侵袭。“有物混成，先天地生。寂兮寥兮，独立而不改，周行而不殆”，物质的状态会随时间变化，故摄生必须考虑天地的周期变化规律。《素问·诊要经终论》云：“正月、二月，天气始方，地气始发，人气在肝……十一月、十二月，冰复，地气合，人气在肾。”五脏与十二月相配合是《内经》中时间因素与人体联系的表现之一，此外还将人体与日月星辰等相联系，进一步丰富了中医的时间医学。陈怀民等学者认为，人应该向天地学习，达到一种完善的境界，这样才是“天人合一”的内在含义。尊重自然规律，效法天地，方能延年益寿，如果不尊重自然规律，就会使身体受到损害，如“多食甘，则骨痛而发落”“卧湿当风，则真气日弱”“阴阳有愆伏，则四序乱，而不能生成万物”。饮食、环境及作息紊乱等导致阴阳失调都会造成身体的损害。

1. 因时而养

人身为小宇宙，天地为大宇宙，二者同步运行，天地阴阳的变化会影响气血的盛衰及疾病的发展变化，顺时养生是人与自然相结合的体现，是道法自然的根本。“人能应四时者，天地为之父母”，天地之气，合而为人，人禀赋天地精气而生，如果顺应四时之气而养生，天地就会像父母一样涵养人们的身体。“此春气之应，养生之道也；逆之则伤肝，夏为寒变，奉长者少……此夏气之应，养长之道也。逆之则伤心，秋为痎疟，奉收者少，冬至重病……此秋气之应，养收之道也。逆之则伤肺，冬为飧泄，奉藏者少……此冬气之应，养藏之道也。逆之则伤肾，春为痿厥，奉生者少”，生长化收藏，四季各有所主之气，要顺应自然的变化而保养身体，如果违反四季变化的规律，就会影响到机体对下一季节的适应能力，进而产生相应的疾病。在《养性延命录·教诫》中有“侮天时者凶，顺天时者吉”之说，顺着四时的规律而生活，就不会生病，违反规律就像砍掉树木的根部，生机会受到影响，劝诫人们养生要“与天地相参”，根据不同的时间段采取不同的养生方法。《素问·六节藏象论》曰：“不知年之所加，气之盛衰，虚实之所起，不可以为工矣。”自然界的时间变化会影响人体气血的盛衰、五脏主气的胜负等。顺时养生，首先要了解一年的总体气候变化，进而推测人体脏腑气血的偏盛以指导保健养生。“以一日分为四时，朝则为春，日中为夏，日入为秋，夜半为冬。”（《灵枢·顺气一日分四时》）“平旦人气生……日西而阳气已虚。”（《素问·生气通天论》）“夜半后而为阴衰……日西而阳衰。”（《灵枢·营卫生会》）。《内经》中按照阴阳盛衰情况将一日分为不同的阶段，同时类比四季变化，将一日分为四时，四季养生的方法也可以配合时辰而使用。“春夏养阳，秋冬养阴”，自然界的事物感受生机而在春天生长，在夏天达到茂盛，在秋天收获成熟，而藏精于冬，这是万物的根本，故白天应该养护阳气，即养生养长，夜晚涵养阴气，即养收养藏，人与天地同步而濡养身体。

艾滋病患者体内 HIV 病毒难以彻底清除，为实现带毒生存的目的，无论是患者自身原发性疾病，还是艾滋病相关继发性疾病，从患者本身角度出发，疾病的发展变化也要考虑时间因素的影响。《灵枢·顺气一日分四时》曰：“夫百病者，多以旦慧昼安、夕加夜甚，何也？岐伯曰：四时之气使然。”一日当中，疾病的发展会随着日升日落而发生相应的改变，卫气昼行于阳，夜行于阴，天体的运行会导致人体气血阴阳发生相应的改变：“月始生，则血气始精，卫气始行……月郭空，则肌肉减，经络虚，卫气去，形独居。”《素问·八正神明论》中提到满月时人体的气血会相对旺盛，肌肉充实，邪气不易侵袭，保养身体要随着自然界的变化而采取合适的养生方法。

2. 形神兼养

《素问·上古天真论》曰：“法于阴阳，和于术数，食饮有节，起居有常，不妄作劳。”圣人懂得法天地和阴阳，通过和术数、慎起居、节饮食等手段来顺应外界的变化，保养身体，使身体保持阴阳平衡的状态。《养性延命录·教诫》提出：“养生大要，一曰啬神，二曰爱气，三曰养形，四曰导引，五曰言语，六曰饮食，七曰房室，八曰反俗，九曰医药，十曰禁忌。”减少欲望是养生的一种重要方法。“江海所以能为百谷王者，以其善下之”，人应该像自然一样包容万物，不去争名夺利，夸耀争宠，卖弄自己，只有“恬惔虚无”才能更好地顺应自然，养心安神。“心内澄则真神守其位，气内定则邪物去其身”，情志过极会致病，只有让内心回归平和的状态，身心清净而精神内守，才能涵养正气而邪不可干。老子和庄子同样重视清静寡欲对人体的影响。在《老子·十九章》“见素抱朴，少私寡欲”及《庄子·人间世》“若一志；无听之以耳，而听之以心；无听之以心，而听之以气；听止于耳，心止于符。气也者，虚而待物者也，唯道集虚”等篇幅中都有相关论述，劝诫人们不要让外界繁杂的事物扰乱内心的宁静，这种宁静是一种没有心机和成见的自然状态。《保生要录·调肢体门》有言：“养生之人，欲血脉常行，如水之流。坐不欲至倦，行不欲至劳，频行不已，然宜稍缓。”动以养形，静以养神，动静结合的导引术是“人与天地相参”

的一种应用，天地间阴阳、自然界寒暑的变化都会影响气血的循行，根据不同的季节可以选择适当的导引养生保健延年益寿。形神兼养是道法自然养生的一种手段，标本兼顾，动静结合，克己慎独，节制欲望，避免不良的生活习惯，做到饮食有节，五味调和，起居有常，劳逸适当，这样才能使血脉流通，气机调畅，精力充沛，正气旺盛，进而达到预防疾病、保健养生的目的。

（三）养生调护

在中医理论指导下，阴阳学说用于疾病的治疗，不仅用以确立治疗原则，也用来概括药物的性味功能，作为指导临床用药的依据；治疗疾病，不但要有正确的诊断和确切的治疗方法，同时还必须熟练地掌握药物的性能。根据治疗方法，选用适宜的药物，才能收到良好的疗效。中医养生保健，是指在中医理论指导下，通过各种方法达到增强体质、预防疾病、延年益寿目的的保健活动。中药保健是利用中药天然的偏性调理人体气血阴阳的盛衰。服用中药应注意年龄、体质、季节的差异。

中药的性能，是指药物具有四气、五味、升降浮沉的特性。四气（又称四性）有寒、热、温、凉，五味有酸、苦、甘、辛、咸。四气属阳，五味属阴。四气之中，温、热属阳，寒、凉属阴。五味之中，辛味能散、能行，甘味能益气，故辛、甘属阳，如桂枝、甘草等；酸味能收，苦味能泻下，故酸、苦属阴，如大黄、芍药等；淡味能渗泄利尿（物质的浓淡对比而言，浓属阴，淡属阳），故属阳，如茯苓、通草；咸味药能润下，故属阴，如芒硝等。按药物的升降浮沉特性分，药物质轻，具有升浮作用的属阳，如桑叶、菊花等；药物质重，具有沉降作用的属阴，如龟甲、赭石等。治疗疾病，就是根据病情的阴阳偏盛偏衰，确定治疗原则，再结合药物的阴阳属性和作用，选择相应的药物，从而达到“谨察阴阳所在而调之，以平为期”（《素问·至真要大论》）的治疗目的。

中医养生的理念是顺应自然、阴阳平衡、因人而异。情志、饮食、起居、运动是中医养生的四大基石。保持心态平和，适应社会状态，积极乐观地生活与工作。起居有常，顺应自然界晨昏昼夜和春夏秋冬的变化规律，并持之以恒。

时令养生是按照春夏秋冬四时节令的变化，采用相应的养生方法。春季、夏季宜晚睡早起，秋季宜早睡早起，冬季宜早睡晚起。

二、社会环境调护

（一）人与社会环境的整体观念

整体观与预防思想“治未病”遵循中医整体观念中“人体自身生理、病理的整体性”思维，谨守脏腑、经络、气血、官窍的传变规律而进行养生、防病。整体观也存在于艾滋病患者健康管理中，艾滋病患者健康管理也关注人的身心健康，人与自然环境和社会因素相协调的整体健康维护。简言之，中医“治未病”就是防发病、防传变与防复发，而健康管理的本意就是使民众“不生病”“少生病”“生小病”“早康复”。二者都有“防患于未然”的意识，中医“治未病”思想贯穿艾滋病患者健康管理的始终。

以人、自然与社会环境等健康危险因素为着力点的中医学整体观念除了强调人自身的整体性外，还非常注重人与自然环境、人与社会环境的“天人合一”，中医“治未病”除了要实现人全生命周期的不同阶段的“中和”，同时也要实现人、自然环境、社会环境等空间的和谐。健康管理的本质就是健康危险因素的管理，最终消除危害因素，达到维护健康和防控疾病的目的。健康危险因素管理的着力点不外乎人的身心与行为、自然环境与社会因素的维护。二者的着力点是殊途同归的。

（二）社会环境对艾滋病患者的影响

艾滋病患者在社会环境中，面对着来自生活中周围人的歧视、经济困境、对死亡的恐惧等，长时间的各种压力很容易使他们产生不同程度的负面情绪，如抑郁、焦虑，严重者会产生自杀意念，甚至采取自杀行为。家人、朋友、伴侣是艾滋病患者重要的疾病告知对象，将疾病告知家人、朋友、伴侣有助于患者减轻心理压力。有相关研究对 1276 名艾滋病患者 HIV 感染结果告知现状进行匿名问卷调查，通过分析发现 HIV 感染结果告知在患者歧视知觉、社会支持间的中介作用。歧视知觉直接影响艾滋病患者的社会支持，亦可通过家人告知和朋友告知间接影响其社会支持。在协助和促进艾滋病患者实现 HIV 感染结果告知的干预工作中，还应特别关注患者的伴侣告知。

社会环境的刺激对艾滋病患者的影响，主要表现在艾滋病患者心理情绪变化方面。艾滋病患者精神情志失调、脏腑气血逆乱，从而影响人的健康，尤其以焦虑、抑郁等情绪多见。正如《类经·论治类》所言，“离者失其亲爱，绝者断其所怀，菀谓思虑抑郁，结谓深情难解”，正是说明社会环境对人们健康状态的影响。

世界卫生组织提出了“2030 年全球消除艾滋病”目标，具体是实现“三个 95%”，即 95% 的感染者通过检测知道自己的感染状况，95% 已诊断的感染者接受抗病毒治疗，95% 接受抗病毒治疗的感染者病毒得到抑制。艾滋病得到消除，但不等于根除、终结。提高全社会对艾滋病的认识，达到全社会共同参与抗击艾滋病的局面，在社会组织层面，积极与地方政府、专业机构建立良好的合作关系，全面扩展工作内容，扩大对艾滋病患者人群的服务面，不再单一停留在医疗层面，对维护社会和谐稳定具有重要的意义。

社会环境对艾滋病患者的支持最重要的一点是消除歧视，这需要全社会不断努力。社会网络是指以个人为中心通过各种社会关系联系起来的集合，以人、关系和群体三者为基本要素。在艾滋病患者社会网络关系中，吸毒人群和暗娼人群为感染艾滋病的高危人群，研究认为社会网络在 HIV 感染者持续关怀中具有重要的作用。社会网络中的朋友关系和情感或物质支持能够鼓励 HIV 感染者接受检测，对后续的随访也有积极促进作用；更多的社会支持对艾滋病患者启动和接受抗病毒方案治疗具有正向作用。

三、家庭环境调护

在家庭的内部环境中，一个好的家庭环境所具备的特质包括三个方面：健康、轻松、和谐。家庭管理与家庭健康息息相关，密不可分。只有合理化的健康管理所形成的家庭环境，才可以保证一个家庭在大健康的趋势下，温暖又舒适，才可以给孩子一个良好的生活环境以及对未来的向往，才可能将家庭融入到社会中，成为社会的一分子。

艾滋病所带来的歧视和偏见问题，不仅影响着HIV/AIDS患者本人，同时严重影响着艾滋病患者的家庭。艾滋病单阳家庭健康意识薄弱，因患病的羞耻感，患者会出现对家人隐瞒的情况，而艾滋病单阳夫妻中的配偶是艾滋病感染的高风险人群。对有女性是艾滋病患者的家庭来讲，女性的孕育问题是重点，阻断母婴传播途径是HIV阳性孕产妇生产新生儿的重要途径。下面从单阳家庭和阻断母婴传播两方面探讨艾滋病患者的家庭环境调护。

（一）艾滋病单阳家庭的宣教

我国艾滋病疫情以性传播为主，其在传播途径中的占比有继续增高的趋势。家庭内夫妻间性传播已成为我国艾滋病的主要传播形式之一，艾滋病单阳夫妻中的配偶是艾滋病感染的高风险人群，无保护性性行为、性行为频率、是否暴露前预防用药等都是影响单阳家庭阴性一方发生血清转阳性的重要影响因素。

HIV单阳家庭指的是夫妻双方或固定性伴侣一方感染HIV病毒，另一方未感染HIV病毒。HIV抗体阳性的一方被称为先证者，先证者的配偶称为阴性配偶。有研究认为，单阳家庭夫妻间经性传播HIV病毒，在性别上，男传女的概率是女传男的概率的4倍。因此，减少性行为发生频率，提高安全套的使用意识以及暴露前预防用药意识等，能够在一定程度上降低艾滋病传播风险。对于艾滋病单阳家庭先证者的配偶，加强配偶提醒服药意愿的宣传教育，能够提高艾滋病患者服药的依从性。

暴露前预防用药主要适用于男男性行为者、吸毒人群、暗娼及单阳家庭等高危人群。健康意识薄弱的单阳家庭，不注重暴露前预防用药，会增加艾滋病传播风险。以某地区为例，该地艾滋病流行形势严峻，HIV传播以异性传播为主，患者婚姻状态多为已婚，预防家庭内传播的需求十分迫切，暴露前预防用药是预防家庭内传播的重要措施之一，但在该地区并未广泛应用和推行，单阳家庭阴性配偶的使用意愿尚不明确。健康意识强的单阳家庭可能更关注自身健康，更愿意使用暴露前预防用药，也会通过遵医嘱按时服药，有意减少性行为发生频率等行为降低艾滋病的传播风险。

普及预防艾滋病的基本知识是提高单阳家庭高危人群的防范意识和能力的重要手段。提高艾滋病单阳家庭配偶对艾滋病防治知识的认识，强化主动告知和配偶主动检测意识，使其主动定期接受艾滋病抗体检测，有利于提高艾滋病单阳家庭配偶抗体检测率，防止阴性配偶阳转。单阳家庭双方接受心理咨询和干预，利于双方加强对健康状况的了解，增强自我保护意识。

在单阳家庭中，防止艾滋病经性途径传播是重点，提高艾滋病单阳家庭配偶随访检测的主动性和依从性，知晓性伴双方的抗体检测情况有利于保障女性身心健康，及早综合干预管理高危人群，是控制艾滋病向普通人群扩散的重要一环。在艾滋病单阳家庭的健康宣教中，为降低艾滋病传播风险，从以下几点进行总结：一是做好暴露前预防用药；二是减少性行为发生频率；三是发生性行为时，合理规范使用安全套；四是普及艾滋病基本知识，提高单阳家庭高危人群防范意识。

（二）阻断母婴传播

母婴传播是艾滋病主要传播途径之一，是感染 HIV 的妇女在妊娠、分娩、产后哺乳等过程中将自身携带的 HIV 传染给胎儿或婴儿，导致婴幼儿感染的过程。在我国 90%以上的患有艾滋病的婴幼儿是通过母婴传播途径而感染的。艾滋病的母婴传播中存在三条主要途径：一是感染 HIV 的妇女在妊娠期通过胎盘使胎儿感染 HIV 病毒；二是在生产过程中，胎儿在经过母亲产道时感染 HIV 病毒；三是产后采取母乳喂养的方式，婴儿通过母乳感染 HIV 病毒。

HIV 感染者家庭的生育问题，一直以来都备受关注，由于 HIV 阳性孕产妇发生母婴传播的概率非常高，患有艾滋病的女性妊娠后，如果不能及时对 HIV 阳性孕妇进行有效干预措施，其母婴传播率可达 30%～40%。妊娠期经过胎盘使胎儿感染 HIV 的感染率为 15%～30%，采取母乳喂养方式的婴儿 HIV 感染率会提高 10%～20%。而进行全程干预，包括妊娠早期检查和咨询、孕期服药和化验、分娩期产妇和新生儿处理、产后母子用药和人工喂养等，有可能将母婴传播率降至 2%至 3%。

世界卫生组织和联合国艾滋病规划署提出预防艾滋病母婴传播的四个策

略，包括预防育龄妇女感染艾滋病，预防艾滋病病毒感染妇女非意愿妊娠，预防艾滋病母婴传播，以及为艾滋病病毒感染妇女和家庭提供综合关怀和支持。这些措施自实施以来，HIV 母婴传播率从 15%～45%降至＜5%。2010—2018 年，全球约 140 万儿童避免了 HIV 感染。在我国“四免一关怀”政策中，明确指出：“对已感染艾滋病病毒的孕妇由当地承担艾滋病抗病毒治疗任务的医院提供健康咨询、产前指导和分娩服务。及时免费提供母婴阻断药物和婴儿检测试剂。”我国预防艾滋病母婴传播工作实施有 20 余年，预防艾滋病母婴传播的综合干预服务不断发展，HIV 感染孕产妇抗病毒药物应用方案不断优化，HIV 暴露儿童抗病毒用药率得到明显提升。

2020 年新发布的《预防艾滋病、梅毒和乙肝母婴传播工作规范》（2020 年版）中，推荐采用 TDF+3TC+LPV/r、TDF+3TC+EFV 和 AZT+3TC+LPV/r 三种方案中的任一种，对于孕晚期（孕 28 周之后）发现的艾滋病感染孕产妇，有条件的情况下推荐使用 TDF+3TC/ 恩曲他滨（FTC）+ 整合酶抑制剂。在分娩结束后，继续进行抗病毒治疗。

2020 年根据国际母婴传播防治技术指南以及消除母婴传播策略，将 HIV 暴露儿童区分为高暴露风险与普通暴露风险两类。对于不同类型的儿童，给予不同的用药方案。规范中明确指出，符合以下 3 个条件之一的孕产妇所生儿童为艾滋病高暴露风险儿童，其他为普通暴露风险儿童，3 个条件包括：①感染孕产妇孕晚期 HIV 病毒载量＞ 50 Copies · mL^{-1}；②感染孕产妇无孕晚期 HIV 病毒载量检测结果，孕期抗病毒治疗不足 12 周；③孕产妇临产时或分娩后 HIV 初筛试验阳性。对于普通暴露风险儿童，儿童应当在出生后 6 小时内尽早开始服用抗病毒药物，可以选择 AZT 方案或 NVP 方案任意一种，且用药时间应持续 4 周。如选择母乳喂养，应当首选 NVP 方案。对于高暴露风险儿童，儿童应在出生后 6 小时内尽早开始服用三联抗病毒药物至出生后 6 周，其中，出生后 2 周内，应用 AZT+3TC+NVP 方案，从出生 2 周后至 6 周，应用 AZT+3TC+LPV/r 方案。

根据国家预防母婴传播管理信息系统的监测数据结果显示，2005—2021 年，HIV 感染孕产妇抗病毒用药率由 64.6%提高到 97.5%；HIV 暴露儿童的抗病毒用药率由 77.2%提高到 99.5%，基本实现了儿童抗病毒药物干预服务的全面落实。艾滋病母婴传播率不断下降，由 2005 年的 12.8%，下降至 2021 年经综合干预后的 3.3%。

对于 HIV 单阳家庭采取的生育方案是，阳性感染者抗病毒治疗，阴性的一方使用阻断药物，实施后，越来越多的 HIV 单阳家庭都如愿分娩了健康婴儿。首都医科大学附属北京佑安医院在临床中，先后随访指导了 3 000 多例 HIV 感染者家庭接受抗病毒治疗和健康生育，已成功阻断 HIV 感染孕产妇 300 多例，实现了新生儿及阴性配偶 HIV 零感染。在对 100 例艾滋病感染孕妇进行研究后，发现终止妊娠孕妇有 19 例，活产孕妇有 80 例，死产孕妇有 1 例。80 例活产孕妇中使用抗病毒药物进行治疗的有 78 例，对新生儿使用抗病毒药物进行治疗的有 79 例。新生儿出生后 1 个月出现肺炎的有 2 例，出现心力衰竭的有 2 例，死亡的有 1 例，失访的有 2 例。在对活产的 80 例新生儿进行艾滋病病毒检测后发现均无艾滋病感染，并在出生后 1 ～ 18 个月内每隔 3 个月进行 1 次艾滋病病毒检测，结果显示均无艾滋病病毒感染。

2006—2019 年云南省消除艾滋病母婴传播工作机制调查研究发现，在 110 例艾滋病孕妇中，34 例孕妇终止妊娠，占比 30.91%；76 例继续妊娠，占比 69.09%。妊娠结局：死胎 2 例，活胎 74 例。母婴阻断干预结果比较，继续妊娠并活胎的 74 例孕妇服用抗病毒药物，占比 100%；72 例婴儿系统管理服用抗病毒药物，占比 97.30%；72 例活胎婴幼儿进行艾滋病毒检测，检出率为 0。对 72 例婴儿随访 18 个月，艾滋病抗体阳性者为 0。

依托互联网对艾滋病患者及其家庭进行健康管理是一种新型手段，医生在与患者沟通中可以减少其不安感，放松心情，建立良好的信任关系，以配合医疗工作的开展。母婴阻断技术的干预，不断突破，给患者和其家庭带来了生存、生活的希望，临床上从孕妇、新生儿抗病毒治疗、暴露前后预防、安全生育和婴儿的科学喂养等多方面指导艾滋病家庭科学备孕。

第三章 心理调护

多数艾滋病患者在长期接受抗病毒治疗、经济、社会关系等压力下，会产生焦虑、烦躁、抑郁等消极情绪。在临床中了解艾滋病患者心理情况，及时给予帮助和指导，疏解患者情绪，能够增加患者治疗依从性，增强治疗信心。心理干预指在心理学理论指导下有计划、有步骤地对一定对象的心理活动、个性特征或行为问题施加影响，使之发生朝向预期目标变化的过程。20 世纪末，行为治疗理论和技术的兴起，使心理干预成为富有成效的治疗手段。现代心理干预技术包括支持疗法、精神分析疗法、家庭疗法及各种行为疗法等，亦有将心理干预治疗当作心理社会治疗或教育治疗、生活技能训练，以及当作人格和自我发展的手段。

一、中医心理学简述

中医心理学（Psychology of TCM）是以经典中医理论为主导，在医事保健活动中，研究情志心理因素与疾病或健康之间的网络关系，并用于指导实践的一门系统的科学体系，具体指运用中医七情理论研究个体的内心活动规律和情绪对疾病的发生、发展、诊断、治疗中的影响及规律的诊疗方法。不稳定的心理状态是发病基础，其常与个人性格、气质特点、经济状况等相关。

中医认为心理疾病病因主要以七情（喜、怒、忧、思、悲、恐、惊）、社会（文化背景、环境、社会地位、经济状况、迁居、四时气候、职业、宗教信仰、民族、风俗习惯等）、自然（气候、地理环境、异常气候变化）、自身因素（性别、年龄、体质、人格、心理状况）四类有关。

正常的情绪表达不会对人体造成影响，如果单一情绪表达太过或持续时间过久就会对机体气机、五脏气血产生影响。《黄帝内经》言："人有五脏化五气，以生喜、怒、悲、忧、恐。"人的情志由脏腑精气所化生，可随五脏精气的盛衰而变化。

喜，心在志为喜，病理上，"喜则气缓"，突然的狂喜，可导致"气缓"，即心气涣散，血运无力而瘀滞，出现心悸、心痛、失眠、健忘等病症。

怒，因琐事生气、暴怒，"怒伤肝"，轻者会导致肝气郁滞，食欲减退，女性乳房胀痛；重者导致气机逆乱，会出现面色苍白、四肢发抖，甚至昏厥死亡。

忧，指忧愁、苦闷、担心。"忧伤肺"，人在悲伤忧愁时，可使肺气抑郁，耗散气阴，出现感冒、咳嗽等症状；严重者，出现失眠、呕吐等精神症状。

思，脾在志为思，思虑过度会导致气机郁结，导致脾胃运化失职，则食欲大减，饮食不化。

悲，若悲哀太甚，可致心肺郁结，意志消沉。

恐，指恐惧不安，心中害怕，精神过分紧张。"恐伤肾""恐则气下"，中医认为，恐惧过度则消耗肾气，使精气下陷不能上升，升降失调而出现大小便失禁、遗精、滑泄等症，严重的会发生精神错乱、癫病或痰厥。

惊，与恐密切相关，指遇到意料之外的事情造成心理上的骤然紧张。惊恐所致血压升高，心脏搏出的血量增加，以收缩压升高为主。

五脏之精气是情志的物质基础，情志是机体对外界刺激的精神活动。艾滋病患者因外界环境刺激可产生过度情志反应，影响脏腑气机的功能。同时，艾滋病患者缺乏战胜疾病的信心，五志对机体的影响不利于疾病的治疗。艾滋病后期，气血津液耗竭，脏气衰败，五脏无以化五气，则五志失常。

《灵枢·通天》根据人的不同先天禀赋和阴阳属性差异，提出"阴阳五态"的人格分类，将人分为太阴、少阴、太阳、少阳和阴阳平和五种类型。《灵枢·阴阳二十五人》根据人的不同生理外形和性格心理特点，将人按五行归类，分为金、木、水、火、土五大类，每一大类下又分出五个亚型，共分为"二十五人之形"，人的不同个性心理特征在各方面因素的影响下，对某些心理疾病具有更易患的倾向，从而成了心理疾病的发病基础。

中医个性学说中五态人分型侧重于性格与体质之描述，而五形人则侧重于体形。这两种分类法不仅较系统，且为国外古今一些权威性分型之前驱。五态人格测验由薛崇成、杨秋莉以《黄帝内经》中“五态人”的阴阳理论为基础，借助现代心理学测量与统计方法制作而成。该测验共有六个分量表，除“五态人”这五种人格的分量表外，还有一个掩饰量表，用以测知可信度，而前五者则是对事物反应的强度、灵活性、平衡性、持久性与趋近性等个性因素进行探查。五态人格测验自 1988 年研制以来，已在国内多家单位使用，被 10 余本专著收录，被公开发表的期刊引用达 40 余次，主要被应用于不同年龄层、职业、性别人群的人格研究，灾后心理状态调查，以及与 SCL-90、16PF 等多个量表的相关性研究，还被应用于临床身心疾病的易感性以及临床疗效和心理干预效果的评价等，为我国中医心理学的研究发展起到了重要作用。

目前，中医心理学对心理疾病的病机归纳仍以七情为主导，将情志致病作为主要病机。其发病机制主要有阴阳失衡、气机失调、脏腑损伤、精血耗伤、神志异常五个方面。在具体疾病的诊断上仍沿用望闻问切的四诊法进行辨证分类。

二、治疗方法

总原则为“治病求本”，涉及具体治法应用上，采取杜卫东在论述中医心理治疗的“治病求本”原则中提到“正治与反治的原则”，将目前研究的主要中医心理治疗方法进行划分。

“正治”为“逆其疾病性质而治”，即在中医体系下，否定患者的异常心理与行为，从正面矫治异常心理与行为的方法。这类方法又可分为直接疗法和间接疗法，二者的区别在于治疗手段是“直接”还是“间接”克制异常心理与行为。“反治”为“顺从疾病现象而治”，指顺应患者的心理与行为，在承认这种异常的心理与行为的基础上予以矫治的方法。

（一）正治（直接疗法）

中医心理治疗里面“正治”当中的直接疗法指在中医体系下，否定患者的异常心理与行为，运用直接针对异常的手段，从正面矫治异常心理与行为的方法。

1. 作用于情绪的直接疗法

这类中医心理治疗方法作用的直接对象是情绪，主要有“情志相胜”法、厌恶法和威言镇吓法。

（1）“情志相胜”法

“情志相胜”是中医心理治疗的理论基础，其治疗机制是依据中医心理治疗的“情志相胜”论，通过激发患者产生某种新的情志，以此来克制患者原有的与此种情志有着相克关系的不良情志，从而消除或缓解患者的情绪问题，进而解决相应的心理疾病的心理治疗方法。“情志相胜”按五志相胜规律分为“悲胜怒”“喜胜忧”“怒胜思”“恐胜喜”，以及七情合参（根据患者的病情和其自身的具体情况，激发患者产生多种情绪，从而克制不良情绪，进而治愈此不良情绪引发的疾病，这就是七情合参疗法）。

（2）厌恶法

厌恶法的治疗机制是利用条件反射原理，把令患者产生厌恶情绪体验的刺激与其病态行为联结在一起，使其为了逃避这种自身厌恶的体验而避免做出与之相联结的行为，从而矫正患者的病态行为。

（3）威言镇吓法

威言镇吓法的治疗机制是通过威严的仪表与正义的言辞震慑患者，使其感到恐惧，用“正气”逼走其身上“邪气”，使患者神志恢复正常。主要适用于情志病中的心境障碍、应激相关障碍、心理生理障碍以及精神病性精神障碍。

2. 作用于认知的直接疗法

主要为解释开导法，指通过他人或自己的言语、行动、思考，获得正确的解释说明，不正确的认知得以开导化解，从而克服心理异常的心理治疗方法，包括“思胜恐”法、祝说病由法、释梦法和开导劝慰法。

（1）“思胜恐”法

“思胜恐”法的治疗机制是通过帮助患者改变原有认知，从而克服非理性的恐惧情绪，并治愈由此引发的疾病。

（2）祝说病由法

“祝由”是在中国古代特别是上古时代，在医药还不发达的条件下，通过向“鬼神”祝说疾病的来由，以此调整、改变患者的精神状态和精神活动，从而治疗相应的疾病的方法。这种方法与现今所谓的精神疗法、安慰疗法、暗示疗法等类似，有其科学的成分。值得注意的是，必须将之与迷信巫术区别开来。祝说病由法的治疗机制一方面是通过转移患者的注意力，但其更重要的一方面是使患者了解疾病的来由，不论这来由解释现在看来是否科学，但在当时对患者来说，是对病情有了新的认知，在他（她）的经验范围内，相信病因找到了，相信能够治愈。这种认知上的变化，能够帮助患者恢复健康的心理状态。

（3）释梦法

释梦法的治疗机制是通过解释梦境消除患者的恐惧与疑虑，从而克服消极心理。

（4）开导劝慰法

也称义理开导法，遵循“夫惟顺而已矣”，其治疗机制是通过言语对患者进行告知、启发、引导和劝说，使患者逐渐认识到自己原有认知是不正确的，依着治疗者指引的方向，改变认知，这样由原先的认知所产生不良心理状态也就随之消除了。

3. 作用于行为的直接疗法

这类中医心理治疗方法作用的直接对象是行为，主要包括习见习闻法和应激法。

（1）习见习闻法

习见习闻法的治疗机制是通过渐进地反复练习直至习惯，使受惊易敏的患者恢复心理正常，类似现代心理治疗中的系统脱敏法。

（2）应激法

应激法的治疗机制是通过人为营造产生应激状态的情境，使患者在突然身处这一情境时产生某种短暂但强烈的应激行为，从而达到治疗的目标。古代中医有时也利用人们害羞怕辱的本能，有目的地使患者处于感到羞耻、受侮辱的环境，诱导患者产生短暂、强烈的自我防卫心理与行为，从而达到治愈疾病的目的。

（二）正治（间接疗法）

中医心理治疗里面“正治”当中的间接疗法指在中医体系下，否定患者的异常心理与行为，用间接的手段，从正面矫治异常心理与行为的方法。使用“间接的手段”指不直接针对异常的心理与行为进行治疗，而是通过其他看似与治疗对象没有直接关系的活动最终正面克制异常心理与行为。

1. 作用于情绪的间接疗法

（1）艺术熏陶法

艺术熏陶法的治疗机制是通过艺术的熏陶帮助人修养心性，舒缓情绪，调节心理，治疗情绪上的异常。这里以代表性的音乐疗法为例，音乐能影响人的情绪，改善人的心理功能。中医音乐疗法历史悠久。中医的音乐疗法是根据角、徵、宫、商、羽五种传统调式音乐的特性与五脏五行的相互关系来选曲，进行心理治疗。

角调式乐曲仿佛春回大地，万物萌生，是生机盎然的旋律，曲调爽朗亲切、舒展悠扬，就像“木”的特性，可以入肝，适用于肝气郁结、肝气犯胃、心情郁闷、精神不快、烦躁易怒等人群。选用曲目:《渔舟唱晚》《蓝色多瑙河》等。

徵调式乐曲，旋律轻松活泼、欢快热烈，层次非常分明，欢畅的情绪能够感染气氛，热烈欢快而轻松，就像“火”之特性，可以入心，助养心气。适用于心脾两虚、神思恍惚、胸闷气短、情绪低落等人群。选用曲目:《喜相逢》《卡门序曲》等。

宫调式乐曲，风格庄重，沉静悠扬，就像“土”一般的宽厚结实，可以入脾。可调节脾胃，改善焦虑，适用于脾胃虚弱、腹胀、消瘦乏力、神衰失眠等人群。选用曲目:《春江花月夜》《月光奏鸣曲》等。

商调式乐曲，风格雄伟铿锵，悲壮高亢，就像“金”的特性，可以入肺。可通调血脉，养心安神。适用于肺气虚衰、自汗盗汗等人群。选用曲目:《将军令》《黄河大合唱》等。

羽调式音乐，风格柔润苍凉，哀怨凄美，如同行云流水一般，就像“水”的特性，可以入肾，助养肾气。适用于心烦失眠、腰酸腿软、小便不利等人群。

选用曲目:《梁祝》《二泉映月》等。

中医心理治疗利用音乐的这些特性，调节患者的情志，起到逐渐缓解病情，甚至治愈的效果。

（2）气功导引法

气功引导法古代又被称为吐纳法、坐禅等。机制是通过练气功，排除紧张、焦虑、忧郁等不良情绪的干扰，使不安的情绪变为平静稳定，而体内气化亦处于协调和顺的状态。如八段锦，简单易学，属于有氧运动，安全可靠，建议每天 1 ～ 2 次，可在饭后 1 小时进行，每次 15 分钟左右，以微出汗为佳。

（3）活动交际法

活动交际法的治疗机制是通过从事有意义的活动，与他人交往，转移注意力，陶冶性情，开阔心胸，促进情绪的健康。

（4）中医方药调护法

整体治法以疏肝解郁、养心健脾为主，可参考用药有以下几种：

①柴胡疏肝散，治疗肝郁气滞诸痛证，疏肝解郁、行气止痛。

②归脾丸，治疗心脾两虚证，益气补血，健脾养心。

③逍遥散（或丹栀逍遥散，或滋水清肝饮），疏肝解郁，养血健脾，方中牡丹皮、栀子清泻肝热。郁从火化则佐以丹栀清火，以丹栀逍遥散为佳，火热炼津，真阴亏耗，则施以滋水清肝饮。

④血府逐瘀汤，情绪过度导致人体气机不畅，不能正常推动血液运行，导致瘀血，治疗血瘀诸证，活血行气，化瘀止痛。

⑤甘麦大枣汤，养心安神，和中缓急，治疗“妇人喜悲伤欲哭”，精神烦乱，心中烦躁不安，睡眠异常。

2. 作用于认知的间接疗法

这类中医心理治疗方法作用的直接对象是认知。在这里主要是移精变气法。

移精变气法的治疗机制是通过转移患者注意力的方法，帮助患者消解消极情绪，使心理恢复健康。古代医家通过移精变气，转变患者的思想精神，促使患者精神康复来达到治愈疾病的目的。“祝由”可以治病，“祝由”也是移精变气的方法，但见前文的分析，“祝由”更主要是祝说病因，直接改变的是患者的认知，而移精变气更主要是起到转移注意力的作用。

3. 作用于行为的间接疗法

这类中医心理治疗方法作用的直接对象是行为。在这里主要是模仿法。

模仿法的治疗机制是通过旁人有意示范某种行为，诱使患者进行模仿，从而使患者不再出现异常行为，使行为恢复正常。

（三）反治

反治疗法指顺应患者的需求、情绪，承认患者的认知，在此基础上满足患者，解开患者的心结，从而帮助患者恢复心理正常的一类中医心理疗法。

1. 作用于情绪的“反治”疗法

这类中医心理治疗的“反治”疗法作用的直接对象是情绪。在这部分主要是顺情足欲法。

顺情足欲法的治疗机制是顺从患者的情绪、意志，满足其心身需求，从而消除其内在的心理病因，使其获得积极情绪，得以治愈。这种疗法主要适用于情志意愿不遂而引发的心身疾病，对于合理的生活欲望得不到满足而导致的精神情志病变，单凭开导劝慰，或是移情易性已经难以解决问题的情况，可采用此法。在客观条件及伦理道德许可的前提下，尊重、同情、迁就患者的情绪创造条件，满足患者的愿望，有助于疾病的治疗。但也应注意，“顺情足欲”，所“顺”之“情”，所“足”之“欲”，都必须是合理合法的。

2. 作用于认知的“反治”疗法

这类中医心理治疗的“反治”疗法作用的直接对象是认知。在这部分主要是以欺制欺法。

这里“以欺制欺”的第一个“欺”是指医者善意的欺骗手段，第二个“欺”是指患者的欺骗性的心理问题，即错误的认知。以欺制欺法的治疗机制就是用善意欺骗的方法，通过心理安慰、明示暗示等多种心理技术手段，来帮助患者打消原先致病的错误认知，解开心结，解决患者欺骗性的心理问题，认知一旦扭转，由其带来的不良情绪便也随之消除了，相应的心病病证也就随之好了，其引发的疾病也痊愈了。这是中医心理治疗特有的治疗方法，这种治疗方法特别适用于疑病症和诈病。但以欺骗的方法进行治疗，取得的疗效可能并不能长久，且欺骗的度如何把握也是一个问题。当然，在紧急情况下，或患者无法接受正确的认知的状况下，是可以用此权宜之计的，稳妥的做法是，在患者心理状态稳定之后，再逐步向其输入正确的认知。

三、小结

中医心理治疗方法优点突出：设计简单精巧，疗效迅速；注重治疗的个体差异性；中国本土文化特色突出，如遵循整体观、阴阳五行学说等；不同治疗方法的有机结合，如气功导引法配以开导劝慰法，悲疗法配以以欺制欺法，模仿示范疗法配以喜疗法。

用“正治”“反治”来对中医心理治疗的方法进行分类，这是一个新的角度。其中，“正治”中的直接疗法是数量最多的，也就是说大部分疗法是对需要调整的心理内容直接予以正面否定，直接“相胜”“相克”，予以逆击的。这与西方主要的心理治疗方法具备相似性。“正治”中的间接疗法是比较有中国文化特色的，这类疗法不急于去直接矫治患者的认知和情绪，而是另辟蹊径，通过看似与需要调整的情绪、认知没什么关系的活动，转移注意，修身养性，最后达到心理治疗的目的。这与西方经典的心理治疗方法始终把需要调整的心理内容看作是需要去直接“处理”的对象不同，与森田疗法却有相通之处，接受自身的心理问题，顺其自然地去生活。最后一类“反治”的疗法数量最少，却是最有特点的，这类疗法施治者不指出患者的心理问题，反而承认认同患者的不良情绪、错误认知，肯定它们的合理性，在此基础上顺着患者的情绪和认知，帮助他们解决心理问题，这是西方心理治疗没有出现过的，展现了东方灵活的智慧。这类方法在患者心理状态无法接受常规的情绪或认知治疗的时候是非常适用的。所以这种方法需要与常规的心理治疗，即“正治”相结合，才能取得长久的疗效。所以，中医心理疗法如能多种方法结合使用，会产生更加突出的效果。

作用于情绪的中医心理治疗方法，最重要的“情志相胜”法通过人的内部与外部环境的感应，生理活动与心理活动的统一，情志之间的“相胜”关系来治疗异常的情绪。厌恶法、威言镇吓法通过造成患者厌恶和恐惧的情绪达到克制异常行为的目的。修心冶情的艺术熏陶法、气功导引法、活动交际法，都体现了人的内在和谐及人与外在的和谐。而顺情纵欲法则是通过满足情绪欲望，达到心理上的顺应与和谐，从而解决情绪异常的问题。这些心理疗法都是极具中医特色的心理治疗方法，且无一不是体现了整体观这一内在线索。

作用于认知的中医心理治疗方法，依然遵循整体观的指导思想，体现出人的内部与外部环境统一的需求。无论是“思胜恐”法、祝说病由法、释梦法、开导劝慰法，还是以欺制欺法，都是要达到人的主客观、内外部的一致。移精变气法则是通过转移患者注意力来达到整体内部能量的转化守恒，从而达到治疗不良情绪的目的。

作用于行为的中医心理治疗方法，也是依据整体观来开展的。习见习闻法强调的是人对外界环境的由不适应到适应。应激法是着眼于因为某种刺激人和外部的平衡被打破而出现病态行为，施治者设计另一种刺激，使患者产生应激行为，从而重新达到平衡，模仿法强调的则是通过治疗达到行为与外部能够和谐统一而不冲突。

第四章 睡眠调护

HIV/AIDS 患者睡眠障碍发生率高达 58%，艾滋病患者睡眠质量受抗病毒药物、患者自身身体状况、自身心理因素及社会因素等影响。抗病毒药物在一定程度上具有导致神经系统调节功能异常的不良反应，导致自主神经系统兴奋，出现睡眠障碍，同时睡眠障碍可加重患者焦虑、抑郁情绪。有研究对 163 例 AIDS 患者在抗病毒治疗期间的睡眠状况进行调查发现，基线治疗含依非韦伦（EFV）、抗病毒治疗时间＞ 6 个月、存在并发症、汉密尔顿焦虑量表（HAMA）评分、汉密尔顿抑郁量表（HAMD）评分是影响 AIDS 患者抗病毒治疗期间睡眠质量的危险因素。采取有效的方式减轻患者焦虑、抑郁情绪，为患者提供社会支持及提高患者心理弹性水平将有助于改善患者睡眠质量。

评估一个人是否健康的三大标志分别是睡眠与饮食是否健康，以及排便是否通畅。因此对于睡眠的干预是维持人体健康的必要条件。每个人每天大约有三分之一的时间都处在睡眠时刻，若睡眠良好，会表现为精神清爽、体力充沛、面色荣光、代谢良好、生物节律良好、免疫平衡、气血调和、组织细胞寿命延长、慢病毒感染减少、不良炎症减少、内分泌平衡、神经系统损伤减少等。总体上，我们定义健康的睡眠，需要包括三个方面的内容，第一是睡眠的时间要适宜，既要保证充足的睡眠，又不能过分睡眠；第二是睡眠的深度要适中；第三是睡眠的状态要稳定，即在睡眠过程中没有异常的行为改变。

艾滋病患者出现的睡眠障碍也是基于以上三点而来。患者在临床上表现出的睡眠异常症状各有不同：如果睡眠时间出现了问题，人们会出现失眠或者嗜睡两个截然相反的表现；如果睡眠的深度不足，会出现没有困意，或早醒，醒后难以入睡，甚至梦魇的表现；如果睡眠时伴有行为异常，则会出现睡行症、夜惊的表现。这些睡眠异常又会造成人体其他的不适，例如心悸、多汗及易惊、害怕、恐惧、焦虑等情志异常的表现，严重者将导致神经内分泌系统的疾病，因此对于睡眠干预的研究十分必要。

一、睡眠影响因素研究

近5年关于睡眠影响因素的研究大致包括性别、年龄、环境、体质及职业等因素。有关高龄老年人睡眠质量影响因素的实证分析表明我国高龄老年人睡眠质量总体较好；性别、经济水平、社会交往、生活习惯、心理健康以及生理健康水平等因素对高龄老年人的睡眠质量有显著的影响，其中健康因素是影响高龄老年人睡眠质量的主要方面。分析结果还发现，适当吸烟、饮酒和经常锻炼对老年人的睡眠有促进作用，积极乐观的心态和健康完善的身体将使高龄老年人处于良好的睡眠状态。

一项“手机依赖性使用与睡眠质量、焦虑、抑郁的相关调查”的研究表明，手机依赖性与睡眠质量各因子中的睡眠质量、入睡时间、睡眠时间、睡眠障碍、日间功能障碍和睡眠质量总分之间呈正相关，其中睡眠质量、睡眠障碍、睡眠质量总分与手机依赖性使用之间呈现显著相关，而女性大学生、对学习缺乏兴趣、感觉学习压力大的学生、存在睡眠障碍的大学生、有焦虑和抑郁症状的大学生在手机依赖性使用的得分上明显升高。同时，在一项“基于PSQI的中国大学生睡眠质量研究及影响因素的中医认知”的研究结果表明，年级、专业、性别等影响大学生睡眠质量的因素在中医学的认知下，这些因素会引起心、肝、胆、脾、胃、肾的气血失和，阴阳失调，进而导致心神不安，引发不寐。

孔德玲在其“儿童睡眠研究热点的可视化分析”中共检索儿童睡眠相关文献2070篇，出现频次＞28次的主题词34个，通过分析获得儿童睡眠研究的3个研究热点：婴幼儿睡眠安全及睡眠与儿童健康身体活动、肥胖和饮食行为间的关系，不同儿童的睡眠/觉醒模式和昼夜节律及睡眠对儿童发育的影响，睡眠障碍与儿童心理行为发育。王宁在“基于体质学说失眠中医健康管理思路探讨”的研究中把失眠分为3种体质，分别是阳虚、气虚和气郁型体质，并认为每种体质都有其不同的调理方法。

二、睡眠干预研究

近5年来关于睡眠干预方法的研究大致包括运动疗法、饮食疗法、针刺疗法、艾灸疗法、中药疗法及心理疗法，在运用这些疗法对睡眠进行干预时，可单独使用也可联合使用。而在睡眠干预的研究中，最常见的是对失眠的干预。例如袁庆辉在其针灸联合心理干预对社区亚健康失眠患者的临床疗效研究中观察组采用针灸联合心理治疗的方法进行干预。针灸取穴为足三里、血海、三阴交、神门、四神聪、百会、内关等。心理干预方面是经过心理培训的医师在社区医院对患者心理知识的干预，结合失眠专业知识对患者进行睡眠指导，对其进行矛盾意向法、认知治疗、放松治疗及睡眠卫生教育。结果表明针灸联合心理治疗使社区亚健康失眠患者在睡眠效率方面大大提高，且因不需要内服药物，不良反应小，患者更易接受，并能有效提高患者的生命质量。隔姜灸可有效改善慢性疲劳综合征患者疲劳及抑郁状态，提高其睡眠质量。

心理疗法对睡眠质量的改善有一定效果，正念干预通过缓解学生压力，增强学生自我效能感、减少焦虑，从而改善睡眠状况和健康水平。正念冥想可通过增加注意力、控制自主神经系统来增加放松反应，而放松可以帮助个体有效地应对各种压力、焦虑及其他负面情绪，促进积极情绪，有利于改善参与者的睡眠质量。

音乐疗法包含音乐放松催眠法、聆听式音乐疗法、体感音乐疗法、歌唱式音乐疗法、音乐气功导引法等，这些方法对亚健康状态下失眠患者的调整有正向辅助作用。

“傍刺阿是穴”是在经络的基础之上，能够达到调节神经－内分泌－免疫网络的效果，运用此方法并结合音乐疗法在治疗亚健康失眠中具有较好的临床疗效，可显著改善患者日间功能及睡眠质量，对其体内相关神经递质、细胞因子等物质具有良性的调节作用，因此在临床应用及推广上价值颇高。此外，加减养心汤内服和沐足干预亚健康失眠能改善睡眠质量，提高患者的生活质量。急性失眠者及大众的健康睡眠策略，包括睡眠卫生教育、保持良好的行为习惯、营造舒适的睡眠环境、保持良好的饮食习惯、放松训练、认知疗法与刺激控制法。

三、失眠症的调护

从心身医学角度认为睡眠质量与身心健康息息相关。失眠症的应激源包括工作压力、亲人离世、离异、工作时间安排改变、失业或其他重大生活事件。人格因素中，因过度关注健康、幸福感或日间功能而出现焦虑，以及压抑和不安情绪内化的心理类型特征，都可能是失眠症的易感因素。中医认为失眠多因饮食不节，情志失常，劳倦、思虑过度及病后、年迈体虚等因素，导致心神不安，神不守舍。

失眠属心神病变，重视精神调摄和讲究睡眠卫生具有实际的预防意义。积极进行心理情志调整，克服过度的紧张、兴奋、焦虑、抑郁、惊恐、愤怒等不良情绪，做到喜怒有节，保持精神舒畅，尽量以放松、顺其自然的心态对待睡眠，反而能较好地入睡。每日丑时（即凌晨 1—3 时），人体周身气血俱注于肝，最好在夜里 11 时以前使机体进入睡眠状态，有利于身体健康；肝疏通、宣泄气机的功能正常，则人对心情的自我调解力就会增强，容易保持心情的愉快。

耳穴压豆疗法操作简单易行，中医研究表明机体脏腑、经络与耳部联系紧密，可通过刺激耳穴达到安神宁心、调和阴血、泻火疏肝、补气益中的目的，从而促进睡眠。神门穴对大脑皮层兴奋具有调节作用，交感神经可以改善血管的舒缩能力，有镇痛、解痉的作用，再配合其余耳穴的联合作用，最终达到治疗目的。取患者单侧耳穴（肝、肾、心、交感、神门、皮质下），应用皮肤消毒液充分消毒后，于耳穴上放置王不留行，对其进行压豆操作，通过压、按、揉、捏的手法，手法力度以患者感受为主，使耳部产生适宜胀感、痛感、热感。耳穴压豆每天 3 次，按压各个穴位 1 ～ 2 分钟；提醒患者治疗期间注意耳部防水，避免王不留行脱落；单侧耳持续治疗 3 天，交换治疗对侧耳。

失眠患者的调护可以是多方面的，临床医生可以首先帮助患者建立有规律的作息制度，从事适当的体力活动或体育锻炼，增强体质，持之以恒，促进身心健康。其次养成良好的睡眠习惯。晚餐要清淡，不宜过饱，更忌浓茶、咖啡及吸烟。睡前避免从事紧张和兴奋的活动，养成定时就寝的习惯。另外，要注意睡眠环境的安宁，床铺要舒适，卧室光线要柔和，并努力减少噪音，去除各种可能影响睡眠的外在因素。

第五章　替代疗法调护

替代疗法指的是用其他非药物、非手术手段，代替药物或手术对患者进行治疗的方式，主要包括中医的针灸、按摩、推拿等治疗方式。目前替代疗法还包含其他治疗方法，如心理治疗、催眠治疗、芳香治疗、冥想治疗等，是将人看作整体进行系统化调理的治疗方案。其是突出人文关怀和心理暗示治疗，而减少应用手术及药物对患者造成的副损伤的一种治疗方法。

延长艾滋病患者生命的关键是健康的生活方式。吸烟、饮酒、高脂高糖饮食等不健康的生活方式影响着艾滋病患者病情的进展以及抗病毒药物治疗效果。经常饮酒的艾滋病患者服药依从性差，饮酒患者发生服药不配合的概率是不饮酒患者的 2 倍，同时酒精在一定程度上会引发肝脏受损，患者出现药物不良反应，影响其服药依从性。

大多数替代疗法都重视生活方式的问题，如消除紧张、良好的营养及适当的体能锻炼等。替代疗法或整体疗法将人看作一个整体进行治疗，从心理、生理、感情等方面改善患者的状况。整体疗法总是力求调动机体的自身治疗能力，以恢复机体的平衡。本章节概述吸烟、过度饮酒的危害以及吸烟、过度饮酒等行为对 HIV/AIDS 患者的影响，结合现代营养学和中医针灸推拿、功法等知识提出了整体调养的替代疗法供参考。

一、吸烟的危害以及吸烟对HIV/AIDS患者的影响

（一）正确认识吸烟的危害

吸烟有害健康这一观念深入人心。世界前 8 位致死疾病中有 6 种疾病（缺

血性心脏病、脑血管病、下呼吸道感染、慢性阻塞性肺疾病、结核和肺癌）与吸烟有关。吸烟可能引发肺、喉、肾、胃、膀胱、结肠、口腔和食道等部位的肿瘤，以及慢性阻塞性肺疾病、缺血性心脏病、脑卒中、流产、早产、出生缺陷、阳痿等其他疾病。目前，中国每年有超过 100 万人因吸烟引发的相关疾病而死亡。流行病学研究已经证实，吸烟是肺癌等多种恶性肿瘤的危险因素，同时会增加肿瘤相关死亡和全死因死亡风险。世界卫生组织报告，每 3 个吸烟者中就有 1 个死于吸烟相关疾病。

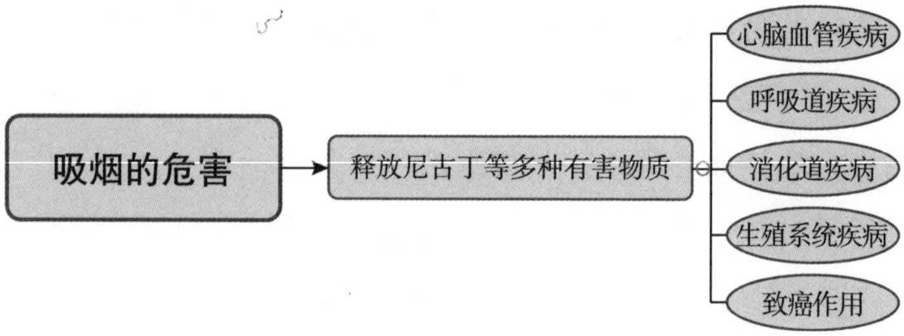

图 4.5.1　吸烟的危害

烟草燃烧所产生的烟雾是由 7000 多种化合物所组成的复杂混合物，其中气体占 95%，如一氧化碳、氰化氢、挥发性亚硝胺等，颗粒物占 5%，包括半挥发物及非挥发物，如烟焦油、尼古丁等。这些化合物绝大多数对人体有害，其中至少有 69 种为已知的致癌物，如多环芳烃、亚硝胺等，而尼古丁是引起成瘾的物质。

二手烟（Second-hand smoking，SHS）指从卷烟或其他烟草制品燃烧端散发的烟雾，且通常与吸烟者散发的烟雾混杂在一起。二手烟中含有几百种已知的有毒或者致癌物质，包括甲醛、苯、氯乙烯、砷、氨和氢氰酸等。二手烟已被美国环保署和国际癌症研究署确定为 A 类致癌物质。与吸烟者本人吸入的烟雾相比，二手烟的许多致癌和有毒化学物质的浓度更高。吸烟会对健康人群的肠道菌群产生负面影响，引起肠道菌群生物多样性的下降和影响整体微生物群落组成。

吸烟危害人的健康已为共识，对青少年来说，其危害性更大。吸烟损害大脑，使智力受到影响。在烟草的烟雾中，一氧化碳含量很高。一氧化碳被吸入人体后，与血液中的血红蛋白结合成碳氧血红蛋白，使血红蛋白不能正常与氧结合成氧合血红蛋白，因而失去携氧功能。由于人的大脑对氧的需要量大，对缺氧十分敏感。因此，吸烟多了就会感到精力不集中，甚至出现头痛、头昏现象。久之，大脑就受到损害，使思维变得迟钝，记忆力减退。同时烟草中的尼古丁是一种神经毒素，主要侵害人的神经系统。一些吸烟者在主观上感觉吸烟可解除疲劳、振作精神等，这是神经系统的一过性兴奋，实际上是尼古丁引起的欣快感，兴奋后的神经系统随即出现抑制。烟的烟雾（特别是其中所含的焦油）是致癌物质，能在它所接触到的组织中产生癌。因此，吸烟者呼吸道的任何部位（包括口腔和咽喉）都有发生癌变的可能。尼古丁能使心跳加快、血压升高，烟草的烟雾可能是由于含一氧化碳之故，似乎能够促使动脉粥样化累积，而这种情形是造成许多心脏疾病的一个原因。长期吸烟可使支气管黏膜的纤毛受损、变短，影响纤毛的清除功能。此外，黏膜下腺体增生、肥大，黏液分泌增多，成分也有改变，容易阻塞细支气管。

吸烟对妇女的危害更甚于男性，吸烟妇女出现起月经紊乱、受孕困难、宫外孕、雌激素低下、骨质疏松以及更年期提前。孕妇吸烟易引起自发性流产、胎儿发育迟缓和新生儿低体重。其他如早产、死产、胎盘早期剥离、前置胎盘等均可能与吸烟有关。妊娠期吸烟可增加胎儿出生前后的死亡率和先天性心脏病的发生率。

正因为吸烟有害健康，2016 年，国务院颁布了《“健康中国 2030”规划纲要》，明确提出“全面推进控烟履约，加大控烟力度”。2019 年，国务院出台《关于实施健康中国行动的意见》，要求到 2022 年和 2030 年，15 岁以上人群吸烟率分别低于 24.5% 和 20%，全面无烟法规保护的人口比例不低于 30% 和 80%。

（二）吸烟对 HIV/AIDS 患者的影响

吸烟行为可能影响 HIV/AIDS 患者 $CD4^{+}T$ 细胞的数量和细胞状态，在美国波士顿哈佛大学公共卫生学院的 Rachel Royce 和伯克利加州大学的 Warren Winkelstein 领导的研究组发现，该组中的吸烟者在 56 个月的观察期间发生

AIDS 的概率是不吸烟对照者的 2 倍。该项研究表明，感染艾滋病的吸烟者较感染艾滋病的不吸烟者更易出现 $CD4^{+}T$ 细胞的衰竭。

在吸烟对 HIV 感染及 AIDS 发病的影响相关总结文献报告中发现，吸烟量越大患 HIV 感染的危险性越高。吸烟对 $CD4^{+}T$ 细胞数的影响是非特异性的，对 HIV 抗体阴性者影响最大，但抗体转阳后 3 年内，这种影响逐渐消失。非吸烟 HIV 抗体阴性者的 $CD4^{+}T$ 细胞增多，但吸烟的 HIV 抗体阳性者 $CD4^{+}T$ 细胞数明显减少。吸烟可影响肺中的巨噬细胞，且使抗病毒性淋巴细胞减少，患呼吸系统病毒感染的机会增多，吸烟使激活的 $CD4^{+}T$ 细胞增多，导致自然杀伤细胞减少或失活、抗体减少。

美国纽约州立大学的 Joseph G.Feldman 博士在《美国公共卫生杂志》（AJPH）上指出，在接受高效抗逆转录病毒治疗的女性 HIV 感染者中，吸烟者与不吸烟者相比预后较差，更易发生免疫重建失败。吸烟者存在相当显著的高危险性，与不吸烟感染者相比，吸烟者对抗病毒治疗反应较差，烟草中所含的化学物质可能减弱艾滋病患者对抗病毒治疗的应答反应，吸烟可能降低药物治疗效果。

研究发现艾滋病男男性行为者吸烟较为普遍，吸烟量与艾滋病高危行为相关，饮酒有协同作用。吸烟量、饮酒频率对艾滋病男男性行为者近 6 个月内男性无保护性肛交性行为存在协同作用，共同促进了高危行为发生。

二、过度饮酒的危害以及过度饮酒对HIV/AIDS患者的影响

（一）过度饮酒的危害

2018 年 8 月 23 日，医学权威学术刊物《柳叶刀》发文，这次聚焦饮酒对人类健康的影响，关键结论是饮酒是造成全球疾病负担的主要风险因素。2018 年英国《自然》杂志刊登了研究论文。通过动物模型研究发现，酒精和其代谢产物会破坏造血干细胞 DNA，引起基因突变，甚至导致癌症。对中国人群饮酒与心血管疾病发病和死亡的因果进行关联研究，对比传统流行病学和分析结果表明轻度和中度饮酒同样可以增加心血管疾病和脑卒中的发病和死亡风险，并

提供了饮酒与心血管疾病存在着因果关联的证据，研究结果支持限制饮酒（包括低剂量饮酒）。

过量饮酒可引起多种脏器发生病变，对于中枢神经系统、心脏、肝脏、消化道等多系统产生危害。经常摄入较多酒精对记忆力、注意力、判断力、机能及情绪反应都有严重伤害。饮酒太多会造成口齿不清，视物模糊，失去平衡力。酒精会使男性出现精子质量下降；对于妊娠期的妇女，即使是少量的酒精，也会使未出生的婴儿发生身体缺陷的危险性增高。酒中乙醇对机体的组织器官有直接毒害作用，对乙醇最敏感的器官是肝脏；并且可减慢脂肪酸氧化，使血清中甘油三酯含量增高，血脂升高。乙醇依赖涉及所有年龄和所有经济阶层，乙醇依赖者面临一系列健康问题，与精神疾患、神经系统损害、心血管疾病、肝病、恶性肿瘤有关，是死亡的主要原因。乙醇依赖引起的精神疾患包括抑郁症、狂怒症、躁狂症、恐惧症、焦虑症、性格怪异症、精神分裂症和自杀。

长期饮酒的危害主要包括以下几点：①引起酒精性肝损害，形成酒精性肝炎，甚至酒精性肝硬化；②长期饮酒会导致血脂过高，增高的血脂堆积在肝脏，形成脂肪肝，进一步加重肝损害；③长期饮酒过多，酒精的热量高，所含的其他营养素少，长期饮酒过多而进食过少可能会引起体重超重，甚至肥胖，并出现微量元素以及维生素的缺乏；④长期饮酒可引起高血压、动脉粥样硬化，加重心脑血管疾病的发生和发展，大量饮酒会使心率加快，血压急剧升高，极容易诱发脑卒中；⑤长期饮酒可以导致急、慢性胃炎，大量饮酒刺激胃酸分泌，导致上吐下泻，同时还影响胰腺的分泌，导致营养吸收的问题，长期摄入过量酒精，会影响人体对营养物质的消化和吸收，最终导致营养不良性贫血；⑥影响生殖系统，过量饮酒可以损害睾丸结构和功能，不仅如此，过度饮酒还可以引起人体内生殖激素水平的改变，也可使睾丸结构发生病理变化，从而影响精子的发生，引起精子的形态和功能异常；除此，长期过量饮酒可导致男性睾丸萎缩、阳痿、性欲丧失等，妊娠期的妇女，即使摄入少量酒精，也会使胎儿发生身体缺陷的概率升高，造成胎儿发育畸形、胎死腹中、胎儿智力低下等不良后果；⑦影响骨骼和肌肉，过量饮酒会促进股骨头骨髓内脂肪细胞增殖肥大，增加骨坏死的发病率，长期饮酒还会导致骨质疏松、肌病、肌瘀血痉挛等。

（二）过度饮酒对 HIV/AIDS 患者的影响

对 628 例艾滋病患者的临床资料的单因素分析显示，有效组（608 例）患者药物漏服、不良反应 3 种以上、经常饮酒、吸毒、自觉身体好转可以停药的占比均低于无效组，自觉领药方便的占比高于无效组（20 例），多因素 Logistic 回归分析显示，服药期间药物漏服、用药不良反应 3 种以上、自觉领药不方便、经常饮酒、吸毒、自觉身体好转可以停药均为影响艾滋病抗病毒治疗效果的高危因素。

在德宏州饮酒与艾滋病相关高危行为及病程关系的流行病学研究中发现，在 HIV 感染者、抗病毒治疗者、未治疗的 HIV 感染者中饮酒情况普遍，HIV 感染者酒后危险行为发生率高；抗病毒治疗者因饮酒导致不依从发生率高，降低了抗病毒治疗效果；未治疗的 HIV 感染者符合治疗标准者比例高。

三、现代营养学知识

（一）营养健康

糖类、脂类、蛋白质、维生素、无机盐、水和膳食纤维，通常被称为营养物质。它们和通过呼吸进入细胞的氧气一起经过新陈代谢过程，转化为构成维持生命活动的能量。所以，它们是维持生命体的物质组成和生理机能不可缺少的要素，也是生命活动的物质基础。随着我国人口老龄化进程加快，我国心脑血管疾病、癌症、糖尿病等慢性非传染性疾病导致的疾病负担占疾病总负担的 70%以上，而发病原因除环境因素和遗传因素外，主要是由于不合理膳食、不注意营养搭配等不科学的生活方式造成的。艾滋病感染者如果发生营养不良的情况，会增加其受感染的易感性。艾滋病作为慢性疾病，多数患者有恶心、呕吐、食欲不振、消化不良、腹泻、体重下降的临床症状，影响着患者机体营养状况。

食物类别及摄入量对人体健康具有重要影响。摄入少量加工的全谷物、足量坚果、水果、蔬菜、豆类、鱼类等对人体健康具有良好效应。由于全谷物及果蔬含有丰富的维生素、矿物质、纤维素及抗氧化成分，可预防乳腺癌、肺癌并促进消化，清除人体自由基，豆类、坚果、鱼类含有丰富的蛋白质，对人体生长发育、增强体质、预防心脑血管疾病有较好的功效。而含糖饮料及红肉属于高钠高卡食物，加工红肉中的反式脂肪酸及亚硝酸盐含量偏高，高卡及反式脂肪酸的摄入与发胖、高血脂、高胆固醇等密切相关，高钠的摄入与高血压相关，高含量的亚硝酸盐也是致癌物。过度摄入糖分会引起冠心病、2 型糖尿病和中风的风险显著增加，过度食用红肉会使心血管疾病死亡率升高。因此，富含全谷物、果蔬、鱼肉、蛋奶、豆类坚果的膳食模式更为理想。

人类的食物多种多样，营养成分也有所不同，人们的日常饮食在保证营养的同时，需满足每日的能量消耗。第一类为谷类及薯类：谷类包括米、面、杂粮等，薯类包括马铃薯、甘薯、木薯等，主要提供碳水化合物、蛋白质、膳食纤维及 B 族维生素。第二类为动物性食物：包括肉、禽、鱼、奶、蛋等，主要提供蛋白质、脂肪、矿物质、维生素 A 和 B 族维生素。第三类为豆类及其制品：包括大豆及其他干豆类，主要提供蛋白质、脂肪、膳食纤维、矿物质和 B 族维生素。第四类为蔬菜水果类：包括鲜豆、根茎、叶菜、茄果等，主要提供膳食纤维、矿物质、维生素 C 和胡萝卜素。第五类为纯热能食物：包括动植物油、淀粉、食用糖和酒类，主要提供能量，植物油还可提供维生素 E 和必需脂肪酸。《中国居民饮食指南》中提倡人们广泛食用多种食物，具体内容如下：①食物多样，谷类为主；②多吃蔬菜、水果和薯类；③常吃奶类、豆类或其制品；④吃适量鱼、禽、蛋、瘦肉；⑤食量与体力活动要平衡，保持适宜体重，三餐分配要合理，一般早、中、晚餐的能量分别占总能量的 30%、40%、30% 为宜；⑥吃清淡少盐的膳食；⑦如饮酒，应限量；⑧吃清洁卫生、不变质的食物。

如何“吃得健康”是当今社会更加关注的话题，对于疾病人群，如高血压、高血脂、高血糖、肥胖人群，饮食偏高能量、高脂肪、高盐等属于“危险行为”，摄入的营养成分能量远远超过当日的消耗量，因此，更应注意从饮食行为上对其进行教育引导，常规药物治疗的同时采取低脂、低碳水、高膳食纤维的饮食干预，能够有效控制病情，防止并发症。

（二）“三高”的调护

艾滋病患者中也有“三高”人群，“三高”包括高血压、高血脂、高血糖。高血压病可有头痛、头晕、耳鸣、失眠、疲劳等症状，随病程进展，血压持久升高可导致心、脑、肾、血管等器官受损。高血脂指血脂水平过高，是血脂异常最常见的形式。高血糖是指过量葡萄糖在血浆中堆积的状况，当血糖值高于正常范围即为高血糖。防止三高需要从多个方面进行防护。比如合理控制饮食，强调低盐、低脂饮食，适当控制钠盐的摄入量，每天钠盐摄入量控制在 6 g 左右，戒烟、限酒，提倡地中海式饮食方式，多吃新鲜蔬菜、水果，适当补充钾离子。多运动，根据身体情况制定运动计划，尽量选择有氧运动，比如慢跑、太极拳、快走、游泳、羽毛球、乒乓球等。生活有规律，不熬夜，尽量做到劳逸结合，要保持心情的舒畅，避免大喜大悲。人在情绪波动时交感神经就会激活，导致心跳加快，外周血管的阻力增加，引起血压上升。养成良好的生活方式也至关重要：①饮食营养均衡，就是粗细、荤素搭配适宜，不挑食，不暴饮暴食，每日三餐合理平衡。②睡眠充足，充足的睡眠能够让身体得到休息，身体机能得到调节，精神更加饱满；睡眠不足的人，身体各个器官得不到休息，内分泌会出现紊乱，影响身体健康。③经常喝水，每天摄入足够的水分，能帮助身体增强新陈代谢，排出体内毒素，早上一杯温水，能帮助滋润肠道，排泄毒素，有益于肠道健康。④适当的锻炼运动才能让身体保持灵活，还能通过运动出汗，排出体内有害物质，增强身体免疫力，避免疾病的发生。每周的运动包括 1 次高强度的有氧运动，2 ～ 3 次 30 分钟的中等强度运动（运动时出汗但仍可以交谈），至少 1 次力量训练，至少 1 次较长时间的有氧运动，例如打乒乓球、骑车、跑步、跳舞、快走等。

四、中医相关调养方法

中医药调养的科学内涵及操作手段得到了不断的丰富与完善，包括但不限于针灸、推拿、拔罐、刮痧、汤剂、散剂、丸剂、中成药、膏方、药膳、代茶饮、外敷、气功导引、心理疗法等。长期实践表明，中医调养手段可以减轻艾滋病患者的临床症状，缓解患者紧张、焦虑的情绪，从心理、生理等多方面改善患者状况。

（一）针灸

艾滋病患者临床症状以咳嗽、腹泻、并发带状疱疹为常见，针灸治疗对患者临床症状具有一定的缓解作用，但针法在操作过程中存在职业暴露的风险，建议以灸法为主。灸法是用艾叶制成的艾灸材料产生的热刺激体表穴位或特定部位，通过激发经气的活动来调整人体紊乱的生理生化功能，从而达到防病治病目的的一种治疗方法。唐代孙思邈在《千金要方》中记载了较多灸方，同时确立了灸法的一些基本原则，如灸量多少应该根据病情、体质、年龄而定等，并发展了晋代的隔物灸法，扩大了灸法适应证。宋代进一步加深了灸法的研究，如“人至三十，可三年一灸脐下三百壮；六十，可一年一灸脐下三百壮”。《本草纲目》谓:“艾叶苦辛，生温，熟热，纯阳之性。能回垂绝之阳，通十二经，走三阴，理气血，逐寒湿……以之灸火，能透诸经而除百病。”艾灸主要有温经散寒、行气通络、扶阳固脱、升阳举陷、拔毒泻热、防病保健等作用。艾灸正是应用其温热刺激，起到温经通痹的作用。通过热灸对经络穴位的温热性刺激，可以温经散寒，促进机体气血运行，达到临床治疗目的。

一项针灸治疗23例艾滋病患者的试验显示，患者发热、乏力、纳差、腹泻、体重减轻、皮肤疾患和口腔溃疡等症状和体征得到明显减轻和改善。选取三组穴位交替治疗，包括中脘、关元、气海；肾俞、命门、胃俞；肺俞、大椎、曲池。每次选用1组穴位，每日1次，气海、中脘、关元、肾俞、命门、胃俞、肺俞用纯艾条灸治每穴10分钟；大椎、曲池采用针刺治疗，施平补平泻手法，留针30分钟。关元、肾俞、命门固本培元；中脘、胃俞益气养胃；大椎、曲池清热解毒，疏风散邪；气海，肺俞宽胸理气，佐以灸治以获温散寒邪、温通经络、活血祛瘀、回阳固脱及防病保健的功效。

正常的机体，气血在经络中周流不息，循序运行，如果由于风、寒、暑、湿、燥、火等外因的侵袭，人体或局部气血凝滞，经络受阻，即可出现肿胀疼痛等症状和一系列功能障碍，此时，艾灸一定的穴位，可以起到调和气血、疏通经络、平衡机能的作用。艾灸关元和足三里可提高人体免疫功能，调动机体自身的力量，抵御病邪的侵袭。通过艾灸一些保健穴位，可不同程度调节神经、内分泌和免疫功能，通过调节失衡的免疫功能，提高机体免疫力。现代研究观察到艾灸具有调节机体免疫功能、抗衰老、调节亚健康状态等作用，主要通过清除自由基、提高免疫功能、调整脂质代谢、改善血液流变性质、调节内分泌、调节微量元素、调节神经递质等方面，调节细胞凋亡相关通路、细胞周期相关通路、学习记忆相关通路等方面发挥作用。

艾滋病患者多以虚证为主，累及肺、脾、肾三脏，治疗以扶正培本、益气活血，兼以清热解毒、祛风散邪为原则。

腹泻症状患者可分为三种中医证型：①脾肺气虚型，症见气短自汗，低热，咳嗽，倦怠乏力，大便溏泻，舌质淡，苔白，脉沉弱；②脾胃虚弱型，症见大便溏泻，水谷不化，食少纳呆，肢倦乏力，腹胀，舌淡，苔白，脉细弱；③脾肾阳虚型，症见形寒肢冷，腰膝酸软，腹中冷痛，大便溏泻，舌淡，苔白，脉沉细。

选穴及操作方法：以神阙、天枢、足三里、关元为主穴。脾肺气虚型配肺俞、大肠俞；脾胃虚弱型配脾俞、胃俞、中脘；脾肾阳虚型配肾俞、命门。采用艾条温和灸：将艾条一端点燃，对准应灸的穴位，距皮肤约 2 ～ 3 cm 熏灸，以患者局部有温热感而无灼痛为宜。一般每穴灸 5 ～ 10 分钟，至皮肤潮红为度。若大便水谷不化或水样便每日 5 ～ 10 次，隔姜灸神阙穴。大便中有黏液者，隔盐灸神阙穴。艾灸组 60 例治疗中，有效率 93%，其中临床症状缓解 35 例，有效 21 例，无效 4 例。

带状疱疹，中医称其为“蛇串疮”，艾滋病患者免疫力低下，容易感染带状疱疹病毒。患者皮肤受损，出现皮疹，患处疼痛难忍，具有明显的神经局限性。针刺治疗具有明显的镇痛效果，治疗选穴为足三里、阳陵泉、三阴交、合谷、外关、曲池、风池、大椎、肾俞。操作：针刺阳陵泉、外关、风池用泻法，其余各穴均施补法，均留针 30 分钟，并在患处局部施以艾灸。隔日治疗 1 次，10 次为 1 个疗程。休息 1 周后，再行下 1 个疗程。此病多发于少阳经循行部位，根据“经脉所过，主治所及”的理论，故取阳陵泉、外关两穴以疏通经气。

足三里、三阴交、合谷、大椎、肾俞等穴用补法，以培正固本，局部施以艾灸，可祛邪止痛。

（二）中药汤剂

中医学的基本特点是以整体观念为指导思想，通过辨证来达到补益脏腑、调和气血、平衡阴阳、增进健康之目的。艾滋病患者气血阴阳虚衰，导致机体免疫力低下，中药调理主要是从补气、补血、滋阴、补阳以及行气、安神、疏肝健脾几个方面着手。

1. 补气方

（1）人参健脾丸

处方：人参、白术（麸炒）、茯苓、山药、陈皮、木香、砂仁、炙黄芪、当归、酸枣仁（炒）、远志（制）。

功能主治：健脾益气，和胃止泻。用于脾胃虚弱所致的饮食不化，脘闷嘈杂，恶心呕吐，腹痛便溏，不思饮食，体弱倦怠。

（2）参苓白术散

处方：人参、茯苓、白术（炒）、山药、白扁豆（炒）、莲子、薏苡仁（炒）、砂仁、桔梗、甘草。

功能主治：补脾气，益肺气。用于脾胃虚弱、食少便溏、气短、咳嗽、肢倦乏力等。

2. 补血方

（1）阿胶补血膏

处方：阿胶、熟地黄、枸杞子、党参、黄芪、白术。

功能主治：益血补血。主治气血两虚所致的面色无华，神疲乏力，气短懒言，头晕耳鸣，心悸失眠，健忘。

（2）复方阿胶浆

处方：阿胶、红参、熟地黄、党参、山楂。

功能主治：补气养血。用于气血两虚所致的头晕目眩，心悸失眠，食欲不振及贫血。

3. 滋阴方

（1）六味地黄丸

处方：熟地黄、山茱萸（制）、牡丹皮、山药、茯苓、泽泻。

功能主治：滋阴补肾。用于肝肾亏虚所致的头晕耳鸣，腰膝酸软，骨蒸潮热，盗汗遗精，口干口渴。

（2）左归丸

处方：熟地黄、枸杞子、菟丝子、怀牛膝、龟甲胶、鹿角胶、山药、山茱萸。

功能主治：滋肾填精。用于肾精不足引起的腰酸膝软，阳痿遗精，盗汗，头晕目眩，口燥咽干。

4. 补阳方

（1）金匮肾气丸

处方：干地黄、山药、山茱萸、泽泻、茯苓、牡丹皮、桂枝、附子。

功能主治：温补肾阳。用于肾阳不足引起的腰膝酸软，下半身有冷感，少腹拘急，形寒水肿，小便不利或小便反多，夜尿多，舌淡胖，苔薄白而干燥，脉沉细迟。

（2）右归丸

处方：熟地黄、山药、山茱萸、枸杞子、杜仲、菟丝子、制附子、肉桂、当归、鹿角胶。

功能主治：温补肾阳，填精补血。用于肾阳不足，命门火衰者，症见腰膝酸冷，精神不振，大便溏薄，怯寒畏冷，阳痿遗精，尿频而清。

（三）养生功法

《素问·上古天真论》记载："上古有真人者，提挈天地，把握阴阳，呼吸精气，独立守神，肌肉若一……此其道生。"其中已经从"声""色"全面描述了传统功法练习时的一种境界，由此可见养生功法已经在当时得到一定的发展。导引功法中，行气导引功法也较为普遍，其主要以呼吸调节为主，在呼吸吐纳时配合动作而进行功法锻炼，日常较为多见的就是六字诀；另外，还有仿生导引，其同样是导引功法的重要组成部分，它是以模仿动物运动为主，“五禽戏”则是代表功法之一。另外，太极拳、八段锦等也是常见的养生功法。在练习过程中应注重意气运动，以心行气，疏通经络，平衡阴阳气血，以提高阴阳自和能力。内在来说，导引吐纳贯穿每个动作的始终。“导”即以意识指挥，“引”是动作引领，“吐纳”为用意识指导呼吸。意识为先，呼吸第二，然后才是形。通过“以意导气，以气运身”的方法形成了意识、呼吸和动作密切结合，以及“练意、练气、练身”内外统一的内功运动，成就“始而意动，继而内动，再之外动”，刚柔相济，快慢有节，蓄发互变，以内劲为统驭的独特养生功法。

现代研究发现，传统功法可通过影响感觉神经机制、自主神经机制、广泛的神经-内分泌-免疫网络调节、心理与行为机制等方式对人体产生广泛作用。中医传统运动养生功法通过形体动作的拉伸和伸展，促进气血循环，激发机体活力。练习过程中能够稳定和维持人体的有氧代谢水平，改善心肌供血供氧，调节血管紧张度，对防治心脑血管疾病起着积极作用；养生功法中气沉丹田的呼吸法，吸入的氧气要比平静呼吸时吸入的氧气多，可以加强肺的呼吸运动；养生功法通过调身、调息和调心相结合，作用于脾胃及其附属经络，从而起到促进、改善和调理脾胃功能的作用。

如易筋经，可以明显提高老年人骨骼肌肌力，改善老年人的生活质量。太极拳不仅能够提高膝关节屈伸肌肌力、缓解疼痛，还能更加有效地增强关节本体感觉和平衡能力。同时，以上功法对慢性阻塞性肺疾病稳定期患者肺康复治疗也有积极作用。

补充和替代疗法包括的内容范围极广，不仅包括世界各地的传统医学、民间疗法，也包括许多新疗法，本文谨就其中部分方面展开叙述。替代疗法内容广泛，理念上更偏向于强调饮食、起居、生活习惯等方面采取健康合理的方式，均衡营养，忌烟限酒，补充人体必需的营养物质，采用药膳、导引、艾灸等方式增强人体正气，提高免疫力。

主要参考文献

[1]中华医学会感染病学分会艾滋病丙型肝炎学组，中国疾病预防控制中心．中国艾滋病诊疗指南（2021年版）[J]．中国艾滋病性病，2021，27(11)：1182-1201.

[2]郑洪新．中医基础理论[M]．北京：中国中医药出版社，2016.

[3]许剑，陈耀凯．从中医"脾系"与"免疫"的相关性探讨艾滋病论治[J]．中国艾滋病性病，2020，26(10)：1129-1131.

[4]刘颖，邹雯，王健．中医药治疗艾滋病30年回顾与展望[J]．中国艾滋病性病，2019，25(08)：771-772，782.

[5]刘颖，王健．中医药治疗艾滋病切入点及疗效评价策略探讨[J]．中华中医药杂志，2010，25(08)：1159-1161.

[6]Wang Jian，Yang Fengzhen，Zhao Ming，et al. Randomized double-blinded and controlled clinical trial on treatment of HIV/AIDS by Zhongyan-4.[J]. Chinese journal of integrative medicine，2006，12(1)：6-11.

[7]李静茹，马建萍，马秀兰，等．平艾合剂Ⅰ号方治疗HIV/AIDS患者107例临床研究[J]．世界科学技术-中医药现代化，2013，15(05)：877-880.

[8]咸庆飞，蓝怡，邹雯，等．从促进免疫重建探讨中医药治疗艾滋病[J]．中华中医药杂志，2020，35(04)：1882-1884.

[9]刘颖，邹雯，王健．中医药艾滋病临床研究概况[J]．中华中医药杂志，2009，24(03)：350-353.

[10]邵宝平，杨莉娅，李倩，等．艾滋病辅助治疗药：唐草片上市10年运用回

顾［J］. 中国艾滋病性病，2017，23（10）：978-979.

［11］韩孟杰，陈清峰，徐鹏，等. 砥砺奋进“十三五”艾滋病防控迈向新征程：我国艾滋病防治回顾与展望［J］. 中国艾滋病性病，2021，27（12）：1327-1331.

［12］Beyrer C，Pozniak. HIV drug resistance an emerging threat to epidemic control.［J］The New England Journal of Medicine，2017，377（17）：1605-1607.

［13］WANG Z，ZHANG M，ZHANG R，et al. Diversity of HIV-1 genotypes and high prevalence of pretreatment drug resistance in newly diagnosed HIV-infected patients in Shanghai，China［J］. BMC Infect Dis，2019，19（1）：313.

［14］雷爱华，庞伟，张高红，等. 平顶猴在 HIV/AIDS 动物模型中的应用及研究进展［J］. 动物学研究，2013，34（2）：77-88.

［15］夏祖昌，魏征，徐立然. 非灵长类艾滋病动物模型的研究现状［J］. 中国组织工程研究与临床康复，2008，12（42）：8362-8365.

［16］卢耀增，吴小闲，李国桥，等. 猴免疫缺陷病毒急性及慢性感染淋巴结的病理变化［J］. 广州中医药大学学报，2003，20（3）：191-194.

［17］张高红，陈亚丽，唐宏，等. SCID-hu 小鼠：HIV 研究的小型动物模型［J］. 动物学研究，2004，25（4）：356-362.

［18］陶庄，董继鹏，郭会军，等. 青蒿琥酯片对 HIV/AIDS 患者 ART 后免疫功能重建不全影响的研究［J］. 中国艾滋病性病，2021，27（09）：921-925.

［19］王健，梁碧颜，闫世艳，等. 中医药治疗 8946 例艾滋病患者临床观察［J］. 中医杂志，2011，52（05）：395-398.

［20］庾泳，孙寅萌，常子珏，等. 艾滋病患者的歧视知觉与社会支持：HIV 感染结果告知的中介作用［J］. 中国社会医学杂志，2022，39（05）：548-553.

［21］徐迪，李健. 社会网络在艾滋病干预与持续关怀中的应用研究进展［J］. 中国艾滋病性病，2022，28（07）：864-867.

［22］王强，杨立群．不同养生功法在膝骨关节炎患者中的对比研究［J］．成都体育学院学报，2021，47（04）：107-111.
［23］陈庆，张莉，荆志强，等．近十年养生功法对慢性阻塞性肺疾病稳定期患者肺康复治疗概述［J］．现代中医药，2021，41（01）：1-5.
［24］邵玉萍．"健康中国战略"实施视域下民族传统体育养生功法在社区实践发展路径探究［J］．湖北中医杂志，2021，43（07）：56-58.